TROISIÈME ÉDITION

REVUE ET NOTABLEMENT MODIFIÉE

MAUX D'ESTOMAC

CONSTIPATION

Régime, Hygiène, Traitement.

PAR

LE DOCTEUR CARNET

ANCIEN INTERNE DES HÔPITAUX DE PARIS

MÉDECIN SPÉCIALISTE A PARIS.

Prix : 2 francs.

PARIS

IMPRIMERIE CENTRALE DES CHEMINS DE FER

A. CHAIX ET Cie

Rue Bergère, 20, près du boulevard Montmartre.

1866

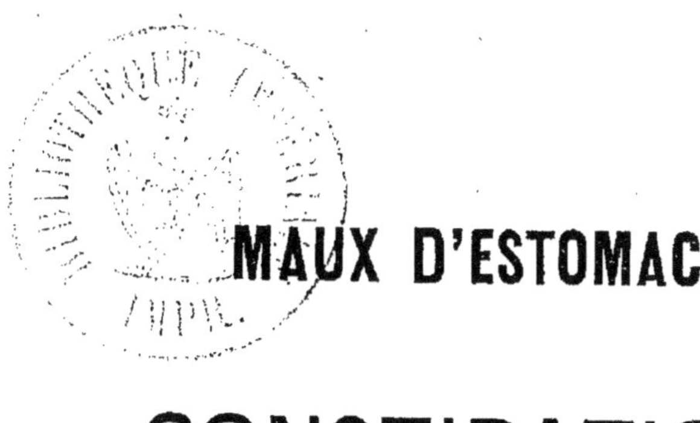

MAUX D'ESTOMAC

CONSTIPATION

MAUX D'ESTOMAC

CONSTIPATION

Régime, Hygiène, Traitement,

PAR

LE DOCTEUR CARNET

ANCIEN INTERNE DES HÔPITAUX DE PARIS
MÉDECIN SPÉCIALISTE A PARIS.

TROISIÈME ÉDITION

REVUE ET NOTABLEMENT MODIFIÉE.

PARIS
IMPRIMERIE CENTRALE DES CHEMINS DE FER
A. CHAIX ET Cie.
RUE BERGÈRE, 20, PRÈS DU BOULEVARD MONTMARTRE.
1866

MAUX D'ESTOMAC — CONSTIPATION

De toutes les maladies, de toutes les infirmités auxquelles l'Humanité est sujette, les *Maux d'Estomac* et la *Constipation* sont bien certainement les plus fréquentes ; elles sont surtout de celles qu'il est le plus important de faire disparaître le plus tôt possible, car, plus que toute autre, elles s'aggravent avec le temps et ne tardent pas, en outre, à exercer sur le reste de notre organisme une influence secondaire des plus fâcheuses.

La fréquence des Maux d'Estomac et de la Constipation, que ces affections existent ensemble ou séparément, est due à ce que :

1° Les causes qui peuvent, soit immédiatement, soit à plus ou moins longue échéance, déterminer des troubles fonctionnels dans notre appareil digestif, sont extrêmement nombreuses et de nature très-diverse ;

2° Nous ne savons pas *bien* vivre, c'est-à-dire bien régler le nombre, la distribution et l'importance de nos repas, et surtout choisir les aliments les plus digestibles, les mieux appropriés à notre âge, à notre tempérament, à notre constitution, à notre genre de vie, à l'état de nos organes digestifs ;

3° Nous négligeons trop souvent de suivre les règles les plus importantes de l'Hygiène, omissions qui finissent toujours, tôt ou tard, par porter une atteinte plus ou moins sérieuse à notre santé ;

4° Quand notre estomac ou nos intestins commencent à mal fonctionner, nous ne nous en préoccupons pas assez et nous négligeons d'y porter remède tout aussitôt : nous laissons ainsi empirer le mal, qu'un Régime convenable et un Traitement simple et facile eussent rapidement fait disparaître dès le début.

Je crois donc accomplir une œuvre utile, en enseignant, en vulgarisant, en mettant à la portée de tous la *Science de se bien porter*, de conserver sa santé, en évitant les causes capables de l'altérer, de prévenir, de guérir, ou tout au moins de soulager les *Maux d'Estomac* ainsi que la *Constipation*.

Cette Science est peu connue du Public, car

les nombreux et remarquables ouvrages qui s'en occupent sont écrits par des Médecins et des Savants *pour* les Médecins et les Savants et non pas pour Tout le Monde.

Cependant c'est une Science qui intéresse Tout le Monde, les Malades surtout.

Je vais donc essayer de l'expliquer et de la faire comprendre dans ce livre, que je me suis efforcé de rendre clair, simple, concis, intelligible à tous.

Je divise ce vaste sujet en six parties :

1. Histoire de la Vie. — Quelle est la disposition intérieure de notre corps? Comment en sont groupés et agencés les divers organes? Comment s'en opèrent les principales fonctions? Quel est le mécanisme et le but de la Digestion, de la Circulation du sang, de la Respiration, de la Nutrition, etc. ?

2. Maux d'Estomac.—Disposition, structure et fonctions de l'Estomac.

Quels sont les malaises, les dérangements, les troubles divers, les maladies, qui peuvent survenir dans les fonctions de l'Estomac? Quelles en sont les Causes, directes ou indirectes, immédiates ou éloignées? A quels Signes peut-on aisément en reconnaître la nature, la forme, le nom et les distinguer, les Diagnostiquer les uns des autres?

Quel est le Régime spécial, quels sont les aliments et quelles sont les boissons qui conviennent le mieux à chacun d'eux?

Quel en est le Traitement, traitement simple, rationnel, efficace, et facile à suivre?

3. Constipation. — Dispositions, structure et fonctions des Intestins.

Quelles sont les Causes qui déterminent et entretiennent une Constipation habituelle? Quelle est l'Hygiène et quel est le Régime à observer, quel est le Traitement le plus simple, le plus pratique et le plus efficace à suivre, pour la faire cesser et pour en prévenir le retour?

4. Régime. — Pourquoi mangeons-nous? Quel est le rôle physiologique et la destination définitive des diverses espèces d'aliments et de boissons dont nous nous nourrissons? Comment se digèrent ces aliments et ces boissons? Comment se transforment-ils en notre sang, puis en notre propre chair?

Quelles sont les qualités nutritives des diverses espèces d'Aliments? Quels sont ceux qui se digèrent le mieux? Quels sont ceux qui se digèrent le moins bien? Quelle influence les diverses préparations culinaires exercent-elles sur leur digestibilité ? Quelles sont les meilleures manières de les apprêter, de les accommoder ?

Quelles sont les propriétés hygiéniques des diverses espèces de Boissons ?

5. Hygiène. — Quelles sont les lois les plus importantes de l'Hygiène, celles dont l'observation contribue le plus au maintien de la Santé, ou à son rétablissement ? Quelles sont surtout celles qui sont relatives aux fonctions de l'Estomac et des Intestins, à l'alimentation, aux repas, au Régime ?

6. Traitement. — Comment agissent, dans quels cas et comment doit-on employer les divers agents du Traitement : Médicaments spéciaux, — Hydrothérapie, — Une Saison à Vichy, — Une Saison aux Bains de Mer ?

Docteur CARNET,

Médecin Spécialiste.

Paris. — Rue de la Grange-Batelière, 16.

De 1 heure à 3 heures.

Traitement par correspondance.

I

HISTOIRE DE LA VIE

1. Idée générale de la Vie. — Depuis sa naissance jusqu'à l'âge de vingt-cinq ans environ, l'homme grandit : or, pour que l'enfant croisse, se développe et grandisse, pour qu'il devienne un homme, il faut nécessairement qu'il trouve quelque part, il faut que la Nature lui fournisse les matériaux indispensables à l'accroissement de son corps et au développement de ses organes.

Pendant toute la durée de sa vie, le corps humain effectue des dépenses et éprouve des pertes incessantes qui résultent :

1° De la respiration : les poumons exhalent, en vingt-quatre heures, environ 400 grammes de vapeur d'eau et 1,100 grammes de gaz carbonique;

2° De la transpiration : la peau laisse transsuder,

en vingt-quatre heures, soit à l'état de *vapeur* imperceptible, soit à l'état de buée, de moiteur, ou de gouttelettes d'eau, environ 300 grammes de sueur et souvent même beaucoup plus;

3° Des sécrétions diverses : salive, suc gastrique, bile, suc pancréatique, suc intestinal, mucosités diverses, urine, etc.;

4° De la dépense de forces et de calorique que nécessitent et qu'occasionnent le travail, l'exercice, la parole, les travaux intellectuels, les divers phénomènes sensitifs, etc.;

5° Enfin, de l'usure des divers rouages de la machine humaine, résultant de leur *usage* de tous les jours, du mouvement perpétuel, apparent ou caché, auquel ils sont soumis.

En outre, le corps humain conserve en tout temps une *chaleur intérieure* uniforme et constante de 37° (les extrémités et les parties superficielles, la peau surtout, se refroidissent *seules* en hiver), et cela, quelle que soit la température de la saison ou du climat, en été comme en hiver, au Sénégal comme en Sibérie.

Or, c'est de la nécessité impérieuse de subvenir à son accroissement et à son développement, de réparer ses dépenses et ses pertes journalières, de restaurer ses forces, de maintenir en lui le degré de chaleur nécessaire à la vie, que résulte pour l'homme le besoin impérieux de *se nourrir*.

2. Fonctions de la Nutrition. — Les Fonctions de la Nutrition ont en effet pour but :

1° De fabriquer du *sang*, c'est-à-dire d'extraire des aliments et des boissons dont nous faisons journellement usage, un liquide nourricier renfermant *tous* les matériaux nécessaires à l'accroissement et à la nutrition de notre corps, à la restauration de nos forces, à la réparation de nos pertes et de nos dépenses de toutes sortes, enfin à l'entretien du degré de chaleur dont nous avons besoin (*Digestion*) ;

2° De recueillir ce sang, de l'épurer et de le vivifier au contact de l'air (*Respiration*) ;

3° De le transporter dans *toutes* les parties de notre corps, pour y maintenir une chaleur uniforme et constante, et pour que chacun de nos organes et toutes les molécules de notre corps y puissent prendre les matériaux que la Digestion y a déposés pour leur entretien et y déverser les matériaux vieillis et usés (*Circulation*, *Calorification*, *Assimilation*, *Désassimilation*) ;

4° Enfin d'éliminer au dehors le résidu de la Digestion (*Défécation*) et d'épurer, de purifier ce sang, de le débarrasser des matériaux usés et vieillis qu'il charrie (*Sécrétions diverses*).

3. Organes de la Nutrition. — Les Organes qui concourent à l'accomplissement des fonctions de la Nutrition sont situés dans le tronc, dans une large cavité limitée : en arrière, par la colonne vertébrale ; en bas, par les os des hanches et du bassin ; en haut, par l'ensemble des côtes ; en avant, par une vaste membrane musculo-fibrineuse qui continue la cage costale et qui ferme le ventre.

Cette vaste cavité est subdivisée en deux étages distincts et superposés, séparés par un plancher musculaire mobile, le *diaphragme*, qui se fixe à tout le pourtour du bord inférieur de la cage des côtes.

Dans l'étage inférieur, dans le ventre, sont logés les divers organes qui accomplissent l'acte complexe de la Digestion et des Sécrétions, qui fabriquent le sang et qui le purifient.

Ce sont : l'*estomac*, en haut, au milieu et un peu à gauche; il communique avec la bouche par un long tuyau, l'*œsophage*; — le *foie*, dans l'hypocondre droit, qu'il remplit à lui seul; — la *rate*, dans l'hypocondre gauche; — le *pancréas*, en arrière et un peu au-dessous de l'estomac, appliqué contre la colonne vertébrale;—les *intestins*, dans tout le reste du ventre; — les deux *reins*, appliqués contre la colonne vertébrale, au-dessous du pancréas;

Dans le bassin : la *vessie*, en avant; — le *rectum*, en arrière, contre la colonne vertébrale; — entre les deux, chez la Femme, l'*utérus*.

Dans l'étage supérieur, dans la poitrine, sont logés les organes destinés à vivifier le sang au contact de l'air, puis à le lancer et le distribuer dans toutes les parties de notre corps;

Ce sont : les deux *poumons*, qui communiquent avec la bouche par la *trachée* et le *larynx*, et qui remplissent toute la poitrine; — au milieu d'eux, le *cœur* et les gros vaisseaux qui en partent ou qui y arrivent.

Tels sont les Organes, telles sont les Fonctions qui concourent à l'acte complexe et multiple de la Vie.

Nous allons en étudier d'abord l'ensemble, afin de bien saisir et de bien comprendre la raison d'être et l'enchaînement réciproque de chacune d'elles; puis, entrant dans de plus grands détails sur la Digestion, qu'il nous importe le plus de bien connaître, nous suivrons pas à pas les métamorphoses et les transformations diverses que subissent les Aliments et les Boissons dans notre appareil digestif.

Cette étude, que je m'efforcerai de rendre simple, claire, attrayante, féconde en déductions pratiques, jettera un grand jour sur la nature et les causes réelles des Maux d'Estomac et de la Constipation, ainsi que sur leur Régime, leur Hygiène et leur Traitement.

I — NUTRITION

4. Digestion. — Les plantes et les arbres puisent dans la terre, à l'aide de leurs racines, les sucs nourriciers dont ils ont besoin pour se développer, pour vivre et pour fructifier. L'homme, ainsi que tous les animaux, ne trouve pas dans la nature ses aliments tout prêts à être assimilés : avant d'être absorbés, avant de pouvoir se convertir en sa chair et en ses os, les aliments doivent être modifiés, transformés, dissous et métamorphosés, par son appareil digestif, en un liquide nourricier, le *chyle*.

Le chyle, résultat définitif de la digestion, ne tarde pas à se transformer lui-même en sang, lequel contient *tous* les matériaux nécessaires à l'accroissement et à la nutrition de notre corps, à la restauration de nos forces, à la réparation de nos pertes et de nos dépenses de toutes sortes, et à l'entretien du degré de chaleur dont nous avons besoin.

Alors seulement cette séve animale est absorbée et transportée dans toutes les parties de notre corps, où elle apporte la nourriture, la chaleur et la vie.

L'homme choisit donc dans la nature les divers aliments qui lui conviennent, et fait subir à la plupart des préparations culinaires préalables, qui ont pour but de les rendre plus appétissants et surtout plus digestibles.

Ces aliments sont broyés par les dents, imprégnés de salive, puis avalés, ainsi que les boissons, et ingérés dans l'estomac ; là, et dans la première portion des intestins, ils sont digérés, c'est-à-dire soumis à une série de transformations dues à l'action de la salive, du suc gastrique, de la bile, du suc pancréatique et du suc intestinal : il en résulte un suc nourricier, le *chyle*, lequel ne tarde pas à être absorbé et à se mêler au sang, dont il vient ainsi réparer les pertes incessantes ; le résidu de la digestion s'accumule peu à peu dans le gros intestin et en est périodiquement expulsé.

(Voir, pour plus de détails, les paragraphes 16 à 35 sur la Digestion.)

5. **Absorption.** — Les arbres se nourrissent en absorbant par le chevelu de leurs racines l'eau et les sucs nourriciers que la terre végétale renferme : cette séve monte dans les racines, puis dans le tronc, et porte la nourriture et la vie à l'arbre tout entier.

La Nature procède d'une façon analogue chez les animaux et chez l'homme.

A chaque repas, nous apportons en nous de l'eau (boissons) et de la terre (aliments) plus ou moins féconde ou stérile en éléments réparateurs; et, de même que chez les plantes, d'innombrables racines, enveloppant de leur chevelu d'une finesse microscopique l'estomac et les intestins, y sucent et y aspirent l'eau et les sucs nourriciers que nos organes digestifs ont su extraire de cette espèce de terre animale.

Cette eau et ces sucs nourriciers, cette séve animale, c'est le *chyle ;* ces innombrables racines qui aspirent ce chyle, ce sont les vaisseaux ou canaux *chylifères.*

Le chyle, liquide nourricier provenant de la digestion de chacun de nos repas, est donc aspiré par les vaisseaux chylifères : il monte dans ces canaux comme la séve dans un arbre, et vient se déverser, par un canal unique (le canal thoracique), dans la

Veine cave, au moment où celle-ci ramène au cœur le sang qui a circulé dans toutes les parties du corps.

6. Appareil de la Circulation. — Le *sang*, liquide nourricier intermédiaire entre les aliments et nos tissus organiques, *circule* à travers toutes les parties de notre corps dans un vaste réseau de tuyaux, auxquels on donne le nom de vaisseaux : des *artères*, des *capillaires* et des *veines* ; il y est mis en mouvement par une double pompe, aspirante et foulante, le *cœur*.

Cœur. — Le Cœur, en effet, n'en déplaise aux Poëtes et aux Amoureux, est tout simplement une merveilleuse machine hydraulique, composée de *deux* pompes, aspirantes et foulantes toutes les deux, soudées l'une contre l'autre, de manière à former un seul et même tout, un seul organe. Ces deux pompes fonctionnent incessamment, avec une simultanéité et un ensemble parfaits, depuis huit mois avant notre naissance officielle jusqu'à notre mort, à raison de 60 à 70 coups de piston par minute ; chaque battement du cœur, chaque pulsation du pouls, correspondent à chacun des coups de piston de cette merveilleuse pompe !

Artères. — A la portion *foulante* de chacune des deux pompes du cœur est soudé un gros tuyau, une *Artère* ; celle de la pompe *droite* (artère pulmonaire) porte le sang dans les poumons ; celle de la pompe *gauche* (artère aorte) porte le sang dans toutes les parties de notre corps. Ces deux grosses artères s'y ramifient, comme le tronc d'un arbre, se divisent et se subdivisent en grosses branches, puis en petites branches, puis en rameaux, puis en ramuscules, puis enfin en une sorte de chevelu.

Capillaires. — Ces nombreuses subdivisions en arrivent au point de former des vaisseaux, des tuyaux, plus ténus et plus grêles que les cheveux les plus fins : ce sont les *Capillaires*. Tous ces tuyaux capillaires, d'une finesse microscopique, communiquent entre eux et forment une sorte de treillage, de filet, de dentelle à mailles fines, délicates et tellement petites, qu'on ne peut enfoncer une aiguille dans n'importe quelle partie de notre corps sans déchirer plusieurs capillaires.

Veines. — Après avoir formé cet immense réseau, à mailles microscopiques, qui constitue le canevas, ou la trame, soit de nos poumons, soit de tout notre corps, les Capillaires s'abouchent les uns aux autres, se réunissent et se soudent ensemble de façon à former de nouveaux tuyaux, de nouveaux vaisseaux, des *Veines*. Ces vaisseaux, dont le calibre grossit peu à peu, forment d'abord des ramuscules, des rameaux, des petites branches, puis des grosses branches, puis enfin deux gros troncs, deux grosses Veines, qui viennent se souder à la portion *aspirante* des deux pompes du cœur : la Veine pulmonaire, qui ramène le sang des poumons, se soude à la portion aspirante de la pompe *gauche ;* la Veine cave, qui ramène le sang de tout le reste du corps, ainsi que le chyle que lui déversent les Vaisseaux *chylifères*, se soude à la portion aspirante de la pompe *droite.*

7. **Sang.** — Le sang est un liquide qui sert d'*intermédiaire* entre les aliments et notre corps. Pour que le pain, la viande, les légumes, les fruits, les boissons, etc., dont nous faisons notre nourriture, se transforment en notre corps et deviennent la chair de notre chair et les os de nos os, il faut que ces aliments et ces boissons se transforment préalablement en un *liquide*, le chyle, qui se transforme lui-même en notre sang. Aucun aliment ne peut nous nourrir, si nos organes digestifs ne peuvent pas le *liquéfier*, le métamorphoser en chyle.

Vu au microscope, le sang est formé d'un liquide incolore et limpide comme de l'eau, liquide dans lequel nagent des *milliards* de *globules* rouges d'une petitesse microscopique ; il y en a plusieurs milliers dans une seule goutte de sang. Ce sont ces globules rouges qui donnent au sang sa couleur, en même temps que sa puissance nutritive et réparatrice, et c'est leur nombre plus ou moins grand qui fait la richesse ou la pauvreté du sang.

Au point de vue chimique, le sang contient *tous* les éléments chimiques, *toutes* les substances que les analyses et les recherches les plus savantes ont pu découvrir dans notre corps. Il contient 78 pour 100 d'eau et 22 pour 100 de matières diverses, parmi lesquelles nous remarquons : de l'albumine, de la fibrine, de la graisse et une trentaine de sels minéraux ; il renferme en outre soit du gaz oxygène quand il revient dès poumons, soit du gaz carbonique quand il y arrive.

C'est à cette composition chimique et vitale du sang qu'est due sa propriété de pouvoir nourrir et restaurer notre corps, réparer ses pertes, produire de la chaleur et fournir les matériaux des diverses sécrétions organiques.

Le sang est donc bien réellement de la *chair coulante*, qui représente notre chair, nos os, nos organes, la totalité de notre corps enfin à *l'état liquide*.

8. Circulation du Sang. — Le sang décrit dans sa course incessante deux cercles en forme de 8, ainsi que le ferait un cheval qui courrait sur une piste dont les courbes décriraient un 8 : le cœur est placé au point d'intersection des deux cercles ; le grand cercle, ou cercle inférieur du 8, va du cœur à toutes les parties du corps, puis de toutes les parties du corps au cœur (Circulation générale) ; le petit cercle, ou cercle supérieur, va du cœur aux poumons et des poumons au cœur (Circulation pulmonaire).

Suivons le sang dans cette course circulaire ; supposons-le partant de la pompe gauche du cœur, et voyons le trajet en forme de 8 qu'il doit parcourir avant d'y revenir.

La pompe *gauche* du cœur lance le sang par

l'Artère aorte dans toutes les parties du corps (excepté dans les poumons); le sang *circule* dans les divisions et subdivisions artérielles, et arrive dans le réseau à mailles microscopiques formé par les Capillaires.

Dans les *Capillaires*, le sang se trouve au sein même de tous nos organes et de tous nos tissus qu'il baigne de toutes parts, en contact *médiat* avec les molécules microscopiques de diverse nature dont le merveilleux ensemble constitue notre corps. J'ai dit médiat, car le sang est toujours contenu dans l'intérieur d'un vaisseau, d'un tuyau; il ne s'épanche jamais dans l'épaisseur de nos organes, à moins de contusion ou de plaie.

C'est dans le réseau des Capillaires que s'accomplissent les phénomènes mystérieux de la vie végétative: le sang fournit à nos organes les matériaux de réparation et d'entretien dont il est chargé (Assimilation, 9);— son oxygène brûle les graisses et l'alcool, et fournit ainsi de la *chaleur*, de la vapeur d'eau et du gaz carbonique (Calorification, 13);—enfin il se charge de tous les matériaux usés et inutiles (Désassimilation, 10).

Il résulte de tous ces échanges que le sang — qui était *artériel*, c'est-à-dire rouge vermillon, imprégné de l'oxygène de l'air puisé dans les poumons et chargé des matériaux réparateurs fournis par le chyle de la Digestion, quand la pompe gauche du cœur l'a lancé dans les Artères et les Capillaires — s'est peu à peu transformé en sang *veineux*, c'est-à-dire en un sang rouge noirâtre, impur, appauvri et impropre à la vie :

Appauvri, car il a distribué à chacun de nos organes les matériaux dont il s'était chargé pour leur entretien et leur réparation ;

Noir et *impropre à la vie,* car il est maintenant imprégné de gaz carbonique, produit par la combustion, gaz impropre à la vie ;

Impur, car il charrie actuellement tous les détritus, les plâtras provenant de la restauration incessante de notre corps.

Il s'agit donc maintenant de *purifier* ce sang veineux ; de le *réapprovisionner* de nouveaux matériaux de réparation et d'entretien ; de le *vivifier* en l'imprégnant d'oxygène.

Or, la pompe *droite* du cœur aspire par les *Veines* ce sang veineux.

Chemin faisant, le sang veineux traverse les vaisseaux capillaires de la membrane muqueuse des *intestins*, ceux du *foie* et des *reins* ; il y subit une opération analogue à celle qu'il subirait en passant dans une série de filtres, et il en sort *purifié* (Sécrétions, 11) ; il se *réapprovisionne* en recevant de nouveaux sucs nourriciers que les Chylifères ont absorbés dans l'estomac et les intestins (Absorption, 99).

Enfin le sang revient au cœur, après avoir ainsi *circulé* dans toutes les parties du corps et décrit le grand cercle (Circulation générale) du 8 dont je parlais en commençant.

Voyons maintenant comment il circule dans le

petit cercle ou cercle supérieur du 8 (Circulation pulmonaire).

La pompe *droite* du cœur, qui a aspiré le sang *veineux*, le lance dans les poumons. Là, il se trouve en contact médiat avec l'air (Respiration, 12) qui pénètre à tous moments dans les poumons : il se *vivifie*, en se débarrassant du gaz carbonique et de la vapeur d'eau dont il était encore chargé et en s'imprégnant de l'oxygène de l'air. — Il se transforme ainsi en sang *artériel*.

Alors la pompe *gauche* du cœur aspire ce sang artériel, *purifié*, *réapprovisionné* et *vivifié*. Il revient ainsi au cœur après avoir décrit le double circuit de la Circulation générale et de la Circulation pulmonaire.

Ensuite la pompe gauche du cœur lance ce sang *artériel* dans toutes les parties de notre corps, pour qu'il y recommence cette course incessante qui ne s'arrête jamais et qui ne cesse qu'avec le dernier battement de notre cœur.

La Circulation du sang peut donc être comparée à un convoi de chemin de fer, qui apporterait des matériaux de construction (sang artériel), et qui s'en retournerait remportant des plâtras de démolition et des déblais (sang veineux), pour revenir encore et toujours avec de nouveaux matériaux.

9. Assimilation. — Nous avons vu plus haut que l sang artériel, quand il arrive dans le réseau des Capillaires qui forment la trame et le canevas de tous nos tissus et de tous nos organes, se trouve par cela même en contact médiat avec les innombrables molécules microscopiques de diverse nature dont l'ensemble constitue notre corps.

Ce sang artériel renferme plus de trente substances diverses qui représentent, par quantités infiniment petites, *tous* les matériaux nécessaires à l'entretien de notre corps, *tous* les éléments qui entrent dans sa structure et sa composition.

Eh bien! chacun des *milliards* d'atomes, chacune des innombrables molécules de notre corps, ainsi que le ferait un ouvrier intelligent, prend dans ce sang les matériaux que la Nature y a déposés à son intention, puis les travaille, les modifie et les transforme en sa propre substance. L'os y prend de quoi fabriquer, de quoi faire de l'os, la chair de quoi faire de la chair, la peau de quoi faire de la peau, les cheveux de quoi faire des cheveux, les glandes salivaires de quoi faire de la salive, etc. Et remarquez qu'aucun de ces travailleurs, qu'aucune de ces innombrables molécules ne se trompe, et que l'os ne prend pas ce qui est destiné aux cheveux, ni les cheveux ce qui est destiné à la chair.

Comment cela se fait-il? C'est là le secret de la vie!

C'est ainsi que notre corps se nourrit, s'entretient, se restaure et répare ses forces.

10. Désassimilation. — Notre organisme est soumis à un double mouvement, incessant et continu, d'entrée et de sortie, de composition et de décomposition, de recettes et de dépenses, d'assimilation et de désassimilation.

En même temps que l'oxygène du sang artériel brûle l'alcool et les graisses pour produire de la chaleur (Calorification, 13); en même temps que les innombrables molécules de notre corps, que les innombrables ouvriers dont je parlais plus haut, puisent dans ce sang les matériaux de réparation et d'entretien dont il est chargé ;

Ces ouvriers, ces molécules y jettent, comme les ordures dans la rue ou mieux dans l'égout, les scories, les plâtras, les déchets, les matériaux usés par le mouvement incessant de la vie, les cadavres des molécules et des atomes qui ont vécu dans nos organes et qui y ont fait leur temps.

Telles les générations naissent, croissent, se développent, prospèrent, vieillissent, meurent, se transforment en poussière, et sont incessamment et journellement remplacées par d'autres qui subissent les mêmes changements successifs et la même destinée !

La machine humaine se détruit sans cesse et sans cesse se renouvelle ; la matière qui la constitue est dans un mouvement *perpétuel* de construction et de destruction, de renaissance et de métamorphose. A dix ou quinze ans d'intervalle, presque toutes ses parties ont été renouvelées par le courant journalier des aliments et des boissons qui traverse notre appareil digestif.

Notre corps ne se comporte donc pas autrement que nos maisons, que nos édifices publics, qu'il faut entretenir et restaurer de temps en temps, jusqu'au moment où, comme notre corps, ils s'écroulent et tombent dans la poussière d'où ils étaient sortis. . . . *et in pulverem reverteris!*

II. Sécrétions. — Voilà donc le sang qui entraîne vers le cœur tous les matériaux usés, inutiles ou nuisibles, les détritus qui proviennent de l'usure et de la dégradation incessante de notre corps.

Le sang, devenu *veineux*, va se *purifier* en traversant plusieurs filtres, représentés par des glandes ou des membranes, qu'il rencontrera sur son passage entre les capillaires et le cœur. Les reins, le foie et surtout *les intestins*, sont les plus importants.

En traversant les canaux *capillaires* de ces filtres vivants, de ces épurateurs intelligents, les molécules de ces divers organes sécréteurs s'emparent de toutes ces saletés, et c'est avec cela qu'elles fabriquent des sécrétions diverses : les molécules du foie fabriquent avec ces saletés de la bile ; celles des reins, de l'urine ; celles des intestins, du suc intestinal.

On comprend aisément de quelle importance il est pour notre organisme, pour la régularité de ses fonctions, pour notre santé enfin, que ce filtrage du sang s'effectue convenablement, que son épuration soit complète, qu'il se débarrasse de toutes ces saletés, de toutes ces humeurs qu'il charrie avec lui.

Le sang qui circule dans tous nos tissus et tous nos organes, est donc un véritable pourvoyeur, un messager, qui part à chaque seconde du cœur pour aller distribuer dans tous les coins et recoins de notre corps les matériaux de réparation et d'entretien dont il s'est chargé en partant : il les distribue aux innombrables travailleurs qu'il rencontre sur son chemin et il revient vers le cœur, rapportant en échange tous les matériaux usés et vieillis, toutes les humeurs de notre corps; mais en route il se décharge, il se débarrasse, il se purifie, il se *purge* de toutes ces saletés en traversant une série de filtres (foie, reins, intestins), et il revient au cœur pour se réapprovisionner et recommencer incessamment ce voyage circulaire.

C'est sur cette propriété essentielle que possèdent les reins, le foie, et surtout *les intestins*, de purifier le sang, de le filtrer, d'en extraire les principes qui en altèrent la pureté et de les rejeter hors de l'économie, c'est sur cette propriété, dis-je, qu'est fondé mon *Traitement dépuratif* par l'emploi de mon *Elixir purgatif*.

Si l'on prend, en effet, ce médicament qui active les fonctions et augmente les sécrétions ou le filtrage, des reins, du foie, et surtout des intestins, le sang deviendra bientôt *plus pur*, et on ne tardera pas à voir le teint s'éclaircir, le sentiment d'oppression, de gêne générale, d'encombrement et d'obstruction disparaître peu à peu, et la santé se rétablir.

Après avoir traversé tous ces filtres, toutes ces glandes et ces membranes épuratrices, le sang *veineux* est complétement purifié et débarrassé de tous ces détritus ; mais il contient encore du gaz carbonique et de la vapeur d'eau, dus à la combustion (13), lesquels le rendent impropre à la vie. La Respiration a pour but de l'en débarrasser et de lui donner en échange de l'Oxygène, gaz essentiellement vital.

12. Respiration. — L'acte de la Respiration se passe dans les poumons.

Les deux *poumons* (c'est le *mou* dont on nourrit habituellement les chats) remplissent toute la poitrine; au milieu d'eux est le cœur, ainsi que les grosses artères et veines qui en partent ou y arrivent; ils communiquent avec la gorge, et par là avec la bouche et le nez, par un long canal, la *trachée* et le *larynx*.

Les deux poumons peuvent être comparés à deux énormes grappes de raisin ayant une tige commune, et dont la tige, les rameaux, les ramuscules et les grains seraient *creux*. La partie supérieure, le bout de la tige, correspond au *larynx* situé dans la gorge ; la tige elle-même, c'est la *trachée ;* les ramifications, les divisions et subdivisions de la tige, ou de la trachée, ce sont les *bronches ;* le raisin, ou plutôt l'ensemble des grains du raisin (grains excessivement petits), ce sont les *vésicules pulmonaires*, le poumon lui-même, le *mou.*

Or, par les mouvements combinés et alternatifs de la poitrine et du diaphragme, mouvements analogues à ceux d'un soufflet, l'air pénètre par la bouche et le nez dans la gorge, dans le larynx, la trachée, les bronches et les vésicules pulmonaires, — puis ressort, en sens inverse, par le même chemin. Cette entrée et cette sortie alternatives de l'air constituent la Respiration, acte essentiel à la vie

Nous respirons, en moyenne, dix-huit fois par minute et, chaque fois, nous introduisons à peu près un demi-litre d'air dans nos poumons: ce qui donne environ 9 litres d'air par minute, 500 litres par heure, 12,000 litres par jour, 4,380,000 litres par an.

Voyons maintenant pourquoi nous respirons et ce que le sang vient faire dans les poumons.

La pompe *droite* du cœur, qui a aspiré le sang veineux (déjà réapprovisionné et purifié, mais encore chargé de gaz carbonique et de vapeur d'eau) de toutes les parties du corps, le lance par l'Artère pulmonaire dans les poumons ; les divisions et subdivisions de cette Artère se ramifient dans les deux poumons, absolument comme nous avons vu (6) celles de l'Artère aorte se ramifier dans toutes les parties de notre corps. Les capillaires, qui résultent des ramifications terminales de l'Artère pulmonaire, finissent par envelopper chaque *vésicule* pulmonaire, chaque grain du raisin, d'un réseau à mailles fines et délicates comme une dentelle.

C'est dans ce réseau, c'est dans ces capillaires qui enveloppent les vésicules pulmonaires, que le sang se met en contact *médiat* avec l'air que la Respiration fait pénétrer à chaque instant dans nos poumons.

Le sang et l'air, — mis ainsi en contact *médiat*, séparés seulement par les parois de la vésicule pulmonaire et du tuyau capillaire, parois moins épaisses que la pellicule la plus fine qu'on puisse imaginer, — font ensemble un double échange :

1° Le sang abandonne à l'air le *gaz carbonique* et la *vapeur d'eau*, qui le rendaient noir et impropre à la vie.

C'est pour cela que plusieurs personnes réunies dans une chambre vicient rapidement l'air de cette chambre par le gaz carbonique de leur respiration, — exactement comme les cheminées de nos usines vicient l'atmosphère par leur fumée et leurs vapeurs ; — c'est aussi pour cela que, en respirant contre une glace ou un métal poli, la vapeur d'eau de notre respiration s'y condense sous forme de buée.

2° L'air pur qui s'introduit dans nos poumons abandonne au sang son *oxygène*, gaz essentiellement vital et apte à entretenir la combustion et la vie ; plus cet air sera pur, plus il abandonnera d'oxygène au sang, plus il le vivifiera.

C'est pour cela que l'air *pur* de la campagne, du bord de la mer, des montagnes surtout, est si préférable à celui des villes : il n'est pas indifférent de respirer, par jour, 12,000 litres d'air plus ou moins pur ; — c'est pour cela que les enfants, que les personnes faibles et délicates, jouissent d'une meilleure santé à la campagne, et que les convalescents s'y rétablissent plus promptement qu'à la ville; — c'est pour cela que les promenades à pied ou à cheval, que l'exercice en plein air, dans la campagne, en augmentant l'ampleur et la fréquence des mouvements respiratoires, en faisant pénétrer une grande quantité d'air pur dans nos poumons, sont choses si utiles et si excellentes.

Il résulte de ce double échange que le sang se trouve modifié dans sa composition et dans sa couleur; il était arrivé *veineux*, noirâtre et impropre à la vie : il revient au cœur, aspiré par la pompe *gauche* de cet organe, *artériel*, rouge vermillon, et *vivifié*.

13. Calorification. — Nous avons vu précédemment (6, 8) que *toutes* les parties de notre corps sont traversées en tous sens par d'innombrables tuyaux (artères, capillaires, veines), dans lesquels le sang circule sans trêve ni relâche, et sans jamais s'arrêter un seul instant.

Or, ce vaste réseau de tuyaux, cette merveilleuse canalisation, constitue pour notre corps un admirable *Calorifère*, à eau chaude et à circulation continue, analogue à ceux que l'Industrie a installés dans quelques grands Etablissements publics: seulement, le nôtre est infiniment plus parfait.

L'eau chaude (le sang) du Calorifère humain se maintient *toujours* et d'elle-même à une température *uniforme* et *constante* de 37°, et cela dans tous les climats et toutes les saisons, le jour et la nuit, sans que nous ayons jamais besoin de nous occuper de notre Calorifère.

Cette température uniforme, cette chaleur constante, est due à la combustion plus ou moins active, selon les besoins, du *charbon* et de l'*hydrogène* contenus dans la graisse et l'alcool qui se trouvent dans nos aliments, ou qui résultent de leur digestion.

Cette combustion a lieu dans le réseau des Capillaires et elle y est opérée par l'oxygène de l'air, dont le sang s'est imprégné dans les poumons pendant l'acte de la Respiration.

De cette combustion lente, insensible, continue, résultent :

1° De la *chaleur*, qui entretient notre sang (l'eau du Calorifère), et par conséquent tout notre corps, à un degré de température (37°) uniforme et constant;

2° Une *puissance* mécanique, une *activité* plus grande, une *excitation vitale,* qui se répandent avec le sang dans tout notre organisme: c'est pour cela que, quand nous buvons du vin ou des liqueurs, quand nous chauffons un peu plus, nous sentons en nous une *chaleur* et une *activité* plus grandes;

3° Du *gaz carbonique,* qui se dissout dans le sang des canaux capillaires et, de rouge vermillon qu'il était (sang artériel), le rend noirâtre et impropre à la vie (sang veineux);

4° De la *vapeur d'eau*, qui reste également dissoute dans le sang.

C'est ce gaz carbonique et cette vapeur d'eau que notre bouche exhale à chaque respiration.

Si l'on ne mange pas, ou pas assez, on ne fournit pas assez de combustible pour alimenter le feu; — si la combustion est trop active, ainsi que cela a lieu quand on est malade, quand on a la fièvre, il y a insuffisance de combustible : — dans ces deux cas, le sang brûle la réserve de graisse (24) accumulée sous la peau par la prévoyante Nature, et l'on maigrit.

S'il y a excès de chaleur dans notre corps, — excès dû soit à l'exercice, soit à la température de l'air, soit à toute autre cause, — cet excès de chaleur se dissipe aussitôt par l'exhalation pulmonaire et surtout par la transpiration de la peau, qui joue alors le rôle d'un vase poreux réfrigérant, d'un alcarazas.

II — VIE EXTÉRIEURE — VIE CÉRÉBRALE

Les fonctions de la Vie extérieure et celles de la Vie cérébrale n'ayant que des rapports fort éloignés avec le sujet de ce livre, je ne ferai que les énumérer très-brièvement.

14. Vie extérieure. — Les fonctions de la Vie extérieure ont pour but de nous mettre en rapport, en relation, avec tout ce qui nous environne, tout ce qui n'est pas *nous*.

Elles s'accomplissent au moyen de trois genres d'organes :

1° Par l'appareil locomoteur, consistant en un squelette que font mouvoir un grand nombre de muscles, l'homme se transporte là où il veut ;

2° Par la parole, il échange ses pensées avec ses semblables;

3° Par les organes des sens, il distingue tout ce qui l'entoure, il entend et interprète les sons, il juge et apprécie les qualités de l'air qu'il respire, il goûte et contrôle les qualités de ses aliments.

15. Vie cérébrale. — Les fonctions de la Vie cérébrale s'accomplissent dans le Cerveau et dans les Nerfs qui en émanent.

Les Nerfs sont de trois espèces :

1° Les nerfs *nutritifs (Grand Sympathique)*, qui président à la Vie intérieure : digestion, circulation, nutrition, respiration, etc. ;

2° Les nerfs *sensitifs*, qui transmettent au cerveau les sensations perçues par nos organes et par toutes les parties de notre corps;

3° Les nerfs *moteurs*, qui transmettent aux muscles et aux viscères l'influx nerveux, lequel détermine en eux la contraction d'où résultent les mouvements.

Le *Cerveau* préside aux fonctions de la Vie extérieure, en même temps qu'il tient sous sa dépendance les actes de la Vie intérieure. Siége des sensations, des passions, de l'intelligence, de la volonté, le cerveau est l'organe intermédiaire entre le monde extérieure et notre petit monde intérieur, en même temps qu'il est le lien mystérieux qui unit la matière à l'esprit, notre corps périssable à notre âme immortelle.

MAUX D'ESTOMAC

FONCTIONS DE L'ESTOMAC

16. **Digestion.** — La digestion a pour but de faire subir aux aliments et aux boissons dont nous faisons usage, une série de transformations, et d'en extraire un liquide nourricier spécial, le *chyle*, qui se mêle au sang et devient sang lui-même. Ce suc nourricier, ce chyle, renferme *tous* les matériaux nécessaires à l'accroissement, au développement et à la nutrition de notre corps, à la restauration de nos forces, à la réparation de nos dépenses et de nos pertes quotidiennes, et à l'entretien de la chaleur intérieure dont nous avons besoin.

17. **Sucs nourriciers.** — Nous verrons au chapitre consacré au Régime, que nos aliments et nos boissons renferment tous ces matériaux, tous ces éléments.

On peut donc comparer les aliments à ces minerais d'or que l'Industrie réduit en poussière, qu'elle soumet à des lavages successifs et à une série de manipulations diverses, pour en extraire l'or qu'ils renferment. L'or des aliments, c'est le suc nutritif, c'est le chyle, que la Digestion en extrait et qui vient enrichir le sang; le reste, ce sont des scories, des résidus, des matières fécales.

Comme les minerais, les aliments n'ont de valeur que par la *quantité* de matière nutritive qu'ils renferment et par la *facilité* avec laquelle nos organes digestifs peuvent l'en extraire.

18. But de la digestion. — Nous verrons aussi que tous ces aliments, pour pouvoir être absorbés, doivent être préalablement *liquéfiés*, ou tout au moins émulsionnés, de façon à pouvoir se transformer en un liquide, le *chyle*, intermédiaire entre ces aliments et le sang.

Pour atteindre ce but, les aliments sont d'abord réduits en une pulpe molle; puis ils traversent un long canal, le *tube digestif*, dans lequel ils subissent une série de transformations sous l'influence de réactifs physiologiques, tels que la salive, le suc gastrique, la bile, etc.; ces liquides sont sécrétés par des organes annexes du canal digestif.

Pour bien suivre la marche de ces élaborations, de ces transformations, il faut les étudier successivement dans la bouche, dans l'estomac et dans les intestins.

1° BOUCHE

19. Odorat, Goût. — Les boissons et les aliments subissent, avant de pénétrer dans notre appareil digestif, une inspection préalable de la part de l'Odorat et du Goût.

L'*Odorat* nous donne des notions sur certaines qualités spéciales; c'est une sentinelle avancée qui veille aux avant-postes de la Digestion, pour empêcher les substances malsaines ou gâtées de pénétrer dans la place. Tout aliment sentant mauvais est un mauvais aliment.

Mais la Nature ne s'est pas contentée de cette unique sentinelle, qui d'ailleurs s'endort à moitié quand elle s'enrhume; elle en a placé une seconde, plus sûre, plus vigilante, à l'entrée même du tube digestif: c'est le Goût.

Le *Goût*, logé dans les papilles nerveuses de la langue, goûte, déguste, examine et apprécie les aliments et les boissons que nous introduisons dans notre bouche, et si le jugement que porte ce Cerbère sur leur compte leur est défavorable, un sentiment *instinctif* nous porte à les rejeter comme mauvais, indigestes; et rarement il se trompe, car presque toujours les aliments qui ont un mauvais goût sont mauvais et malsains.

En outre, la langue nous avertit si l'Estomac est disposé à bien recevoir les aliments: si elle se couvre d'un enduit, soit blanchâtre, soit surtout blanc jaunâtre, c'est comme un fanal rouge que la Nature place à une certaine distance sur la voie, pour nous avertir qu'on ne passe pas, que l'Estomac est encombré de Saburres, et qu'il vaut mieux ne pas manger.

Les boissons et les aliments très-liquides, introduits dans la bouche, sont immédiatement avalés sans subir la moindre modification ; tout au plus s'imprégnent-ils en passant d'un peu de salive. Quant aux aliments ordinaires, ils sont soumis dans la bouche, avant de passer outre, à deux opérations essentielles : la mastication et l'insalivation.

20. Mastication. — Elle consiste à couper, à déchirer, à triturer, à broyer, à mâcher les aliments, de façon à les réduire en une pâte molle, qui puisse aisément s'imprégner de salive et glisser jusque dans l'estomac. Les aliments sont coupés par les dents incisives, déchirés par les canines ; puis, les mouvements combinés de la langue, des joues et des lèvres ne cessent de les remuer et de les retourner en tous sens, de les placer et les replacer maintes et maintes fois sous les molaires, qui les triturent et les broient.

Cette division et cette trituration préparatoires ont pour but de rompre et de désagréger la trame, le canevas, le parenchyme des viandes, et surtout des végétaux, qui renferment et emprisonnent les sucs nutritifs ; elles complètent ainsi l'action de la cuisson, qui a déjà ramolli cette trame, ce parenchyme; elles rendent ainsi toutes les parties de l'aliment plus accessibles aux sucs digestifs.

Son importance. — La régularité des fonctions digestives dépend, plus qu'on ne le pense, d'une mastication complète bien faite. En effet, toute mastication insuffisante, soit parce que l'on ne se donne pas le temps de mâcher convenablement les aliments et qu'on les avale précipitamment, soit parce que les dents sont mauvaises, carriées ou qu'il en manque un certain nombre, sera une cause efficace et certaine de troubles digestifs, de Dyspepsie.

Il faut donc mâcher suffisamment les aliments, afin d'épargner à l'estomac un surcroît de travail, car il faudra que l'estomac fasse la besogne que les dents n'auront pas faite.

21. Insalivation. — Pendant que les dents mâchent et triturent les aliments, les *glandes salivaires*, véritables petites éponges toujours remplies d'eau, imbibent et imprègnent ces aliments de *salive*, et contribuent ainsi à les réduire en une sorte de bouillie, de pâte liquide. Cette opération s'accomplit d'autant mieux que la mastication est plus prolongée et plus complète.

La salive est un liquide aqueux, légèrement visqueux, renfermant : 1° de la soude, qui rend la salive alcaline ; 2° de l'albumine, analogue au blanc d'œuf, qui la rend un peu visqueuse et mousseuse ; 3° un ferment très-actif, la *diastase* qui a la propriété, comme la levûre de bière ou le levain, de faire fermenter la *fécule* contenue dans nos aliments (130), et de la transformer ainsi en glycose. Cette tranformation de la fécule en glycose commence dans la bouche, se continue dans l'estomac et s'achève dans les intestins.

La salive, si nécessaire à la digestion des aliments féculents, est sans action sur la viande et les autres aliments réparateurs (126), et sur les matières grasses, lesquels parviennent tels quels dans l'estomac.

Son importance. — Si la salive existe en quantité insuffisante (dans le cas de rejet excessif de ce liquide, comme chez certains fumeurs); ou si elle est acide, au lieu d'être alcaline (dans le cas de carie dentaire, d'ulcérations des gencives, de renvois acides) ; dans tous ces cas, les aliments féculents n'étant pas imprégnés de diastase, ou bien les acides empêchant la diastase d'agir, ne pourront commencer à se transformer en glycose dans l'estomac ; ils y seront donc comme des étrangers de passage qui embarrasseront et qui gêneront la digestion des autres aliments.

22. Déglutition. — Lorsque les aliments sont convenablement mâchés, imbibés de salive et réduits en pâtée, ils sont avalés. Dans ce but, la bouche se ferme tout d'abord : alors la langue, comme une truelle intelligente, parcourt tous les coins et recoins de la bouche, ramasse les aliments sur sa face supérieure, puis les presse contre le palais et les fait glisser dans le *gosier*, l'*œsophage* et l'*estomac*. Tout ce canal, que parcourent nos aliments, est préalablement lubrifié par un mucus visqueux sécrété par les *amygdales*.

Quand les aliments traversent le gosier, le *voile du palais* se soulève en arrière pour boucher l'orifice postérieur guttural des fosses nasales ou du nez; en même temps, l'*épiglotte* s'abaisse sur l'ouverture du *larynx* pour fermer l'orifice du tuyau de la *trachée*, que l'air parcourt pour aller dans les poumons (12).

Si, au moment où l'on avale, on rit, on parle, on tousse, alors la manœuvre se fait mal, on avale de travers: des parcelles d'aliments, ou quelques gouttes de boisson, pénètrent dans le larynx, et déterminent aussitôt un accès de toux qui ne cesse qu'après l'expulsion de ces intrus.

2° ESTOMAC

Pour bien comprendre les fonctions digestives de l'estomac, il faut examiner successivement l'organe lui-même, les liquides digestifs qu'il sécrète, ce qui s'y passe pendant la digestion stomacale.

23. Estomac. — L'estomac est une espèce de sac membraneux, semblable à une cornemuse, formé par une dilatation, un renflement du tube digestif. Il constitue un réservoir, où les aliments s'arrêtent quelque temps pour y être digérés, pour y être transformés en un liquide absorbable. Il se continue, en haut avec l'œsophage par un orifice d'entrée nommé *cardia,* et en bas avec les intestins par un orifice de sortie nommé *pylore.*

Situation. — Il est situé transversalement dans la portion gauche et supérieure du ventre. Placez la paume de votre main droite sur ce qu'on appelle le creux de l'estomac, en dirigeant l'extrémité de vos doigts du côté du cœur, et votre main recouvrira à peu près la place qu'occupe habituellement l'estomac.

Le cardia est situé au niveau, mais en arrière, de la pointe du cœur; le pylore répond au creux de l'estomac.

Capacité.—La capacité de l'estomac est en moyenne de trois litres; mais il est difficile de préciser la grandeur de cette poche membraneuse; car, outre qu'elle varie beaucoup selon les individus et leur régime habituel, elle se règle sur ce qu'il y a dedans.

En effet, les parois de l'estomac sont essentiellement élastiques et extensibles : de la grosseur d'une vessie molle et dégonflée, quand il est vide, ce viscère se gonfle, s'élargit, se dilate et s'étale à mesure qu'on l'emplit, refoulant en tous sens les organes qui l'environnent, c'est-à-dire le cœur, les poumons, le foie, les intestins.

C'est même là ce qui détermine cette gêne de la respiration, cette légère oppression, cette difficulté de chanter, ce besoin de se desserrer après un repas un peu trop copieux.

Puis, à mesure qu'il se vide, l'estomac revient sur lui-même, comme une vessie remplie d'air qui se dégonfle, en se rapetissant de plus en plus et en se plissant ; alors aussi les organes, refoulés en tous sens, reprennent leur place naturelle.

24. Structure de l'Estomac. — L'estomac est formé de trois membranes superposées :

1° Une extérieure, *séreuse*, destinée à faciliter les glissements qui ont lieu entre l'estomac et les organes voisins, quand il se gonfle et se dégonfle ;

2° Une moyenne, *musculaire*, destinée à imprimer des mouvements lents, mais incessants, analogues aux mouvements d'une sangsue ou d'un ver de terre, à la bouillie alimentaire : ces mouvements, nommés vermiculaires, ont pour but de remuer et de mêler la bouillie, de la malaxer et de la promener en tous sens dans l'intérieur de l'estomac, — absolument comme nos cuisinières, qui remuent une sauce dans une casserole, pendant qu'elle cuit sur le feu ;

3° Une intérieure, *muqueuse*, molle, épaisse, veloutée, d'un gris rosé, renfermant dans son épaisseur, surtout dans le voisinage du pylore, une innombrable quantité de très-petites glandes chargées de sécréter le *suc gastrique*, ainsi que quelques follicules chargés de sécréter du *mucus*.

25. Vaisseaux de l'Estomac. — L'estomac est enveloppé d'un grand nombre d'Artères, de Veines, de Chylifères et de Nerfs, qui se ramifient dans l'épaisseur de la membrane muqueuse et y forment une espèce de lacis ou de filet à mailles fines et serrées :

1° Les *Artères* apportent dans le réseau des capillaires, au moment de la digestion, une très-grande quantité de sang : c'est dans ce sang que les innombrables petites glandules de la muqueuse, comme le feraient des êtres intelligents (9), puisent les matériaux nécessaires pour fabriquer, pour sécréter du *suc gastrique*.

Toutes les causes qui auront pour effet de porter brusquement le sang ailleurs, de le détourner du rôle important qu'il remplit en ce moment, détermineront un brusque arrêt de la digestion : telles sont les émotions vives et soudaines, un bain froid, une saignée, etc.

2° Les *Chylifères* emportent, pour le mêler au sang, l'eau des boissons et des aliments, l'alcool, le liquide nourricier ou le chyle à mesure qu'il est fabriqué par l'estomac.

26. Nerfs de l'Estomac. — Ces *Nerfs* forment, autour de l'estomac, un lacis inextricable comme le serait un écheveau de fil embrouillé, le *plexus gastrique*. De ce plexus, de ce lacis nerveux partent, comme d'un centre, d'innombrables filets nerveux qui se distribuent et se ramifient dans l'estomac, les intestins, le foie, les reins, la vessie, la matrice, le cœur, les poumons et le cerveau. Ce vaste réseau, cet immense lacis nerveux, peut être comparé au réseau des chemins de fer français, dont toutes les lignes partent de Paris comme d'un centre et sont toutes reliées entre elles.

Ce plexus gastrique, qui relie ainsi entre eux tous les organes qui concourent aux fonctions de la Nutrition (2, 3) et qui communique lui-même avec le cerveau, établit ainsi une communauté, une solidarité et un ensemble d'action entre toutes les parties de notre machine.

Mais c'est aussi cette solidarité qui est la cause de la *sympathie* (mot d'origine grecque signifiant littéralement affection ou souffrance réciproque) qui existe entre ces divers organes, des retentissements douloureux et des troubles fonctionnels divers déterminés — dans l'estomac, qui est au centre des irradiations nerveuses du plexus — par les agitations morales, les ennuis et les chagrins, par les maladies nerveuses et les maladies générales, par les affections spéciales de chaque organe.

C'est là, selon moi, où se trouve l'explication *véritable* de plusieurs Dyspepsies, de plusieurs Maux d'estomac.

27. Mucus gastrique. — Dans l'intervalle des repas, il n'y a rien dans l'estomac; la muqueuse est seulement humectée et lubrifiée par une certaine quantité de *mucus*.

Ce mucus est une humeur visqueuse et mucilagineuse, analogue à du blanc d'œuf, qui est incessamment sécrétée par des follicules, ou très-petites glandules, éparpillés dans l'épaisseur de la muqueuse. Il a pour but de protéger cette membrane, à la manière d'un vernis, contre l'action quelquefois trop irritante des aliments, des boissons et du suc gastrique lui-même.

L'usage habituel des boissons alcooliques (absinthe, vermouth, vin blanc, etc.), prises à jeun, ne tarde pas à déterminer une exagération dans la sécrétion normale de ce mucus : il en résulte alors un amas de mucus, de glaires, de *pituite* dans l'estomac, et souvent même des vomissements pituiteux le matin.

28. Suc gastrique. — Au moment des repas, à mesure que les aliments arrivent dans l'estomac, mais à ce moment-là seulement, leur présence dans ce viscère y détermine une abondante sécrétion de suc gastrique, 500 grammes environ à chaque repas.

Le sel, les divers épices, le fromage, le vin pur, les liqueurs, le thé, le café et autres boissons aromatiques ou stimulantes, favorisent et augmentent la sécrétion du suc gastrique : c'est pour cela que leur usage instinctif est universellement répandu chez tous les peuples.

C'est pour subvenir à cette abondante et importante sécrétion que le sang afflue de tous côtés, à la fin du repas, vers l'estomac; et c'est pour cela que toute perturbation, que tout rappel du sang vers d'autres parties du corps, troublent naturellement la digestion.

Ce suc gastrique est un liquide de couleur citrine, transparent, d'une saveur tout à la fois salée et acide, et doué de la propriété remarquable de dissoudre, de *liquéfier* la viande, ainsi que les autres aliments réparateurs ou azotés (126) et de les transformer en albuminose, puis en *albumine* liquide.

Ce suc gastrique, cette espèce d'eau-forte animale, contient : — 1° du *sel* marin, ou sel de cuisine : c'est pourquoi nous trouvons fades les aliments qui ne sont pas salés ; il semble que notre estomac nous demande le sel dont il a besoin pour digérer les aliments ; — 2° de l'*acide lactique*, tel qu'on le trouve en si grande proportion dans le fromage : ce n'est donc pas sans raison que l'on mange du fromage au dessert ; — 3° de la *pepsine*, ferment spécial du suc gastrique, et qui en constitue un des principes les plus actifs.

Maintenant que nous connaissons la structure de l'estomac, le mode d'action des sucs digestifs qu'il sécrète et la nature des aliments (126, 127) qui doivent y subir l'élaboration de la digestion, nous sommes parfaitement à même de bien comprendre les diverses fonctions de cet organe.

29. Actes physiques de la Digestion. — Au moment où, étant à jeun depuis plusieurs heures, nous nous mettons à table, notre estomac est dans l'état d'une vessie dégonflée : ses parois, molles et flasques, plissées sur elles-mêmes, sont appliquées l'une contre l'autre. La muqueuse, d'un gris-rosé pâle, n'est humectée et lubrifiée que par une très-minime quantité de mucus.

Les aliments et les boissons arrivent peu à peu dans l'estomac, imprégnés de salive (21); ils y forment, en se mélangeant, une espèce de bouillie, de magma sans nom, dont le vomissement peut seul donner une idée.

Quand le repas est terminé, le *cardia* (orifice d'entrée) se resserre, et le *pylore* étant habituellement fermé comme l'est l'anus, la bouillie alimentaire se trouve ainsi enfermée dans l'estomac, comme dans un sac membraneux, et soumise à une température chaude et humide de 37°.

La cavité de l'estomac s'est nécessairement agrandie, dilatée à mesure que les aliments et les boissons y affluaient, et cet organe a ainsi refoulé doucement le cœur et les poumons en haut, le foie et les intestins en bas et en avant.

30. Actes sympathiques. — Alors tout appétit cesse; la chaleur et les forces vitales se concentrent vers l'estomac; la circulation est un peu plus active; les mouvements respiratoires sont un peu plus précipités et un peu plus amples : l'activité et l'intelligence diminuent; le corps et l'esprit éprouvent le besoin de repos. Il semble que toutes les facultés et toutes les forces vitales de notre être se recueillent et se concentrent vers ce grand acte d'Alchimie transcendante, *la transformation des aliments en sang.*

C'est pour cela que toute émotion trop vive, tout travail intellectuel trop assidu, tout exercice violent, toute cause qui agira fortement sur l'organisme et qui *distraira* les forces vitales occupées à la digestion, pourront retarder et même arrêter cet acte important.

31. **Actes physiologiques**. — A mesure que les aliments arrivent dans l'estomac, leur présence détermine dans la muqueuse, qui en tapisse la cavité, une espèce d'irritation physiologique, comme le ferait un grain de sable qui se glisserait sous nos paupières : le sang afflue de tous côtés par les artères dans le réseau capillaire de la muqueuse, qui, de gris-rosé qu'elle était, devient rouge et se met aussitôt à sécréter en abondance (500 grammes par repas), à *pleurer* du suc gastrique.

En même temps les contractions vermiculaires de la membrane musculaire, analogues aux mouvements d'une sangsue ou d'un ver de terre, pétrissent et malaxent *doucement* la bouillie alimentaire, la remuent et la mêlent, la promènent et la retournent en tous sens dans l'estomac, afin de bien l'imbiber et la pénétrer du suc gastrique incessamment sécrété.

Cette bouillie ne tarde pas à fermenter, à tourner à l'aigre et à subir diverses transformations, qui varient selon la nature des aliments ingérés.

32. **Actes chimiques**. — Le suc gastrique se mêle aux aliments, les imbibe, les pénètre, les ramollit, les désagrège, les réduit en une espèce de purée; mais tous les aliments introduits dans l'estomac ne se digèrent pas de la même façon.

1° Les aliments *réparateurs* ou azotés (126), — c'est-à-dire la viande, la chair des poissons, le jus, la partie nutritive du bouillon, la caséine du lait, le fromage, les œufs, le gluten du pain, la légumine des légumes, etc., — sont attaqués par le suc gastrique : ce sont là les *seuls* aliments qui se digèrent dans l'estomac; les autres ne font que s'y ramollir, s'y décomposer et se changer en *chyme*.

Ces aliments réparateurs ou azotés, attaqués par le suc gastrique, se gonflent, se ramollissent, se décomposent, se dissolvent, se fondent, se liquéfient et se transforment enfin en albuminose, puis en *albumine liquide*.

2° Les aliments *féculents* (130),— c'est-à-dire le pain, le riz, les pois, les lentilles, les haricots, les pommes de terre, etc., — arrivent dans l'estomac imprégnés de salive : le suc gastrique est *sans action* sur eux, mais la *diastase*, principe actif de la salive, continue son action sur ces aliments, malgré qu'ils soient mélangés avec plusieurs autres de nature différente. Aussi ne tarde-t-il pas à se produire dans la bouillie alimentaire une notable quantité de *glycose* (132).

3° Les aliments sucrés (131) — c'est-à-dire le sucre en nature, ou le sucre contenu naturellement dans les fruits, ou ajouté par nous à divers aliments ou à diverses boissons — arrivent aussi dans l'estomac imprégnés de salive. Comme pour la *fécule*, le suc gastrique est *sans action* sur le sucre; mais la *diastase* de la salive ne tarde pas à le transformer en *glycose*. Et même, si le sucre a été ingéré en certaine quantité, ou bien si la digestion est longue, difficile, laborieuse, ce glycose se transforme en *acide lactique* (21) : il en résulte de la chaleur à l'estomac, des aigreurs, des renvois, de la Dyspepsie acide.

4° Les aliments gras (129) — c'est-à-dire la graisse, le beurre et les huiles animales ou végétales — ne subissent dans l'estomac aucune digestion : ils ne font que s'y fondre. Cependant, en présence d'une trop grande quantité de suc gastrique et si, en même temps, la digestion est longue et difficile, cette graisse se décompose (129) : la *glycérine* se sépare des *acides gras* auxquels elle était unie, et ces acides gras, mis en liberté, donnent lieu à des aigreurs, à la Dyspepsie acide.

Les aliments gras étant comme des étrangers de passage dans l'estomac, si on en a mangé en trop grande quantité, leur trop grande affluence encombre ce viscère et gêne la digestion des aliments réparateurs ou azotés.

5° Les aliments *herbacés* et la partie des aliments qui est *réfractaire* à la digestion — c'est-à-dire la trame, le canevas, la charpente, de la viande, des légumes et des fruits, les grains de fécule non broyés ; les enveloppes des pois, des haricots, des lentilles ; les pellicules et les grains de raisin ; la pulpe des oranges ; les pepins des fruits ; les fragments de peau, de tendons, de cartilages ; les truffes, les champignons, les olives, etc., toutes substances essentiellement indigestes — ne font aussi que traverser l'estomac sans y subir d'autre modification que de se ramollir et de se transformer en purée, en bouillie, en chyme.

6° Les *boissons* fermentées, alcooliques, aromatiques et les divers *aliments* très-*aqueux*, tels que le lait, le chocolat, le café au lait, le bouillon, les potages, etc., subissent dans l'estomac une opération analogue à celle du filtrage : l'eau, l'alcool, les acides, les essences de ces liquides et de ces boissons, sont *très-rapidement* absorbées par les parois de l'estomac comme par un filtre en feutre; les parties solides de ces liquides (les sels minéraux, le tanin, la graisse; le fromage et le beurre du lait; le chocolat; la partie nutritive du bouillon, etc.), restent sur le filtre, c'est-à-dire dans l'estomac et y subissent les modifications et transformations propres aux aliments solides.

Si l'on prend de l'eau à jeun, en certaine quantité, une petite partie est absorbée par l'estomac, mais le reste franchit le pylore et est absorbé dans les intestins.

33. Durée. — Telle est la Digestion normale chez les personnes bien portantes. La durée, qui est de deux à quatre heures, doit être divisée en trois périodes :

La première période, ou la mise en train, commence à la fin du repas.

La deuxième, la période d'activité, où toutes les forces vives de l'estomac et de l'organisme sont en action, commence quinze à vingt minutes après la fin du repas, un peu plus tard chez plusieurs Dyspeptiques et dure soixante à quatre-vingts minutes chez les personnes bien portantes, et davantage chez celles dont l'estomac est souffrant. C'est pendant cet acte qu'il faut éviter de troubler la digestion.

La troisième, la période de calme, commence une heure ou une heure et demie après la fin du repas, chez les personnes bien portantes, plus ou moins longtemps après chez celles dont l'estomac est plus ou moins malade, et elle se prolonge une heure, deux heures et même plus, selon la nature des aliments; mais alors l'activité de l'estomac est beaucoup moindre, une grande partie des aliments est déjà passée dans les intestins; la digestion est considérée comme finie, et ce qu'il en reste encore à digérer ne contraint plus aux mêmes précautions (45) que pendant la seconde période.

34. Chyme. — A mesure que la digestion s'achève, la bouillie alimentaire se transforme en chyme. Le chyme est une bouillie plus claire et surtout plus homogène, plus crémeuse, analogue à une espèce de purée, d'un gris rougeâtre, d'une odeur tout à fait spéciale et toujours *acide*.

Ce chyme représente donc le résultat définitif de la digestion stomacale; il renferme des aliments réparateurs complètement digérés et transformés en albumine *liquide*; des aliments féculents et du sucre en train de se changer en glycose, et même du glycose déjà formé; de la graisse fondue, mais non modifiée.

Voilà l'œuvre de l'estomac achevée, et cependant la digestion n'est pas encore terminée; il faut encore que ce *chyme* soit digéré et qu'il se transforme en *chyle :* c'est là l'affaire des Intestins.

35. Sortie des Aliments. — Nous avons vu que les orifices d'entrée et de sortie de l'estomac sont fermés pendant la période de la digestion. Le *cardia* et le *pylore* (pylore est un mot grec qui signifie portier) font l'office de deux portiers : celui d'entrée, le cardia, laisse tout introduire dans l'estomac sans rien visiter; celui d'en bas, le pylore, semblable à un gardien vigilant, ne laisse sortir ni passer dans les Intestins aucun aliment sans l'examiner au préalable avec soin, sans s'être assuré qu'il a subi toutes les modifications que l'estomac est capable de lui imprimer, qu'il a perdu sa forme et son existence premières, et qu'il est bien et dûment converti en *chyme :* sinon, porte close.

Or, comme les aliments mettent plus ou moins de temps à subir ces transformations, à se changer en chyme, selon qu'ils sont plus ou moins digestibles et selon que l'estomac est plus ou moins valide, dès qu'il y en a de prêts, de chymifiés, le pylore entr'ouve sa porte et les laisse passer : les autres restent dans le laboratoire jusqu'au moment où ils seront également transformés en chyme.

II

CAUSES DES MAUX D'ESTOMAC

36. Sympathies de l'Estomac. — Nous avons vu (26) que tous les Organes qui concourent à l'acte complexe et multiple de la Nutrition, et le Cerveau lui-même, sont reliés entre eux par un vaste réseau nerveux, et communiquent tous à un centre principal, le *Plexus gastrique*, situé en arrière de l'estomac, — absolument comme le réseau des chemins de fer français qui, faisant communiquer toutes les villes entre elles, les relie toutes à Paris.

Ce réseau établi entre tous ces Organes une communauté, une solidarité et un ensemble d'action, mais aussi une solidarité et une communauté de souffrances dont l'Estomac, à cause de sa position centrale, a la plus grande part.

Aussi l'Estomac est-il le plus *sympathique* des instruments de la machine humaine, celui qui a le plus de rapport avec tous les autres organes et dont il ressent le plus vivement les troubles fonctionnels divers.

C'est ce qui explique :

1° Pourquoi l'Estomac souffre le plus de nos

excès, de nos passions, de nos tourments, de nos peines : toutes les causes qui apporteront une perturbation quelconque, de quelque nature que ce soit, accidentelle ou répétée, passagère ou permanente, dans nos facultés intellectuelles, sensitives, affectives, passionnelles, etc., troubleront plus ou moins ses fonctions ;

2° Pourquoi il ressentira le contre-coup des nombreuses maladies qui frapperont l'ensemble de notre corps ou quelque organe important.

Toujours, ou presque toujours, l'Estomac est de moitié dans nos maladies: il les partage presque toutes et il en engendre beaucoup; c'est par lui que nous vivons et c'est par lui que nous mourons bien souvent.

En effet, par une réciprocité sympathique, tous les malaises, tous les troubles fonctionnels, toutes les souffrances de l'Estomac, retentiront, plus ou moins vivement et dans un espace de temps plus ou moins long, sur toute notre économie, et, s'ils durent quelque temps, ne tarderont pas à porter une atteinte plus ou moins sérieuse à notre organisme tout entier.

Enfin, comme c'est dans l'Estomac que s'accomplissent les actes les plus importants de la Digestion, si les fonctions de cet organe sont troublées, la Nutrition ne tardera pas à en souffrir: aussi l'homme qui digère mal est-il comparable à un arbre qui, planté dans une terre maigre et stérile, finit par se dessécher, végéter et périr.

37. **Causes générales.** — Les Causes générales ont, à mes yeux, une très-grande importance, car elles sont extrêmement fréquentes. Détruisez la cause, l'effet disparaîtra, dit la Sagesse des Nations. Malheureusement les Causes de cette nature sont de celles que le Malade n'avoue pas, ou dont il ne se rend pas compte, ou qui dépendent de sa profession, de sa position sociale, de celles enfin qu'il lui est bien difficile et quelquefois même presque impossible de modifier ou de faire cesser.

1° *Causes morales.* — Contrariétés souvent répétées; passions vives, de toute espèce; peines de cœur; émotions violentes; chagrins prolongés; tristesse, due à des causes diverses; mort d'une personne tendrement aimée.

2° *Causes sociales.* — Préoccupations vives, relatives à la position sociale; tribulations; déceptions. Soucis et peines morales, résultant d'embarras d'argent, de revers de fortune, de changement de position. — Fatigues et travaux intellectuels excessifs. — Inoccupation, ennui, désœuvrement du corps et de l'esprit, spleen.

3° *Causes professionnelles.* — Soucis et préoccupations occasionnés par la profession, par les affaires; repas à des heures irrégulières, quelquefois interrompus. — Occupations sédentaires; séjour prolongé dans des bureaux; absence d'exercice avant et après les repas.

4° *Habitudes.* — Vie sédentaire, exercice insuffisant; habitude de rester enfermé chez soi, de ne sortir que très-peu. — Habitudes solitaires; excès vénériens. — Absinthe, vermouth, bitter, vin blanc, à jeun. — Abus du tabac à fumer, surtout à jeun. Habitude de se serrer dans son corset, ce qui gêne les mouvements vermiculaires de l'Estomac (31).

5° *Susceptibilités.* — Répugnance pour certains aliments, pour certaines boissons, qui sont cependant d'un usage général, et dont l'usage indispose.

6° *Saisons.* — Grande chaleur; froid humide prolongé.

38. **Causes morbifiques.** — Ces causes dépendent soit de la constitution, du tempérament, de l'âge, du sexe de l'individu, soit des maladies dont il peut être atteint.

1° *Causes individuelles.* — Constitution faible, délicate, maladive. — Tempérament nerveux, vivement impressionnable; tempérament bilieux; tempérament lymphatique. — Femmes : âge de la puberté; menstruation plus ou moins régulière; grossesse; allaitement, suites de couches; âge critique.

2° *Maladies.*— Maladies antérieures ayant appauvri la constitution. Fièvre typhoïde; fièvres graves; fièvres intermittentes, de longue durée. Dégénérescence des tissus : tubercule, cancer. Lymphatisme, scrofule, rachitisme. Anémie, chlorose ou pâles couleurs. Rhumatismes; goutte. Paralysies. Diabète. Maladies du foie : engorgement, ictère, coliques hépatiques. Maladies des voies urinaires : gravelle, calculs, catarrhe vésical; syphilis. Maladies des voies respiratoires : phthisie, catarrhe. Maladies de l'utérus : flueurs blanches, pertes, abaissement et déviations de l'utérus. Maladies de la peau, etc.

39. Causes alimentaires. — Ces causes sont très-fréquentes et très-faciles à reconnaître; il est surtout facile, ou tout au moins possible, quand on le veut sérieusement, de les faire disparaître et de couper ainsi le mal dans sa racine.

1° *Excès*, *insuffisance.* — Manger habituellement d'une façon immodérée, surtout quand on mène une vie sédentaire. Manger, ainsi que le font si souvent les jeunes femmes, au lieu de viande et de mets nourrissants, des crudités, des mets vinaigrés, des plats sucrés, des gâteaux, des friandises.

2° *Mauvaise alimentation.* — Aliments indigestes par eux-mêmes, ou par la façon dont ils sont préparés. Alimentation trop riche, trop succulente, trop stimulante, trop épicée, échauffante. — Abus du café au lait, du chocolat, du thé, du café. Vins de différentes couleurs et de divers crus dans un même repas. Eau de mauvaise qualité; vins frelatés. — Boire trop en mangeant.

3° *Distribution des repas.* — Irrégularité des heures pour prendre ses repas; espace insuffisant entre le déjeuner et le dîner.

40. Causes digestives. — Ces causes, je les ai signalées en faisant l'histoire de la digestion : elles sont également très-nombreuses et très-fréquentes, mais elles sont aussi de celles qu'il est possible d'atteindre, d'atténuer et souvent même de faire disparaître, par un Régime convenable et un Traitement rationnel.

1º *Mastication* (20). — Dents absentes en plus ou moins grand nombre; dents cariées, gâtées; mastication insuffisante. Manger trop vite, avaler trop précipitamment.

2º *Insalivation* (21). — Si la salive est en quantité insuffisante, parce qu'elle est fréquemment crachée comme chez les fumeurs, les aliments féculents, mal insalivés, se digèrent mal. Si la salive est acide, soit par carie dentaire ou fongosités des gencives, soit par abus des sucreries, la diastase salivaire n'agit pas et les féculents se digèrent mal.

3º *Estomac.* — Mouvements vermiculaires (31) de l'Estomac ralentis; immobilité de la bouillie alimentaire; suc gastrique (28) sécrété en quantité insuffisante; suc gastrique sécrété, au contraire, en trop grande abondance; acides se développant dans l'estomac par les transformations successives de certains aliments ou de certaines boissons; sécrétion exagérée de mucus gastrique (27); impressionnabilité excessive du système nerveux en général, et spécialement des nerfs de l'Estomac (26); excitation et irritation plus ou moins vive de la muqueuse gastrique, etc. — Tous ces troubles divers dans les fonctions, les sécrétions et l'état anatomique de l'Estomac donnent lieu nécessairement à des formes diverses de Maux d'Estomac.

II

DYSPEPSIES [1]

I

INDIGESTION

41. **Signes généraux.** — L'Indigestion consiste dans un trouble, *passager* et *accidentel*, des fonctions digestives, survenant dans l'état de santé ou de maladie ; ce trouble se manifeste tantôt dans l'Estomac, tantôt dans les Intestins, souvent dans ces deux parties de l'appareil digestif.

42. **Causes spéciales.** — Outre les Causes générales dont j'ai parlé dans le chapitre précédent et qui s'appliquent à *tous* les Maux d'Estomac, l'Indigestion reconnaît pour Causes spéciales : excès d'aliments ou de boissons ; mets indigestes ; mastication et insa-

(1) Le mot **Dyspepsie** est synonyme de Maux d'Estomac ; le mot **Dyspeptique** indique une personne qui souffre habituellement de Maux d'Estomac.

livation insuffisantes, repas trop précipité; défaut d'un intervalle suffisant entre le dîner et le déjeuner, surtout si le déjeuner a été très-copieux; usage de mets pour lesquels l'Estomac éprouve de la répulsion; causes perturbatrices diverses agissant immédiatement après le repas, telles que : émotions violentes de nature diverse, exercices corporels excessifs; boisson glacée, bain, etc.

43. Indigestion légère. — Il n'est personne qui n'ait éprouvé ce petit malaise, auquel on donne également le nom de *fausse digestion.*

Symptômes. — Sensation de gêne, de plénitude, de barre, au niveau de l'estomac; le travail digestif semble arrêté; parfois, quelques bâillements; rapports ou éructations rappelant d'une façon désagréable l'odeur ou la saveur des aliments que l'on a mangés; on éprouve le besoin de se desserrer, etc.

44. Indigestion ordinaire. — Il arrive très-souvent que l'Indigestion parcourt toutes ses phases.

1° *Symptômes digestifs.* — Estomac douloureusement distendu; région de l'épigastre (immédiatement au-dessous et un peu à gauche du creux de l'estomas) gonflée et sensible à la pression. Sensation de gêne, de tension, de plénitude, de barre au niveau de l'estomac; on sent les efforts pénibles, les contractions de cet organe.

Bouche sèche, ou bien remplie de salive mousseuse. Rapports, rots, rappelant désagréablement l'odeur et la saveur des aliments. Renvois aigres, acides, âcres, nidoreux, formés de parcelles d'aliments. Efforts pour vomir.

Vomissements plus ou moins répétés. — Ils laissent une sensation de chaleur âcre dans la gorge et une saveur désagréable dans la bouche.

2° *Symptômes généraux.* — Malaise général, indéfinissable, analogue au mal de mer; accablement, lassitude, oppression, gêne de la respiration et de la parole; tremblement des jambes, faiblesse, difficulté de marcher, de se tenir debout.

Mains chaudes; alternatives de frissons et de bouffées de chaleur, à la face surtout, de pâleur et de sueur qui perle sur le front. Pouls un peu plus vif.

Mal de tête : lourdeur frontale, serrement aux tempes; vertiges; la vue et surtout l'odeur des aliments provoquent de la répulsion.

II

GASTRITE

45. Signes principaux. — La Gastrite consiste en une irritation plus ou moins vive de la membrane muqueuse de l'estomac; elle est caractérisée par un sentiment de chaleur ou de cuisson dans la région épigastrique, laquelle est sensible à la pression; si on prend des aliments ou des boissons de nature excitante, cette sensation douloureuse augmente au moment même où ils arrivent dans l'estomac, et ils provoquent quelquefois des nausées ou des vomissements; l'appétit est diminué; la langue est quelquefois un peu blanchâtre, mais non chargée, et il n'y a pas de fièvre.

46. Historique. — La Gastrite a soulevé une polémique extrêmement vive entre les deux Écoles qui ont jeté un si vif éclat au commencement de ce siècle. Broussais voyait une Gastrite dans toutes les maladies de l'Estomac : il prétendait même que la Gastrite était le point de départ de toutes les autres maladies. Il rattachait à une irritation de la muqueuse stomacale toutes les altérations de circulation, de sécrétion, de nutrition et d'innervation dont l'Estomac peut être le siége, et même les effets sympathiques si nombreux qu'on observe du côté des voies digestives dans la plupart des maladies.

La polémique et les exagérations auxquelles donna lieu cette théorie, soutenue d'ailleurs par un homme doué d'un admirable talent et d'une merveilleuse intelligence, ont cessé, et il en est résulté des travaux consciencieux, des idées neuves et fécondes et, en résumé, d'importantes modifications dans le diagnostic et le traitement de la Gastrite.

Il arrive, en effet, très-souvent qu'on prend les symptômes de l'irritation pour ceux de l'*éréthisme* :

on croit avoir affaire à une Gastrite, et c'est une Gastralgie.

Je m'expliquerai sur ce sujet dans le chapitre de la Gastralgie.

47. Causes spéciales. — Outre les causes signalées plus haut (36), la Gastrite est due le plus souvent : à des chagrins; à des émotions morales vives; à des travaux intellectuels prolongés et assidus; à un régime habituel trop excitant, à des écarts accidentels de régime, à des excès de boissons alcooliques; à l'ingestion de boissons glacées, le corps étant en sueur; à des médicaments irritants, incendiaires; à des coups, à des violences extérieures sur la région épigastrique, etc.

La membrane muqueuse de l'Estomac est le siége d'une irritation plus ou moins vive.

48. Symptômes. — La Gastrite débute lentement, insensiblement.

1° *Symptômes digestifs.* — L'appétit, quoique peu prononcé, est conservé; mais il n'offre pas des variations aussi prononcées que dans la Gastralgie, et il n'y a pas du dégoût pour les aliments comme dans le cas de Saburres.

Soif assez prononcée : on désire surtout des boissons froides et acidulées.

Langue normale, si ce n'est quelquefois un peu blanche le matin : mais pas de saburres, pas d'enduit jaunâtre et pas d'haleine fétide, comme dans le cas de Saburres.

A jeun, douleurs vagues, mal caractérisées, mais en général peu prononcées, du côté de l'estomac; pas de renvois acides, pas de nausées, pas de vomissements; — cependant si la Gastrite est dans une période d'acuité, les douleurs sont assez vives, et il y a quelquefois, à jeun, des nausées et des vomissements de mucosités.

Quand le Malade mange, il éprouve dans l'Estomac, à peine le repas fini, un sentiment douloureux, analogue à de la chaleur, de la cuisson, de la brûlure; ces sensations sont d'autant plus douloureuses, que le Malade a mangé des aliments plus excitants, des mets plus épicés, qu'il a bu des boissons plus alcooliques ou plus excitantes, qu'il a fait usage de médicaments ferrugineux.

Si l'irritation est vive, ou si les aliments étaient très-excitants, il survient quelquefois des nausées, des renvois acides ou amers, et même des vomissements.

Dans la Gastralgie, les douleurs gastriques, assez vives avant de se mettre à table, sont presque toujours momentanément calmées par le fait même de manger, et ne reparaissent que quelque temps après le repas.

Douleurs vives, au niveau de la région épigastrique, presque continues, sous forme d'élancements, de constriction, de chaleur, de brûlure; cette douleur existe d'elle-même, mais elle est encore augmentée si on exerce une pression sur cette région ; elle augmente surtout, si on mange au moment même où les aliments arrivent dans l'estomac.

Rien du côté du ventre, si ce n'est habituellement de la constipation.

2° *Symptômes généraux.* — Mal de tête, mais moins incommode et moins continu que dans le cas de Saburres.

Un peu d'insomnie; sommeil quelquefois agité.

Quelquefois un peu de fièvre : peau chaude et sèche. Malaise général; pas de forces.

III

GASTRALGIE

49. **Signes généraux.**— La Gastralgie est une affection de longue durée, caractérisée par des douleurs nerveuses plus ou moins vives, qui ont quelquefois la forme de crises et qui surviennent surtout pendant le travail de la digestion stomacale; le fait de manger, loin d'augmenter immédiatement ces douleurs, les calme quelquefois momentanément; la pression sur l'épigastre, loin de les aggraver, les diminue le plus souvent; pas de dégoût pour les aliments, pas de soif vive, pas d'enduits sur la langue, pas de vomissement bilieux à jeun, et surtout pas de fièvre.

50. **Causes spéciales.** — Outre les causes générales des maux d'estomac, je signalerai surtout les suivantes :

Se rencontrent surtout chez les personnes peu âgées, principalement chez les jeunes filles et les jeunes femmes ; quelquefois chez les jeunes hommes ; constitutions frêles, délicates ou affaiblies soit par une longue maladie, soit par une nourriture insuffisante ; tempérament nerveux. Vie sédentaire, journées entières passées assis dans un bureau, dans un magasin ; travaux intellectuels excessifs. Chagrins profonds, peines, émotions morales longtemps prolongées. Règles irrégulières ; très-souvent flueurs blanches. Abus d'aliments acides, de crudités, de fruits peu mûrs, etc. Excès de toute espèce. — Enfin, toutes les causes qui peuvent débiliter plus ou moins lentement et plus ou moins profondément notre organisme.

Si, en effet, la constitution est frêle et délicate, ou si elle a été affaiblie par quelque maladie antérieure ; — si le système nerveux prédomine d'une façon notable sur les autres systèmes et appareils de l'économie ; — si de profonds chagrins, des préoccupations graves et prolongées, des tribulations et des déceptions, des travaux intellectuels excessifs, des passions vives, des excès surtout, ont ébranlé l'organisme et déprimé les forces vitales ; — s'il existe quelque affection nerveuse, quelque névralgie, dans un organe plus ou moins éloigné de l'estomac ;

Alors le *plexus gastrique* (26) et surtout les *nerfs* qui se distribuent dans la muqueuse de l'estomac, seront le siége de troubles fonctionnels divers, de douleurs gastriques à formes extrêmement variées et mobiles.

51. Développement de la Gastralgie. — La Gastrite est due à l'irritation, à une légère inflammation de l'Estomac ; la Gastralgie est due à l'excitabilit et à l'impressionnabilité trop vives, à l'*éréthisme* de l'Estomac.

Je m'explique :

L'*éréthisme* est la susceptibilité et l'impressionnabilité morbides que contracte un organe, par suite de la privation ou de l'insuffisance de ses stimulants physiologiques ou naturels : si on maintient les yeux fermés par un bandeau pendant plusieurs jours, les yeux acquerront une susceptibilité, une impressionnabilité, un *éréthisme*, tels que, s'ils se trouvent brusquement exposés à une vive lumière, ils éprouveront une impression douloureuse.

Les stimulants naturels de l'estomac, ce sont les aliments ; le stimulant naturel de tout notre organisme, c'est le sang.

Or, toutes les causes qui appauvriront le sang soit médiatement, soit immédiatement, auront pour résultat inévitable de produire l'éréthisme de l'Estomac.

Quelles sont les causes principales susceptibles d'appauvrir le sang ? Ce sont :

1° Des causes inhérentes à l'organisme, telles que, pour le sexe féminin : la prédominance du système nerveux, que l'éducation ne fait qu'accroître encore ;

la puberté, l'établissement imparfait ou difficile de la menstruation, l'irrégularité des règles, la grossesse, l'âge critique;

2° Des causes générales, telles que l'exercice immodéré ou insuffisant de certaines fonctions, c'est-à-dire les travaux excessifs de l'esprit, les passions, les chagrins, les excès de toutes sortes, les veilles, le défaut d'aliments de bonne qualité, ou une alimentation insuffisante;

3° Des maladies antécédentes ou actuelles, telles que la plupart des névroses, presque toutes les maladies aiguës et les fièvres, les dégénérescences tuberculeuse et cancéreuse, les cachexies paludéenne, syphilitique, saturnine, mercurielle; les pertes de sang, soit traumatiques, soit symptomatiques d'une affection quelconque; enfin la chlorose.

Toutes les fois que le sang aura été appauvri par une ou plusieurs des causes que je viens d'énumérer, alors seront rompus cette pondération et cet équilibre entre le sang et les nerfs, entre la force d'assimilation et les phénomènes nerveux.

Plus, en effet, le système sanguin, plus l'appareil musculaire, plus la force plastique, ont de développement et d'activité : plus le système nerveux et les actes qui en émanent sont fixes, silencieux, réguliers, coordonnés.

Plus, au contraire, le système nutritif et les phénomènes végétatifs sont pauvres et languissants, plus la quantité du sang est diminuée, plus ce liquide est dépouillé, par une des causes ci-dessus indiquées, de ses parties organisables et réparatrices, plus l'appareil musculaire est affaibli : plus aussi les phénomènes nerveux sont mobiles, exaltés et irréguliers.

Car, dans la machine humaine, la force et la puissance naissent de l'harmonie dans les fonctions; la faiblesse et l'impuissance, du défaut d'équilibre.

Prenons un exemple qui nous est suggéré par M. le professeur Trousseau.

« Rien de si commun que de voir des Femmes dont les règles sont trop abondantes, ou reviennent plusieurs fois par mois, être tourmentées de maux de nerfs. Ces accidents ne tardent pas à troubler les digestions, à suspendre l'ordre et l'activité des fonctions nutritives.

» La plasticité du sang en est encore affaiblie et les ménorrhagies augmentées; de sorte que, de cette aggravation indéfinie de la cause par les effets, résultent un délabrement et un désordre, une perversion fonctionnelle et une débilité radicale, au milieu desquels il est fort difficile de démêler les indications réelles du traitement.

» Ce qui ajoute encore à l'obscurité et à l'embarras, c'est que presque toujours quelques phénomènes morbides, symptomatiques et secondaires, semblent devoir attirer tout l'intérêt, toute l'attention, et servir de fondement au diagnostic.

» L'Estomac et ses fonctions fournissent bien souvent l'occasion de pareilles erreurs.

» L'Estomac, ou plutôt le centre épigastrique (26, 36),

ce *sensorium commune* du sens vital, est en effet le foyer d'où s'élèvent le plus de spasmes, de douleurs, de troubles fonctionnels. Ce centre épigastrique est aux fonctions vitales et naturelles, ce que le cerveau est aux fonctions de relation. Il est, pour ainsi dire, chargé de résumer et d'exprimer le malaise et la souffrance des autres viscères.

» Ainsi, dans l'état de santé parfaite, c'est de lui que naît la sensation de la faim, c'est lui qui transmet au *sensorium* le sentiment de ce besoin essentiel, besoin qui n'est pourtant particulier à aucun organe spécialement, dont tous sont en souffrance, mais qu'un seul a le privilége et la mission d'exprimer.

» Voilà donc ce viscère, dont les actes devaient toujours s'accomplir à l'insu du *moi*, qui, maintenant que l'économie éprouve une disette de ses matériaux réparateurs, entre le premier en *éréthisme*. Il ressentira et réfléchira la souffrance générale, et il n'y aura pas de sensations anomales et douloureuses, de phénomènes insolites, dont il ne puisse être le siége.

» Si, parmi ces phénomènes, prédomine, comme cela est commun, la douleur à l'épigastre, augmentée par la pression, les pesanteurs, les crampes, la souffrance de ce viscère après le repas; si surtout ces accidents sont accompagnés de palpitations, de céphalalgie, d'oppression ; à plus forte raison, si la Malade y perçoit une sensation de chaleur, d'irritation brûlante, si elle a des rapports nidoreux et alimentaires, etc., n'en doutez pas, le mot *Gastrite* sera prononcé : les mots sangsues, diète, eau de gomme, laitage, bouillon de poulet, le suivront, comme l'ombre le corps

» Et qu'arrivera-t-il ? Que la Malade, un instant soulagée, ne tardera pas à être tourmentée de désordres généraux et d'éréthisme local plus considérables; que le lait lui-même passera plus difficilement ; puisque c'est la loi de l'éréthisme que plus la soustraction du stimulus normal est grande, plus la faiblesse augmente, ainsi que la susceptibilité ; la plus légère pression de l'épigastre pourra déterminer des convulsions, des pleurs, des cris, la perte de connaissance.

» Tout cela confirmera le diagnostic : on croira que la gastrite a fait des progrès, malgré le traitement antiphlogistique, et l'on trouvera dans cette circonstance une nouvelle indication pour y insister avec plus d'activité ; ainsi de suite pendant des mois, des années, comme nous l'avons vu trop fréquemment.

» TROUSSEAU. »

On peut apprécier par cet exemple la filiation des influences que le sang et les nerfs exercent réciproquement l'un sur l'autre.

52. **Symptômes.** — La Gastralgie est remarquable par la diversité, la variété des symptômes qu'elle présente.

La maladie débute presque toujours lentement, insensiblement, par des troubles divers et irréguliers de la digestion ; peu à peu ces troubles s'aggravent, les douleurs augmentent, la Gastralgie élit domicile,

1° *Symptômes digestifs.* — Appétit extrêmement variable, tantôt assez bon, tantôt nul, tantôt augmenté ; jamais de dégoût prononcé. Cette variabilité est importante à noter, car on ne la rencontre dans aucune autre maladie de l'Estomac.

On observe quelquefois une perversion d'appétit consistant en ce que les Malades mangent des substances non alimentaires, telles que du charbon, du plâtre, de la terre, des feuilles d'arbres, etc.

On voit aussi quelquefois des Malades ne pouvoir digérer un œuf à la coque ou de la purée de pommes de terre, ou une côtelette, ou même un bon potage, et digérer parfaitement des œufs durs, du pâté de foie gras, du homard, etc.

La soif n'offre rien à noter.

Langue ordinairement naturelle, humide, sans enduit ; pas de mauvais goût ; pas d'haleine fétide, à moins de dents cariées.

Douleur. — C'est le principal symptôme de la Gastralgie ; entrons dans quelques détails.

A jeun, l'estomac éprouve une sensation de vide, de délabrement et souvent même des sensations douloureuses de nature variable et plus ou moins vives ; jamais de nausées, ni de vomissements bilieux.

Quand le Malade mange, très-souvent ces sensations douloureuses se calment pour quelques instants ; quand l'arrivée des aliments dans l'estomac augmente *immédiatement* la douleur, il est très-probable qu'il y a de l'irritation.

Douleur siégeant au niveau de l'épigastre et s'irradiant, se propageant souvent dans le dos et dans les environs de l'épigastre.

Cette douleur revêt des caractères et des aspects extrêmement variables:

Corps étrangers, barre, marche d'un reptile, tortillement, crampes, pincements, morsures, constriction, serrement d'un étau, cuisson, brûlure, fer rouge, etc.

Cette douleur, habituellement supportable, quoique plus ou moins vive, revêt quelquefois la forme de *crises gastralgiques*, et devient alors tellement violente, qu'elle arrache des cris et même des pleurs aux personnes les plus courageuses.

Cette douleur n'est pas continue; elle augmente habituellement pendant le travail de la digestion. Cette aggravation de la douleur ne survient pas au moment même où les aliments arrivent dans l'estomac, mais dix, quinze, vingt minutes et quelquefois même un peu plus longtemps après le repas : c'est ce qui distingue la Gastralgie de la Gastrite.

La douleur est rarement exaspérée par la pression sur la région épigastrique, à moins que ce ne soit par la pression du doigt; on la voit même souvent diminuer, quand on applique la paume de la main ou bien un gros linge, tel qu'une serviette chiffonnée, sur l'épigastre et qu'on exerce une pression lente et progressive. C'est ce qui distingue encore la Gastralgie de plusieurs autres Maux d'Estomac. — Si la pression est douloureuse, c'est que la Gastralgie se complique d'irritation.

Cette douleur dure autant que la digestion stomacale et cesse avec elle; la digestion finie, la douleur disparue, il reste un sentiment de vague endolorissement, de fatigue.

Il arrive très-souvent qu'il se forme des gaz dans l'Estomac pendant la digestion stomacale; la région épigastrique est alors plus ou moins gonflée.

Renvois, rapports, consistant en gaz inodores; s'ils s'accompagnent d'aigreurs, c'est qu'il y a complication.

Les vomissements s'observent bien moins souvent que dans la Gastrite et autres Maux d'Estomac; quand ils existent, ils apparaissent à des intervalles très-irréguliers et par périodes; en tout cas, ils ne sont pas aussi constants, aussi réguliers. Ils ont lieu plus ou moins longtemps après les repas, et se composent seulement d'aliments plus ou moins digérés, mais il ne contiennent pas de matières bilieuses.

Cependant s'il y a plusieurs vomissements coup sur coup, les efforts pourront vers la fin amener un peu de mucosités bilieuses.

Du côté du ventre, presque toujours constipation; très-souvent flatuosités, gonflement incommode du ventre, coliques nerveuses sans diarrhée, dues à la production de gaz qui accompagne la digestion intestinale.

2° *Symptômes généraux.* — Les effets de la Gastralgie sur le reste de l'organisme s'observent surtout dans le système nerveux : tristesse, découragement, quelquefois même hypocondrie; facultés intactes, mais inaptitude aux travaux intellectuels; sommeil assez bon, cependant quelquefois agité ou quelquefois troublé par des douleurs gastralgiques ; quelquefois maux de tête, migraine, douleurs névralgiques passagères dans diverses parties du corps.

Face un peu pâle, offrant une expression d'abattement, de fatigue.

Peau sensible au froid ; pieds habituellement froids. Assez souvent palpitations de cœur.

IV

ULCÈRE DE L'ESTOMAC

53. **Nature de la Maladie.** — C'est à M. le professeur Cruveilhier que revient l'honneur d'avoir signalé le premier l'Ulcère simple de l'Estomac, d'avoir distingué et différencié cette affection du Cancer, et d'en avoir nettement indiqué les symptômes ; le diagnostic et le traitement. Quelques années plus tard, M. Rokitanski en Allemagne, M. Bennett en Écosse et M. Luton en France, vinrent confirmer les travaux de notre illustre savant et ajoutèrent quelque traits au tableau qu'il avait tracé.

On comprend de quelle importance il est d'établir un diagnostic positif entre l'Ulcère simple et le Cancer, le Cancer étant incurable, l'Ulcère étant au contraire susceptible de guérison, surtout s'il est soumis à un traitement convenable. Aussi doit-on apporter le plus grand soin dans le diagnostic différentiel de ces deux affections.

Cette maladie consiste essentiellement en une ulcération *non cancéreuse* et susceptible de guérison. Elle est analogue, au point de vue anatomique, aux aphthes qui se forment dans la bouche, ou aux ulcérations intestinales de la fièvre typhoïde.

Elle a pour caractère spécial de s'étendre insensiblement en largeur et en profondeur, de façon à déterminer, malheureusement trop souvent, soit une érosion des nombreux vaisseaux qui se ramifient dans l'épaisseur des tuniques de l'estomac, et alors il se déclare une hémorrhagie, soit une perforation de l'organe, et alors il survient une péritonite le plus souvent mortelle.

Cependant ce travail ulcératif peut s'arrêter, et la preuve, c'est qu'on observe des cas assez nombreux de guérison, et que d'ailleurs on trouve à l'autopsie de sujets, morts d'autres maladies, des traces évidentes de cicatrisation d'anciens Ulcères.

54. **Symptômes.** — L'Ulcère simple de l'Estomac est caractérisé par les symptômes suivants :

1° *Symptômes digestifs.* — La maladie débute par des troubles divers dans la digestion stomacale : d'abord gêne et douleur au niveau de l'épigastre; puis nausées et vomissements, ou régurgitations avec expulsion des aliments, ou d'un liquide fade ou acide.

Douleur. — C'est le premier symptôme important qui apparaisse et le plus caractéristique.

Elle consiste surtout en une sensation de *brûlure* et plus tard de *rongement*; elle existe derrière l'épigraste et retentit dans le dos entre les deux épaules; la pression, même légère, augmente cette douleur; quelquefois le Malade prend instinctivement des postures diverses pour en diminuer la vivacité.

La douleur offre ceci de caractéristique, c'est qu'elle survient de deux à dix minutes après l'ingestion des aliments, après le moment où les aliments arrivent dans l'estomac, et ils se prolongent pendant une ou deux heures, c'est-à-dire aussi longtemps que la digestion stomacale; puis ils cessent.

Et si, ce qui est d'ailleurs fréquent, il y a vomissements des aliments, la douleur cesse aussitôt que l'Estomac est débarrassé de son contenu.

A une période quelconque de la maladie, il survient parfois brusquement une perforation des membranes de l'estomac, un épanchement de matières dans l'intérieur de l'abdomen, suivi bientôt de symptômes de péritonite extrêmement graves et de mort.

S'il n'y a pas de perforation, il ne tarde pas du moins à survenir des vomissements de sang, mêlés à des flocons d'un brun noirâtre, dus à l'érosion des vaisseaux sanguins de l'Estomac par l'Ulcère. Quelquefois, il y a une perte soudaine et considérable de sang; le plus souvent il n'y en a qu'une petite quantité : cela dépend du calibre des vaisseaux sanguins rongés par l'Ulcère.

2° *Symptômes généraux.* — Il ne tarde pas à survenir de l'anémie, c'est-à-dire un affaiblissement général dû aux vomissements de sang et surtout au défaut de nutrition qui résulte des troubles et des perturbations de la digestion ; cet affaiblissement général détermine naturellement de la maigreur, la perte des forces, etc., et condamne le Malade à garder le lit, ou tout au moins la chambre.

Mais il ne survient jamais ce dépérissement et surtout cette teinte terreuse, cet anéantissement, ce marasme, que l'on observe dans le cas de Cancer.

V

CANCER DE L'ESTOMAC

55. Nature de la Maladie. — Le Cancer de l'Estomac est, comme tous les autres cancers, une dégénérescence spécifique des parois de cet organe, dégénérescence consistant en la formation d'un tissu hétérologue vasculaire qui, fatalement, s'étend, se ramollit et entraîne des lésions mortelles dans les tissus qui lui servent de support. C'est le résultat d'un état morbide général ou diathèse, et il consiste tout à la fois dans la maladie générale et dans la maladie locale, d'où résultent des symptômes fonctionnels spéciaux.

Je n'écris pas un Traité de Médecine; qu'il me soit cependant permis de faire quelques réflexions médicales :

M. le professeur Velpeau s'exprimait ainsi en 1854 :

« Un résultat important a été obtenu; on peut admettre comme démontré dès à présent que sur *quatre cents* cas de tumeurs confondues sous le titre de Cancer, il y en a près de *cent* qui ne sont pas cancéreuses et qu'il est possible maintenant de distinguer au lit du malade. De nouvelles études, les progrès naturels de la science, permettent d'élever encore ce chiffre. Il y a lieu d'espérer que les Chirurgiens pourront un jour réduire de beaucoup encore le cercle du véritable Cancer. »

Nul doute qu'il en soit de même en Médecine, et que l'avenir ne nous réserve à cet égard des résultats tout aussi importants que ceux auxquels est parvenue la Chirurgie.

Il arrive souvent, en effet, que l'on prend pour un Cancer de l'Estomac une autre affection de cet organe, dont les principaux symptômes offrent avec le Cancer de nombreuses analogies : je veux parler de l'Ulcère simple.

Depuis plusieurs années, on voit cette dernière maladie se multiplier de plus en plus, non pas qu'elle soit en réalité plus fréquente, mais parce qu'elle est plus fréquemment reconnue, diagnostiquée et séparée ainsi du cadre du Cancer.

C'est pourquoi le Médecin, mis en présence d'un sujet lui offrant tous les signes d'une affection cancéreuse de l'Estomac, ne doit pas encore désespérer : il doit traiter et combattre les symptômes jusqu'à la fin, sans jamais abandonner tout espoir !

Qui sait s'il n'a pas affaire à un Ulcère simple? Nos plus illustres Maîtres ne se sont-ils jamais trompés dans leurs diagnostics? La Nature valide-t-elle toujours leurs pronostics ?

56. Causes spéciales. — Outre les causes générales des Maux d'Estomac, je crois devoir signaler les suivantes :

Le Cancer de l'Estomac attaque principalement les hommes, plutôt que les femmes, de trente à soixante ans, surtout ceux qui se livrent habituellement à des excès de boissons alcooliques et dont la nourriture est de mauvaise qualité ou trop fortement épicée; ceux qui habitent les grandes villes et dont la vie est sédentaire. Les chagrins profonds, les émotions morales, vives et répétées, les excès de tout genre, ont une très-grande influence sur le développement de cette maladie.

57. Symptômes. — Le Cancer débute très-lentement, par une diminution plus ou moins notable de l'appétit, des douleurs vagues et des troubles divers du côté de l'Estomac, de la constipation, assez souvent de l'amaigrissement et certains changements dans l'humeur du Malade.

1° *Symptômes digestifs.* — Appétit diminué ; langue pâle et humide ; pas d'enduits ni d'haleine fétide.

Digestions plus ou moins difficiles : le laitage, les légumes, les aliments légers, se digèrent mieux que les viandes ; quelquefois sensation de pesanteur, ou gonflement et éructation.

Douleur existant par elle-même, presque toujours vive, analogue à une sensation de brûlure et siégeant au niveau de l'épigastre : la pression l'exaspère toujours.

Les vomissements constituent un symptôme constant : au début de la maladie, les matières vomies consistent en aliments plus ou moins digérés, mêlés à des liquides glaireux ou quelquefois un peu bilieux. A une époque plus avancée, ce sont des vomissements *noirâtres,* que l'on a comparés à de la suie délayée ou à du marc de café, et que l'on regarde comme caractéristiques de l'affection cancéreuse. Ces vomissements noirs sont dus à une exhalation de sang produite par le Cancer ulcéré. Ces vomissements ont habituellement lieu un certain temps après le repas, quelquefois une demi-heure ou une heure, quelquefois douze, dix-huit, vingt-quatre heures et même plus longtemps encore. C'est ce qui distingue le Cancer de plusieurs autres Maux d'Estomac.

Ces vomissements exigent, au début de la maladie certains efforts de la part du Malade; plus tard, ils se produisent très-aisément, pour la moindre cause.

La tumeur à l'épigastre est un signe très-important. Cette tumeur existe un peu au-dessous et un peu à gauche du creux de l'Estomac; sa grosseur varie entre celle d'un œuf de pigeon et celle du poing; on la sent assez aisément sous la peau au point que j'ai indiqué; sa surface est ordinairement inégale, bosselée, assez ferme; elle n'est pas habituellement extrêmement douloureuse à la pression; enfin elle change parfois un peu de place d'un jour à l'autre.

Le ventre est généralement un peu gonflé; on voit quelquefois l'Estomac plus ou moins volumineux se dessiner visiblement sous la paroi abdominale.

Symptômes généraux. — La face n'offre au début qu'un peu de languenr et de pâleur; plus tard elle devient d'un jaune pâle, terreux, parfois basanée; le blanc des yeux conserve sa couleur naturelle; les traits s'effilent et les joues se creusent de plus en plus.

L'amaigrissement du corps fait également des progrès incessants : la peau présente la même teinte que celle de la face. On voit quelquefois, vers la fin de la maladie, survenir un gonflement des jambes plus ou moins prononcé. L'état des forces est en raison directe de l'amaigrissement.

Pas de fièvre, si ce n'est vers la fin; pas de maux de tête; intelligence conservée.

VI

SABURRES

58. Signes généraux. — Les Saburres sont une maladie accidentelle et passagère, caractérisée par un enduit blanc jaunâtre de la langue, l'amertume de la bouche, le dégoût pour les aliments, des envies de vomir, un mal de tête avec lourdeur frontale, un état de malaise et d'accablement plus ou moins grands, — et la rapidité avec laquelle tous ces symptômes disparaissent, si le Malade débarrasse son Estomac de la bile qui *l'embarrasse.*

59. Causes spéciales. — Les Saburres s'observent surtout vers la fin de l'été et au printemps, rarement en hiver et, le plus souvent, chez des sujets bilieux ou bilioso-sanguins.

L'habitation dans les endroits froids et humides, une mauvaise nourriture habituelle, un travail qui dépasse les forces; ou bien, au contraire, une vie sédentaire, des travaux intellectuels excessifs, les veilles prolongées, les passions vives, les fortes émotions morales, les excès habituels en tous genres, la tristesse, les peines, les chagrins... etc., — prédisposent à cette affection.

60. Symptômes. — Les Saburres débutent d'une façon lente, progresssive.

1° *Symptômes digestifs.* — Perte d'appétit presque toujours complète; souvent même dégoût pour les aliments, surtout pour les viandes et les aliments gras. Soif variable : on désire surtout des boissons acidules.

Bouche pâteuse : on a une saveur amère, désagréable, toute particulière, et on trouve ce goût à tous les aliments. Langue large, humide, chargée d'un enduit plus ou moins épais, saburral ou limoneux : cet enduit est blanc jaunâtre et occupe surtout la base de la langue; les dents en sont quelquefois un peu couvertes; haleine chaude, fétide, exhalant une odeur dite saburrale.

Nausées, sensation de dégoût, vague envie de vomir; mais rarement vomissements. Rapports aigres ou nidoreux, quelquefois amers.

Région épigastrique (immédiatement au-dessous et un peu à gauche du creux de l'Estomac), ordinairement indolente à la pression : elle est le siége d'un vague sentiment de gêne, d'anxiété, de malaise.

Rien du côté du ventre, si ce n'est le plus souvent de la constipation.

2° *Symptômes généraux.* — Peau habituellement un peu sèche, sensible au froid. Légère teinte jaunâtre de la face, du pourtour des lèvres surtout et du blanc des yeux.

Mal de tête continu, consistant surtout en un sentiment de pesanteur, de lourdeur frontale. Sommeil lourd, agité.

Urine généralement peu abondante, chargée, rougeâtre, déposant dans le fond du vase un sédiment briqueté. Pas, où fort peu de fièvre. Un peu de courbature, de malaise général; peu d'aptitude pour toute espèce de travail.

VII

AIGREURS

61. Signes principaux. — Les Aigreurs consistent essentiellement en un état maladif de l'Estomac, en vertu duquel le suc gastrique est sécrété en trop grande abondance et le pouvoir *acidifiable* de cet organe est augmenté; il en résulte des gaz accompagnés de liquides ou de parcelles alimentaires acides, aigres, âcres, déterminant dans la gorge et dans l'estomac une sensation plus ou moins vive de chaleur, de cuisson, de brûlure.

62. Causes spéciales. — Outre les causes générales des Maux d'Estomac, je ferai remarquer que les Aigreurs s'observent chez les personnes qui mènent une vie sédentaire, chez les femmes délicates, et surtout chez les personnes qui viennent d'éprouver de violents chagrins, de grandes peines, des soucis, de très-vives préoccupations.

Le fait principal de cette affection est l'*acidité* de toutes les humeurs digestives et la puissance avec laquelle l'appareil digestif acidifie tout ce que l'on mange, tout ce que l'on boit.

Les divers troubles qui peuvent survenir dans les fonctions de l'Estomac expliquent assez bien la production des Aigreurs.

Si le suc gastrique (28), qui est *acide*, est sécrété en trop grande abondance, il y aura trop d'*acides* dans l'Estomac ; — si le vin ou le bouillon ont été pris en trop grande quantité et que la digestion soit lente et laborieuse, le vin et le bouillon tourneront aisément à l'*aigre* en présence des deux ferments, la diastase salivaire et la pepsine, et dans un milieu chaud et humide ; — si les aliments féculents ou le sucre ont été pris en trop grande quantité, et que la digestion soit lente, il se formera dans l'Estomac du glycose, puis de l'*acide* lactique (130, 131, 132) ; — si ce sont des graisses, surtout des graisses déjà altérées par la friture, elles se décomposeront en *acides* gras et en glycérine (129), etc.

Dans tous ces cas, il y aura formation de gaz et d'*Aigreurs*.

63. Symptômes. — Selon que la maladie est plus ou moins grave, elle porte le nom d'*Aigreurs* ou de *Pyrosis*.

1° **Aigreurs.** — L'appétit est toujours plus ou moins diminué : quelquefois même il y a du dégoût pour les aliments. Le Malade a un goût sûr dans la bouche ; la salive, au lieu d'être alcaline, est neutre et quelquefois même acide : le papier de tournesol, placé dans la bouche, rougit ; l'haleine a une odeur spéciale, plus ou moins acide.

La digestion est lente, pénible, laborieuse ; elle offre surtout ce symptôme spécial, la production d'Aigreurs et de gaz.

Les gaz régurgités ont une odeur et une saveur désagréables ; rappelant d'une manière pénible l'odeur et le goût des aliments ou des boissons ingérés, mais modifiés par leur mélange et altérés par une saveur acide, aigre, plus ou moins prononcée. Quelquefois il n'y a régurgitation que de gaz accompagnés d'une petite quantité de liquides aigres, âcres ; d'autres fois ces liquides aigres renferment des parcelles d'aliments ; rarement il y a vomissement.

Les Aigreurs déterminent dans la gorge une sensation plus ou moins pénible de chaleur âcre, de cuisson.

Elles déterminent également dans l'Estomac, derrière le sternum et le long de l'œsophage, cette même sensation.

Ces Aigreurs durent autant que la digestion stomacale : celle-ci terminée, les aigreurs et la gêne épigastrique disparaissent.

Les Aigreurs sont souvent plus prononcées si le repas est peu copieux et composé de gâteaux, ou de confitures, ou de fruits, ainsi que cela a lieu pour le goûter : cela tient à ce que le suc gastrique sécrété ne trouve pas d'emploi suffisant.

Les Aigreurs apparaissent plus tôt et sont plus intenses si le repas est composé d'aliments féculents, de matières grasses, de pâtisseries, de sucreries, de fromages forts, et si l'on a bu pas mal de vin et de liqueurs ; — elles apparaissent plus tard et sont moins intenses, si le repas est composé presque exclusivement de viandes rôties et de très-peu de pain et si l'on boit seulement de l'eau rougie, parce que la viande utilise tout le suc gastrique sécrété.

2° **Pyrosis.** — On observe exactement les mêmes symptômes, se produisant dans le même ordre et dans les mêmes conditions ; seulement ils sont plus intenses.

Les Aigreurs se produisent à propos de tout : tous les aliments, toutes les boissons donnent lieu dans l'Estomac à la production d'acides et augmentent la sécrétion du suc gastrique : ce suc gastrique devient alors réellement une véritable eau-forte animale, ainsi que je l'appelais par comparaison (28).

Les Malades éprouvent dans l'Estomac, au niveau de la région épigastrique, une sensation de chaleur, de cuisson, de brûlure, qui augmente lorsqu'ils mangent des aliments sucrés, acides, ou excitants, ou qu'ils boivent du vin et des liqueurs.

Ils sentent remonter, le long de l'œsophage jusque dans la gorge, des gaz et des liquides âcres qui déterminent sur tout leur trajet, mais surtout dans la gorge, une sensation brûlante comparée à celle d'un fer rouge promené sur ces parties : d'où le nom de *pyrosis*.

VIII

PITUITE

65. Signes principaux. — La Pituite consiste en un vomissement de matières muqueuses, plus ou moins glaireuses, qui a lieu habituellement tous les jours aux mêmes heures ; elle survient à jeun, ou bien avant ou après les repas. A part ce vomissement, le Malade jouit d'une bonne santé et d'un assez bon appétit.

66. Causes spéciales. — Outre les Causes principales des Maux de l'Estomac, je crois devoir surtout signaler les suivantes :

L'habitude de prendre, à jeun, du vin blanc, ou de la bière, ou de l'absinthe, ou du vermouth, ou des liqueurs, etc. — est la cause principale et essentielle de la Pituite (27).

Nature de la Pituite. — Le liquide, rendu soit à jeun, soit avant, soit après les repas, offre les caractères suivants : il est visqueux et glaireux comme du blanc d'œuf; il est alcalin, se putréfie rapidement, ne coagule pas le lait, ne dissout pas la viande, et ne possède pas de *pepsine;* en un mot, ce n'est pas du *suc gastrique* (28), mais du *mucus gastrique* (27).

Or, si on veut bien relire les paragraphes relatifs à la digestion stomacale (27), on verra que cette Pituite, que ce mucus gastrique, constitue un liquide inerte, impropre à la digestion, qui ne doit exister normalement qu'en *très-minime* quantité : si ce mucus est sécrété en trop grande abondance, il gêne alors le travail digestif de l'Estomac, et celui-ci se révolte, s'insurge avec intelligence et expulse ce gêneur par le vomissement.

67. Symptômes. — *Symptômes digestifs.* — La Pituite consiste essentiellement en des vomissements de matières muqueuses.

Ces vomissements ont lieu à des heures habituellement les mêmes pour chaque Malade, mais qui ne sont pas les mêmes pour tous : les uns rendent leur Pituite tous les matins et se trouvent débarrassés pour toute la journée; les autres rendent la leur plus ou moins longtemps *avant* leur repas; d'autres plus ou moins longtemps *après* leur repas, et, chose singulière, il arrive alors très-souvent que l'Estomac ne vomit *que la Pituite* et ne vomit pas les aliments.

Quelquefois le Malade ne vomit qu'une fois par jour, à une heure quelconque de la journée, mais à une heure qui est habituellement régulière; d'autres fois, il vomit deux ou trois fois : ces vomissements se répètent surtout dans le cas où, pour une cause quelconque, le vomissement du matin ne s'est pas opéré entièrement, a été troublé par quelque circonstance fortuite.

Quand le vomissement se fait quelque temps après le repas, il semble au Malade que ses aliments flottent dans son estomac comme dans un vase à moitié plein de liquide : il éprouve une sensation de ballottement.

Le vomissement se fait presque toujours sans grands efforts et sans grande douleur. Sans autres troubles digestifs ou généraux, le Malade éprouve un malaise particulier qui l'avertit qu'il va rendre sa Pituite habituelle : il a des nausées, des hauts de cœur, et le vomissement s'accomplit.

Cette opération s'accomplit plus ou moins rapidement : quelquefois il suffit de deux ou trois régurgitations pour débarrasser l'Estomac ; quelquefois, surtout si la Pituite est très-visqueuse, le Malade en a pour quinze ou trente minutes ; alors les derniers efforts sont très-pénibles et fatiguent beaucoup le Malade.

Une fois le vomissement terminé, tout rentre dans l'ordre, et le Malade semble jouir d'une excellente santé.

IX

ATONIE

68. Signes principaux. — L'Atonie est caractérisée par la diminution plus ou moins grande de l'appétit, par la lenteur extrême de la digestion, qui est pénible, languissante, laborieuse, et s'accompagne d'un sentiment de plénitude, de pesanteur, d'embarras; il n'y a pas cependant de douleur vive. A part cette lenteur de la digestion, la santé est assez bonne.

69. Causes spéciales. — Toutes les Causes générales des Maux d'Estomac sont applicables à l'Atonie; mais celles qui la produisent le plus sûrement et le plus souvent sont: l'inoccupation, l'ennui, le désœuvrement du corps et de l'esprit; les occupations sédentaires, le travail prolongé dans un bureau; l'absence d'exercice avant et après les repas; l'habitude de rester enfermé chez soi et de ne sortir que très-peu; les grandes chaleurs; une mauvaise alimentation, un mauvais régime, une mauvaise hygiène.

En outre, toutes les maladies et toutes les causes

diverses qui auront pour effet d'affaiblir lentement l'économie, produiront de l'Atonie, surtout si elles sévisssent sur des constitutions molles, lymphatiques; si ces mêmes causes sévissent sur des constitutions sèches, nerveuses, elles produiront de la Gastralgie.

Il y aura de l'Atonie : 1° si les mouvements vermiculaires de la membrane musculaire (24) de l'estomac sont ralentis, car alors la transformation, la digestion des aliments sera lente et imparfaite, par suite de l'immobilité de la bouillie alimentaire : celle-ci, en effet, au lieu d'être remuée, malaxée, promenée en tous sens dans la cavité de l'estomac, y restera inerte, et le suc gastrique ne pourra agir sur elle que par une imbibition lente de la superficie au centre de la masse.

Si le suc gastrique est sécrété en quantité insuffisante ; si les aliments azotés sont surchargés d'une trop grande quantité de graisse qui empêche ce suc gastrique d'attaquer les aliments; si on a pris, en mangeant, une trop grande quantité de boissons qui diluent, qui liquéfient trop le suc gastrique et l'affaiblissent par conséquent; si les aliments n'ont pas été suffisamment mâchés, soit parce que les dents sont mauvaises ou absentes, soit parce qu'on a avalé trop précipitamment et qu'ils arrivent en gros fragments dans l'estomac, le suc gastrique les attaque et les décompose moins facilement que s'ils étaient réduits en une pâte molle ; — dans tous ces cas, il y aura encore Atonie, c'est-à-dire que la digestion sera lente, pénible, laborieuse.

70. Symptômes. — Peu ou pas d'appétit; les Malades mangent par raison plutôt que par besoin: ils se mettent à table parce que c'est l'heure. Ils mangent sans faim, et n'ont de goût que pour les aliments vinaigrés ou très-épicés.

Dès que le repas est fini, ils éprouvent quelque temps après un sentiment de plénitude, de pesanteur, d'embarras, de fatigue, mais pas de douleur proprement dite. Quelques uns sentent leur estomac travailler. Ce travail de la digestion s'accompagne habituellement d'un peu de flatulence, de gonflement de l'estomac; il y a quelquefois quelques renvois de gaz inodores, renvois qui soulagent le Malade.

Cet état de malaise dure autant que la digestion, c'est-à-dire deux, trois, quatre, cinq heures. Cette durée, qui varie selon les Malades, dépend du degré de la maladie, de la nature des aliments que l'on a mangés, etc.

D'ailleurs, à part cette lenteur de la digestion, l'état de la santé est habituellement assez satisfaisant.

Presque toujours constipation habituelle.

71. Dyspepsie des liquides. — Il est une forme spéciale d'Atonie caractérisée par la lenteur habituelle des digestions, et surtout par la dificulté qu'éprouve l'Estomac de digérer toute espèce de boisson ou d'aliment très-liquide.

Elle est due à la diminution de la force d'absorption des vaisseaux chylifères.

Le Malade a très-peu d'appétit et encore moins envie de boire; les digestions sont lentes, pénibles, laborieuses et durent plusieurs heures; il éprouve un sentiment de plénitude, de malaise, d'embarras dans l'estomac; il lui semble et il prétend que son estomac est noyé dans de l'eau.

Un signe que l'on observe quelquefois et qui est caractéristique est celui-ci: si l'on prend le Malade par les épaules, quelque temps après son repas, et qu'on le secoue brusquement, on entend et le Malade ressent parfaitement un *clapotement* dans l'estomac, comme si l'on secouait une carafe à moitié pleine. — Ne pas confondre avec les gargouillements qui se passent spontanément dans la portion transversale (87) du gros Intestin.

Moins le Malade boit, moins il fait usage d'aliments aqueux, et mieux il digère.

X

FLATULENCE

72 Signes principaux. — La Flatulence est caractérisée par les symptômes suivants: l'appétit est conservé, on mange avec plaisir; mais une ou deux heures après le repas, on éprouve une sensation de pesanteur, de gêne, de gonflement vers la région épigastrique ; on éprouve le besoin de se desserrer, et il survient des renvois plus ou moins fréquents et abondants de vents, de gaz inodores. Tout ceci dure une heure ou deux, puis disparaît, et tout rentre dans l'ordre.

73 Causes spéciales. — La Flatulence est une affection très-fréquente qui s'observe surtout chez les personnes dont la constitution est faible et molle, chez celles surtout qui mènent une vie sédentaire, qui passent leurs journées dans des bureaux, dans des magasins, qui prennent très-peu d'exercice.

Elle coïncide le plus souvent avec une atonie, une inertie des organes digestifs, inertie qui dépend elle-même le plus souvent soit d'une débilité générale, soit de l'inaction dans laquelle on vit. — La compression exagérée de la taille par des corsets ou des vêtements trop serrés, en gênant ou en entravant plus ou moins les mouvements vermiculaires de l'estomac et des intestins, contribue souvent à la développer ou tout au moins à l'augmenter quand d'autres causes l'ont déja produite.

Enfin un mauvais régime en favorise le développement : régime trop végétal, légumes venteux, viande blanche, etc.

D'ailleurs on se rendra facilement compte de la production de la Flatulence, si l'on veut bien se rappeler la structure et les fonctions de l'estomac. On verra, en effet, que :

Si, par une raison quelconque, les aliments restent

trop longtemps dans l'estomac, la bouillie alimentaire se trouvant soumise tout à la fois à l'action d'une température chaude et humide de 37° et à celle de deux ferments, la *diastase* salivaire et la *pepsine*, elle fermente et produit du *gaz* carbonique, pur et inodore, ou mêlé aux odeurs des aliments en fermentation.

74 Symptômes. — La Flatulence donne lieu à des troubles digestifs et à des effets secondaires ou généraux.

1° *Symptômes digestifs.* — L'appétit est presque toujours assez bon ; on mange de tout et avec plaisir, on vit comme tout le monde, et on jouit d'ailleurs d'une assez bonne santé.

Seulement, une heure ou deux heures, ou même quelquefois trois heures après avoir mangé, on éprouve une sensation de malaise, de gêne, de pesanteur, de distension, dans la région de l'estomac. Si l'on est couché, si l'on est assis, si les vêtements sont un peu serrés, la gêne est plus grande ; on a envie de bâiller, on est oppressé, on éprouve le besoin de se desserrer ; l'estomac est plus ou moins gonflé, ce qui est cause de la gêne qu'occasionnent des corsets ou des vêtements trop serrés. De temps en temps il survient des rots, des renvois de *gaz inodore*, sans aigreurs. Ces renvois, plus ou moins fréquents et abondants, sont suivis d'un soulagement momentané.

Ces divers symptômes durent aussi longtemps que la digestion stomacale, c'est-à-dire un temps très-variable selon les sujets et selon l'état de leur estomac; la digestion finie, tout malaise disparaît.

Il est très-rare que cette Flatulence *stomacale* ne s'accompagne pas aussi de Flatulence *intestinale :* gonflement du ventre plus ou moins prononcé, borborygmes dus au cheminement des gaz, quelquefois coliques sèches, expulsion de gaz, volontaire ou involontaire, plus ou moins fréquente; presque toujours Constipation.

2° *Symptômes généraux.* — L'Estomac (23), gonflé et distendu par les gaz, refoule le diaphragme, et par conséquent les poumons (3) de bas en haut; il diminue ainsi la capacité de la cage thoracique, et y comprime d'autant plus les poumons qu'il est lui-même davantage gonflé et distendu par les gaz. Les poumons ne pouvant plus librement se laisser distendre par l'air que chaque respiration fait pénétrer dans la poitrine, il en résulte de l'oppression, une gêne plus ou moins grande dans la respiration, et un besoin de respirer plus fréquent, puisqu'il n'entre plus assez d'air dans les poumons à chaque respiration. Envies de bâiller, engourdissement, besoin de repos, inaptitude au travail, envie de dormir, etc.

En même temps que les poumons, le cœur a été refoulé en haut; il est devenu, par ce fait, plus horizontal qu'il ne l'est ordinairement; il en résulte des palpitations et une certaine angoisse précordiale qui s'observent surtout dans le cas de Flatulence excessive.

Ces deux symptômes — difficulté de la respiration

et palpitations, quand ils sont très-prononcés et qu'ils ne surviennent que deux ou trois heures après avoir mangé — font croire à quelques personnes qu'elles sont asthmatiques, ou qu'elles ont une maladie du cœur. Une observation un peu attentive met bien vite sur la voie de la vérité.

XI

VOMISSEMENTS

Nous avons vu, dans les chapitres précédents, que plusieurs Maux d'Estomac, que plusieurs Dyspepsies donnent lieu au Vomissement, soit au vomissement complet, soit à un commencement de vomissement, c'est-à-dire à des nausées, ou des vomituritions, ou des régurgitations, ou des éructations.

Je vais exposer ici les signes à l'aide desquels on pourra reconnaître la cause et la nature de ces vomissements, et, par conséquent, appliquer sciemment un traitement convenable.

75. Variétés du vomissement. — Le vomissement peut être complet : c'est alors le vomissement proprement dit ; il peut être incomplet : ce sont alors des nausées, des régurgitations ou renvois, des éructations.

1° *Nausées.* — On donne le nom de nausée à une sensation préalable, de nature toute spéciale, que l'on éprouve avant de vomir. Elle s'accompagne d'un malaise général, de vertiges, de sueur froide, d'anxiété, de gêne de la respiration, d'un afflux de salive dans la bouche, etc. Ordinairement cette sensation pénible, qui n'est autre chose que l'envie de vomir, est suivie de vomissements : le Malade est alors soulagé; quelquefois, au contraire, cette sensation se prolonge ou reparaît à divers intervalles plus ou moins rapprochées, sans être suivie d'aucun résultat.

Nous avons vu que les *Nausées* s'observent dans l'Indigestion légère (43) ou incomplète et dans le cas de Saburres (60) ; elle existe aussi toutes les fois qu'il y a vomissement : elle en est le prélude obligé.

2° *Régurgitations, renvois.* — Ces renvois ou régurgitations consistent en une légère contraction de l'Estomac qui fait remonter dans la gorge et dans la bouche une petite quantité des liquides ou des aliments contenus dans cet organe.

Nous avons vu que, dans les cas d'Aigreurs (63 surtout, ainsi que dans l'Indigestion ordinaire (44), la Gastrite (48), la Gastralgie (52), l'Ulcère (54), le Cancer (57), les Saburres (60), il y a des renvois, des régurgitations,

Presque toujours ces renvois sont aigres, amers, âcres, et déterminent dans la gorge une sensation plus ou mois désagréable et pénible.

Ils ne sont pas toujours suivis de vomissements, surtout dans le cas d'Aigreurs.

3° *Eructations.* — *L'éructation ou rot* est l'expulsion, plus ou moins bruyante, volontaire ou involontaire, de gaz contenus dans l'Estomac. Ces gaz peuvent être : 1° *inodores*, ainsi que cela a lieu dans le cas de Flatulence (74) ; — 2° *nidoreux*, c'est-à-dire exhalant soit une odeur d'œufs pourris, soit une odeur qui rappelle d'une façon désagréable celle des aliments que l'on a mangés, ce qui se voit surtout dans les cas d'Indigestion (44), de Saburres et d'Aigreurs (63) ;—3° *aigres*, c'est-à-dire entraînant avec eux des parcelles de liquides et d'aliments aigres ou amers, ainsi que cela se voit dans le cas d'Aigreurs (63).

4° *Vomissements.*— C'est un acte convulsif involontaire, dû à la contraction de l'estomac, puissamment aidé par les contractions convulsives du diaphragme et des muscles qui constituent les parois abdominales ; il en résulte l'expulsion par la bouche des matières diverses contenues dans l'estomac.

Ce vomissement s'observe surtout dans l'Indigestion (44), la Gastrite (48), l'Ulcère (54), le Cancer (57) et la Pituite (67) ; il est moins fréquent dans la Gastralgie, les Saburres, les Aigreurs ; il est très-rare dans l'Atonie et la Flatulence.

76 Matières vomies. — L'aspect des matières vomies donne d'utiles indications pour aider à reconnaître la nature de la maladie qui a déterminé le vomissement.

1° *Aliments, boissons.* — Les matières alimentaires vomies consistent en une bouillie molle, grisâtre ou rosée, exhalant une odeur acide et nauséeuse, et dans laquelle on a peine à reconnaître les aliments que l'on a mangés ; le degré d'altération des aliments est en rapport avec le temps qui s'est écoulé depuis la fin du repas.

Ces vomissements *alimentaires* s'observent dans toutes les espèces de Maux d'Estomac, si ce n'est dans l'Atonie et la Flatulence.

2° *Matières muqueuses.* — Ces matières sont plus ou moins visqueuses et filantes, et ressemblent à du blanc d'œuf cru ou aux mucosités que secrète le nez atteint d'un rhume de cerveau; elles sont ordinairement vomies sans grands efforts, mais l'acte du vomissement s'accompagne de crachottements qui sont très-désagréables ; il faut aussi constater que ce vomissement a lieu périodiquement, à des heures assez régulières.

Ces vomissements *muqueux* s'observent presque exclusivement dans la Pituite (67).

3° *Liquides aigres, acides.* — Ces liquides, formés par du suc gastrique ainsi que par des aliments et des boissons qui ont tourné à l'aigre dans l'estomac, remontent dans la gorge ou dans la bouche, et y déterminent une sensation de chaleur, d'ardeur et même de cuisson quelquefois très-pénible.

Ces vomissements *aigres* constituent les Aigreurs (63).

4° *Matières bilieuses.* — Les matières alimentaires sont souvent teintes en vert ou en jaune verdâtre par une certaine quantité de bile; ces matières laissent dans la bouche du Malade un goût amer et âcre très-désagréable.

Quand elles sont abondantes et qu'on les voit dans les matières qui constituent le commencement du vomissement, elles indiquent qu'il y a des Saburres (60) dans l'estomac.—Si elles apparaissent vers la fin du vomissement, alors que l'estomac s'est complétement débarrassé de toutes les matières qu'il contenait et qu'il continue à vomir à vide, à se contracter spasmodiquement et à n'amener que quelques matières bilieuses, — alors, dis-je, cette bile n'est amenée que mécaniquement et ne signifie rien : il ne faut pas s'en préoccuper.

5° *Matières noirâtres.* — Ces matières ne sont autre chose que du *sang* fourni par la membrane muqueuse de l'estomac ou par l'ulcération d'une Artère ou d'une Veine. Ces matières, quoique formées par du sang, sont noirâtres et ressemblent à du marc de café, à de la suie, parce que le sang s'est altéré dans l'estomac au contact du suc gastrique.

Ces vomissements noirâtres ne s'observent que dans l'Ulcère simple (54) et le Cancer (57) de l'Estomac.

6° *Sang.* — Quand un Malade vomit du *sang* pur, rouge écarlate, vermeil, mousseux, ce sang ne vient pas de l'estomac, il vient des poumons; c'est le signe de la rupture d'une Artère ou d'une Veine soit des poumons, soit du cœur.

XII

DOULEURS D'ESTOMAC

La douleur est un symptôme que j'ai signalé dans presque toutes les espèces de Maux d'Estomac dont j'ai fait la description. Je crois qu'il ne sera pas sans intérêt de résumer ce que j'en ai dit, et surtout de montrer qu'elle peut aider à reconnaître quelle est la nature de la maladie, dont elle n'est elle-même qu'un écho.

77. **Causes.** — Les diverses sensations douloureuses dont l'estomac peut être le siége peuvent être dues :

1° A des maladies de l'estomac avec altération de sa membrane muqueuse : Gastrite, Ulcère simple, Cancer ;

2° A des maladies ou à des troubles fonctionnels des organes qui concourent à l'acte complexe et multiple de la Nutrition (3). Ce retentissement douloureux des souffrances de ces divers organes sur l'estomac est dû à la *sympathie* (16) qui les unit tous entre eux. C'est pourquoi il est si fréquent de voir survenir des douleurs d'estomac en même temps que les maladies du foie, des reins, des intestins, de la matrice, etc. ;

3° A un état spécial du système nerveux en général et des nerfs de l'estomac en particulier, état auquel on donne le nom d'état nerveux quand il est généralisé, et de Gastralgie quand il est localisé dans l'estomac.

78. Douleurs diverses. — Elles revêtent différents caractères selon la nature de la cause à laquelle elles sont dues.

1° *Pesanteur.* — La sensation de pesanteur, d'oppression, de poids, etc., ressentie au creux de l'estomac après avoir mangé, s'observe assez souvent. Elle dépend, en général, de la faiblesse et de l'inertie de l'estomac; elle est d'autant plus grande que le repas a été plus copieux et qu'il consistait en des aliments peu digestibles. Elle apparaît généralement quelques minutes après la fin du repas et dure presque aussi longtemps que le travail digestif. A mesure qu'une partie des aliments se digère et passe de l'estomac dans les intestins, ce sentiment de pesanteur disparaît.

On l'observe surtout dans l'Atonie (70), la Gastralgie (52) et l'Indigestion incomplète (43).

2° *Gonflement.* — Le gonflement de l'estomac dépend de la production de gaz dans l'intérieur de cet organe, gaz occasionnés par une digestion défectueuse. Il constitue un état maladif auquel on donne le nom de Flatulence et que j'ai décrit séparément à cause de son importance (74). Il apparaît de une à deux heures après avoir mangé.

3° *Chaleur* et *Cuisson.* — Cette sensation plus ou

moins douloureuse est due au contact de la nourriture avec la muqueuse, plus ou moins irritée ou enflammée.

La muqueuse de l'estomac est dans un état analogue à celui que nous offre la peau quand elle a eu un coup de soleil, ou qu'elle a été en contact avec un sinapisme pendant un peu trop longtemps : alors le contact des aliments détermine une sensation de chaleur, et même de brûlure, d'autant plus vive que l'irritation est plus prononcée, ou que les aliments et les boissons sont doués de propriétés plus excitantes. Cette sensation douloureuse apparaît au moment même où les aliments arrivent dans l'estomac.

Cette douleur existe aussi, quoique bien moins vive, en dehors des heures des repas. La pression exercée sur la région épigastrique l'augmente toujours plus ou moins.

Elle s'observe dans la Gastrite (48) et l'Ulcère simple (54).

4° *Crampes.* — Ces crampes consistent en des douleurs de natures très-variées et de formes très-diverses, mais qui sont toujours dues à une excitabilité maladive des nerfs de l'estomac.

Ces douleurs ont des caractères très-variés ; les Malades les comparent à des pincements, à des morsures, à des élancements ; il semble à quelques-uns qu'un reptile remue dans leur estomac ; à d'autres, qu'il y a une pierre ou un corps étranger dans cet organe ; à d'autres, qu'une barre de fer pèse sur leur estomac, ou qu'un cercle de fer les étreint ;

à d'autres, que leur estomac est serré comme dans un étau, etc.

Ces sensations douloureuses si variées offrent une vivacité et une violence extrêmement variables : elles sont quelquefois assez supportables, mais il arrive trop souvent qu'elles apparaissent sous la forme de *crises* (52) extrêmement violentes, qui arrachent des cris et des pleurs, même aux plus courageux.

Ces crampes existent en général alors que l'estomac est à jeun, ou qu'il ne contient pas d'aliments ; le fait de manger les calme momentanément, du moins habituellement; elles reparaissent vers la fin de la digestion.

Elles s'irradient presque toujours du côté de l'ombilic, vers le milieu de la poitrine et surtout dans le dos, entre les deux épaules; quelquefois l'épigastre ne peut endurer le moindre vêtement : c'est lorsque la douleur de l'estomac s'irradie à la peau de l'épigastre; mais le plus souvent une pression lente et progressive, exercée par la paume de la main ou par une serviette chiffonnée, la diminue notablement.

Ces crampes ne s'observent que dans la Gastralgie (52).

5° *Pyrosis.* —Quelquefois les liquides aigres sont très-abondants, très-concentrés, et s'accompagnent d'irritation de la muqueuse gastrique : il en résulte alors une sensation très-douloureuse que le Malade ressent au niveau de l'épigastre, sensation qu'il compare à la brûlure d'un fer rouge (d'où le nom de *pyrosis*); en même temps il se produit des renvois acides, aigres, amers, qui déterminent également dans la gorge une sensation de chaleur âcre, de brûlure extrêmement pénible.

La Pyrosis s'observe habituellement chez les personnes très-nerveuses sujettes aux Aigreurs (64).

XIII

COLIQUES

79 Caractères généraux. — On désigne sous le nom de *Coliques*, des douleurs qui ont leur siége dans l'intestin, ainsi que dans les autres viscères de l'abdomen. Ces douleurs sont générales ou locales; mais, même dans ce dernier cas, elles présentent souvent des irradiations particulières qui aident à en déterminer le point de départ. Elles sont sourdes, aiguës ou lancinantes; elles reviennent par accès et s'accompagnent soit d'une espèce de pincement, soit d'un tortillement faible d'abord, mais graduellement croissant.

80. Causes. — Les Coliques peuvent se manifester sous les influences suivantes :

1° L'affection rhumatismale; — 2° la névralgie gastro-intestinale; — 3° l'indigestion intestinale; —

4° l'inflammation du gros intestin; — 5° la dyssenterie; — 6° la présence de graviers ou de calculs dans les voies urinaires; — 7° la présence de graviers ou de calculs dans les canaux biliaires; — 8° la présence de certains vers dans l'intestin grêle.

81. **Symptômes.** — Ces huit causes principales constituent huit variétés de Coliques dont je vais indiquer les caractères différentiels.

1° *Colique rhumatismale.* — L'affection rhumatismale peut se localiser dans les parois abdominales, ou dans l'intestin lui-même. Ces douleurs sont générales, presque continues; elles s'exaspèrent par la pression, par le moindre mouvement. Au reste, la détermination des causes ordinaires du rhumatisme sert à faire reconnaître la nature de cette variété de Coliques.

2° *Coliques nerveuses.* — Ces Coliques sont caractérisées par des tiraillements, des crampes dans la région abdominale, principalement pendant l'acte de la digestion; très-souvent, ces douleurs prennent le caractère d'une constriction violente, d'une sorte de déchirement ou de brûlure; la partie correspondante du dos est également douloureuse, ainsi que la région antérieure de la poitrine. Ces douleurs se manifestent par accès plus ou moins longs, comme dans la *Gastralgie* (55).

6° *Coliques dans l'Indigestion intestinale.* — Au début de l'Indigestion intestinale, il existe un sentiment de gêne, de pesanteur, de chaleur dans l'abdomen. La douleur proprement dite ne se manifeste que lorsque les matières non digérées sont arrivées dans le gros intestin ; les Coliques sont alors accompagnées de Diarrhée.

4° *Coliques dans l'inflammation du Gros Intestin.* — Les Coliques sont un symptôme constant de l'inflammation du gros intestin ; elles suivent, en général, le trajet du colon ; elles s'accompagnent d'un sentiment de tortillement, de déplacement de gaz et de liquides dans l'abdomen et d'un pressant besoin d'évacuer. Ces Coliques cessent après une évacuation, pour revenir au bout d'un temps plus ou moins long ; elles reviennent presque immédiatement après l'ingestion des aliments ; le plus souvent la pression les exaspère.

5° *Coliques dans la Dyssenterie.* — Dans la Dyssenterie, qui est une forme particulière d'inflammation du gros intestin, des douleurs plus sourdes se font sentir sur le trajet du gros Intestin et viennent aboutir au rectum, où les Malades éprouvent un sentiment de pesanteur très-incommode. Un besoin extrêmement fréquent de défécation amène des épreintes très-douloureuses, du ténesme, et les Malades rendent de temps en temps une matière glaireuse, sanguinolente, toujours peu abondante.

6° *Coliques néphrétiques.* — Elles sont dues à la présence de graviers, de concrétions pierreuses dans es voies urinaires ; on les observe surtout chez les goutteux. L'accès débute brusquement, par une douleur déchirante, dans un côté de la région lombaire : cette douleur se propage dans l'abdomen, et, en particulier, le long du trajet de l'uretère, et quelquefois jusqu'à l'extrémité du canal de l'urètre. En général, les douleurs sont apaisées par la pression sur la région rénale ou sur l'abdomen. Pendant le cours de l'accès, l'urine est claire et peu abondante; quand l'accès est passé, elle est plus abondante, elle est rouge, elle dépose un sédiment épais d'acide urique ainsi que les graviers qui ont été la cause de la Colique.

7° *Coliques hépatiques.* — La présence de calculs ou de graviers dans les canaux excréteurs du foie, provoque des accidents analogues aux précédents. Cependant l'accès de Colique hépatique se distingue par les caractères suivants: douleur très-vive dans l'hypocondre droit, se prolongeant dans le sein, le cou et l'épaule du même côté. Cette douleur, d'abord de courte durée et ne venant qu'à de longs intervalles, devient de plus en plus continue et peut se prolonger plusieurs jours, en laissant de bien courts moments de repos; elle est atroce et elle s'irradie surtout vers l'ombilic; la moindre pression, le simple poids des couvertures, suffisent souvent pour l'exaspérer. Le Malade est dans une agitation excessive; il survient des vomissements; un ictère léger se déclare quelquefois. L'attaque de Colique hépatique se termine généralement par la cessation brusque des accidents et par l'expulsion dans les selles de calculs ou de gravelles biliaires.

8° *Coliques vermineuses.* — Elles sont le résultat de la présence de certains vers (tænias) dans l'Intestin grêle. Les douleurs siégent ordinairement au niveau de l'ombilic; elles sont intermittentes, souvent suivies de diarrhée avec expulsion de fragments de ver; la douleur est bien des fois accompagnée d'une sensation d'ondulation, d'un corps qui remonte vers l'estomac.

XIV

DIARRHÉE

82. Caractères généraux. — Le terme générique de *iarrhée* s'applique à toute évacuation fréquente de matières liquides, ou moins consistantes que d'habitude, contenues dans l'intestin, quelles qu'en soient la cause et la nature. La diarrhée est donc, comme le vomissement, une maladie, ou simplement un symptôme de maladie.

Excrétions alvines. — La présence de matières plus ou moins liquides, accumulées dans l'intestin, détermine, dans le rectum et à l'anus, une sensation particulière qui sollicite l'expulsion de ces résidus excrémentitiels qu'on désigne, dans cet acte, sous le nom d'*excrétions alvines.* La défécation s'exécute ensuite sous l'influence de la contraction péristaltique du gros intestin, combinée à la contraction des muscles du diaphragme et abdominaux. Lorsque les matières sont liquides et irritantes, elles sollicitent à chaque instant un besoin d'évacuer qui se traduit par des selles fréquentes.

83. Causes. — Je diviserai la Diarrhée en trois ordres, selon la nature des causes générales qui l'auront produite.

La Diarrhée n'est le plus souvent que le symptôme d'une maladie du tube digestif; on la désigne alors sous le nom de *Diarrhée symptomatique.*

Bien des fois, elle est produite par la maladie d'un autre viscère; c'est dans ce cas la *Diarrhée sympathique.*

Souvent, aussi, elle est le résultat de la secrétion exagérée des follicules ou glandes qui viennent s'ouvrir sur la face interne de l'intestin; c'est ce que l'on observe dans les diarrhées désignées sous les noms de Diarrhées *critiques, idiopathiques* et *catarrhales.*

1° *Diarrhée symptomatique.* — A cet ordre appartiennent les évacuations alvines qui accompagnent la fièvre typhoïde et la plupart des maladies de l'estomac et de l'intestin; celles qui suivent les indigestions; celles qui sont produites par les purgatifs, par les matières trop longtemps retenues dans le gros intestin, par les corps étrangers et par les vers intestinaux.

2° *Diarrhée sympathique.* — Sous cette dénomination, il faut comprendre les Diarrhées qui accompagnent les fièvres graves et les fièvres éruptives, telles que la variole et la scarlatine; celles que l'on observe dans la Cholérine, le Choléra-Morbus et dans la dernière période des maladies qui ont produit une altération profonde de l'organisme.

3° *Diarrhée critique*. — On observe aussi certaines Diarrhées sympathiques qui jouent le rôle de *crise*, en jugeant, pour ainsi dire, la maladie. En effet, ces diarrhées qui surviennent brusquement dans le cours d'un rhumatisme, d'une pneumonie, d'un érysipèle, etc., s'accompagnent ordinairement d'une amélioration sensible dans l'état du Malade. C'est un signe généralement favorable, que l'apparition de la Diarrhée pendant la Dyssenterie.

4° *Diarrhée idiopathique*. — C'est la Diarrhée essentielle ou proprement dite, dans laquelle la maladie est constituée par la seule exagération de secrétion de l'intestin. Exemple : la Diarrhée dite *nerveuse*, qui suit une vive émotion morale.

5° *Diarrhée catarrhale*. — Les flux intestinaux qui sont de nature catarrhale ont une analogie complète avec les secrétions qui s'établissent sur les membranes muqueuses du nez, du larynx et des bronches (dans le Coryza, la Laryngite et la Bronchite). Comme ces derniers états morbides, la Diarrhée catarrhale est produite surtout par les variations de la température.

84. Symptômes intestinaux. — Chez l'adulte, la Diarrhée est ordinairement annoncée par un malaise général, par la perte de l'appétit, des borborygmes, des flatuosités. Une colique sourde, accompagnée de gargouillement, se fait sentir au niveau de l'ombilic, et est suivie d'une évacuation de matières de consistance à peu près naturelle, et enfin liquides. Le

Malade est soulagé un moment; puis le malaise se reproduit, et les selles se succèdent avec une grande fréquence. Les premières selles sont facilement rendues, mais les suivantes s'accompagnent souvent de pesanteur et de resserrement douloureux, ainsi que d'une sensation de chaleur et même de brûlure à l'anus et au rectum. Ces évacuations laissent le Malade dans une faiblesse plus ou moins grande, selon la durée du flux intestinal.

2° *Matières rendues.* — La matière qui compose les évacuations diarrhéiques est d'abord presque entièrement stercorale, mais elle n'est bientôt formée que de mucosités blanchâtres ou d'un liquide séreux plus ou moins coloré et abondant. On y trouve quelquefois des aliments peu digérés, des matières bilieuses, du pus, des vers, des fausses membranes, des fragments de muqueuse provenant des différents points de l'intestin.

85. **Symptômes généraux.** — Les symptômes généraux varient beaucoup suivant les diverses variétés de Diarrhée.

Dans les Diarrhées provenant de troubles nerveux, ou bien dans celles qui surviennent à la suite d'exanthèmes, de la pleurésie, de l'ascite, de la variole, les Malades éprouvent peu ou point de douleurs; la langue et le pouls sont dans leur état normal.

Dans les Diarrhées asthéniques, le pouls est plus faible, la langue plus pâle, le besoin d'évacuer est brusque et peu sensible.

Dans celles qui résultent d'un embarras gastrique, les douleurs abdominales sont très-vives, le pouls est lent et dur, la langue est couverte d'un enduit blanc ou jaunâtre, et les Malades ont fréquemment des éructations.

Indépendamment de ces phénomènes, toutes les Diarrhées s'accompagnent d'un abattement général, de faiblesses dans les membres inférieurs et d'un amaigrissement considérable; les yeux sont excavés, la peau est rugueuse, la face se décompose, les ailes du nez se rapprochent, le sillon labio-nasal se déprime, et les Malades éprouvent des frissons et des spasmes.

CONSTIPATION

86. Caractères généraux. — La Constipation est caractérisée par la rareté des excréments, l'augmentation de leur consistance, la difficulté plus ou moins grande de leur expulsion et l'irrégularité de l'acte évacuateur.

La Constipation est, jusqu'à un certain point, une affaire relative : telle personne peut être constipée, bien qu'elle aille à la garde-robe une fois tous les jours ; et telle autre relâchée, bien qu'elle n'ait qu'une seule évacuation tous les deux jours. Ces deux personnes seront : la première constipée, si elle allait deux fois par jour à la garde-robe, ou même si les selles sont dures alors qu'elles étaient habituellement molles; la seconde relâchée, si elle avait l'habitude de n'aller à la garde-robe que tous les trois, ou quatre, ou six jours.

La Constipation peut, en effet, coïncider avec un état de santé presque satisfaisant : il est des personnes qui ne vont à la garde-robe que tous les deux, quatre, six et même quelquefois sept ou huit jours (j'en ai vu plusieurs) et qui ne s'en portent pas plus mal ; mais la conservation de la santé, dans un tel état de choses, n'est qu'une très-rare exception, et il finit toujours par survenir des troubles fonctionnels divers qui en sont la conséquence.

Je vais commencer, avant de décrire les causes et les symptômes de la Constipation, par indiquer la disposition anatomique et la structure des Intestins, ainsi que le mécanisme de la Défécation. On comprendra mieux les préceptes que je donnerai pour le Régime, l'Hygiène et le Traitement.

I

FONCTIONS DES INTESTINS

Comme pour l'Estomac, si nous voulons bien comprendre les fonctions digestives des Intestins, il nous faut examiner successivement les diverses parties du tube intestinal, les sucs digestifs qui y sont versés et ce qui s'y passe pendant la digestion intestinale.

87. Intestins. — Après le pylore, qui ferme l'estomac, commencent les intestins, les boyaux, lesquels constituent un long tube membraneux de 7 mètres 50 centimètres de longueur, et qui se divise en trois portions très-inégales :

1° Le *Duodénum,* ayant douze travers de doigt de longueur, fait immédiatement suite au *pylore* (23). C'est dans son intérieur que viennent se déverser la *bile* et le *suc pancréatique* et que s'opère la seconde phase de la Digestion, la digestion des aliments féculents et sucrés et celle des matières grasses ; c'est pourquoi on donne au duodénum le nom de *second estomac.*

2° L'*Intestin grêle* constitue un long canal de 6 mètres de longueur, contourné un grand nombre de fois sur lui-même et enroulant ses nombreux replis en un gros peloton, en un gros paquet, qui remplit la plus grande partie du ventre. C'est dans son intérieur que circule lentement le chyle, résultant de la digestion stomacale et de la digestion duodénale.

A son extrémité terminale, il se soude au Gros Intestin. Cette jonction des deux Intestins a lieu dans la région de la hanche droite. L'orifice de communication est fermé par la valvule de Bauhin, une espèce de soupape, qui laisse facilement passer les matières de l'Intestin grêle dans le Gros Intestin, mais qui ne leur permet pas de rétrogader ; les lavements et les douches ascendantes ne peuvent non plus franchir cette soupape.

3° Le Gros Intestin, deux fois plus volumineux

que l'Intestin grêle, mesure 1 mètre 25 centimètres de longueur. Il commence dans la région de la hanche droite ; — il monte verticalement le long du flanc droit jusqu'au-dessous du foie ; — il passe transversalement de droite à gauche, en longeant le bord inférieur de la cage des côtes, immédiatement au-dessous de l'estomac qui repose sur lui ; — il redescend verticalement le long du flanc gauche jusque dans la région de la hanche gauche ; — puis il s'enfonce dans le bas-ventre et descend verticalement (il prend alors le nom de *Rectum*) en longeant la colonne vertébrale, en arrière du fond de la vessie chez l'Homme, en arrière de l'utérus chez la Femme.

C'est dans les dernières portions du Gros Intestin, et surtout du Rectum, que s'accumule, comme dans un réservoir temporaire, le résidu de la digestion.

4° Enfin le Rectum se termine à l'Anus : l'anus est l'orifice terminal du tube digestif, orifice muni d'un anneau musculaire, d'un pylore, dont les matières fécales ne peuvent en général franchir la porte que d'après nos ordres.

88. Structure des Intestins. — Comme l'estomac, le tube intestinal est constitué par trois membranes superposées et accolées (24) :

1° Une membrane extérieure, *séreuse*, destinée à faciliter les glissements des divers plis et replis du tube intestinal les uns sur les autres ;

2° Une membrane moyenne, *musculaire*, dont les contractions vermiculaires, analogues à celles d'une sangsue ou d'un ver de terre, font cheminer doucement la bouillie chyleuse dans toute la longueur des Intestins;

3° Une membrane intérieure, *muqueuse*. Cette membrane offre ceci de spécial : comme une doublure de manche qui serait plus longue que la manche elle-même, elle présente une infinité de très-petits replis qui flottent dans l'Intestin ; ces replis ont pour but de retarder la marche de la bouillie chyleuse et surtout d'augmenter et de multiplier les surfaces d'absorption. — Cette muqueuse, d'un gris rosé, molle et épaisse, offre l'aspect d'un velours ou d'une barbe qui n'aurait pas été rasée depuis une dizaine de jours.

89. Vaisseaux et Nerfs. — Chacun de ces espèces de poils de la muqueuse (ils se comptent par milliers) représente le chevelu de la racine des plantes : ce sont comme autant de bouches toujours béantes par lesquelles les vaisseaux *Chylifères* sucent et aspirent le *chyle* que renferme la bouillie chyleuse, absolument comme les racines puisent dans la terre les sucs nourriciers nécessaires à la plante (4, 5, 99).

Comme l'estomac, les intestins sont enveloppés dans toute leur longueur d'un très-grand nombre de Veines, de Chylifères et de Nerfs (25, 26), qui se ramifient dans l'épaisseur de leur membrane muqueuse et y forment un réseau, un lacis à mailles très-fines.

1° Les *Veines* apportent aux innombrables glandules répandues dans l'épaisseur de la membrane muqueuse, toutes les saletés, toutes les impuretés, tous les matériaux vieillis et usés, toutes les humeurs enfin qui souillent le sang, qui le rendent impur (10 et 11) : or, ces innombrables glandules s'emparent de toutes ces saletés et fabriquent avec elles du *suc intestinal*, que la Nature emploiera à la Digestion (92).

Plus la sécrétion, plus le filtrage de ces glandules intestinales sera régulier, plus le sang sera purifié, plus la Digestion intestinale se fera régulièrement.

2° Les *Chylifères* aspirent et sucent, par leurs extrémités capillaires, par ces innombrables poils (88) qui hérissent la surface de la membrane muqueuse de l'intestin, le *chyle* que renferme la bouillie chyleuse. Ce chyle, ainsi absorbé, est déversé dans la *Veine cave*, où il se mêle au sang qui arrive au cœur (8), et dont il vient ainsi réparer les pertes.

3° Les *Nerfs*, émanant du plexus gastrique (26) situé en arrière de l'estomac, se ramifient dans toute l'étendue des Intestins, et établissent ainsi entre le tube intestinal et l'estomac, ainsi que les autres organes, cette *sympathie*, cette solidarité d'action et cette réciprocité de souffrances dont je parlais (36) à propos de l'estomac, et qui expliquent suffisamment certains troubles fonctionnels.

Le *Chyme* est soumis dans les intestins, à sa sortie de l'estomac, à l'action de trois sucs digestifs qui le transforment en *Chyle*. Ces sucs digestifs, ce sont la *bile*, le *suc pancréatique* et le *suc intestinal*.

90. Bile. — La bile, ou le fiel, est sécrétée par le foie.

Le *foie* est une très-grosse glande, du poids de 2 kilos environ, de couleur brunâtre, qui est située dans l'hypocondre droit, c'est-à-dire dans la portion supérieure et droite du ventre.

La structure du foie est analogue à celle des poumons (12). Qu'on se figure une très-grosse grappe de raisin, à grains très-petits, dont la tige, les branches, les ramifications seraient creuses; les grains sont enveloppés par le réseau capillaire des Veines, qui ramènent au cœur le sang veineux chargé de saletés, d'impuretés, d'humeurs de toute espèce. — Or, ces grains du foie s'emparent de toutes ces saletés et fabriquent avec elles de la bile. La bile, ainsi sécrétée, s'écoule dans les ramifications de la tige du raisin et la tige elle-même, c'est-à-dire dans les *canaux biliaires,* puis dans le Duodénum, où ces canaux viennent déboucher.

Comme pour les glandules intestinales (89), chargées aussi de l'épuration du sang, plus le filtrage ou la sécrétion du foie sera régulière et complète (11), plus le sang sera purifié, mieux la digestion se fera.

La bile est un liquide alcalin, d'un vert jaunâtre, amer et nauséabond, visqueux et filant; elle a pour propriété de digérer, d'*émulsionner* les matières grasses (129), c'est-à-dire de les réduire en particules excessivement petites, en une poussière microscopique, état qui leur permet de pouvoir être absorbées.

Quand la bile est trop épaisse, trop visqueuse,

chargée de plus de sels minéraux qu'elle ne peut en tenir dissous, ces sels minéraux en excès se déposent et forment soit des *graviers*, soit des *calculs biliaires*, — absolument comme cela a lieu pour l'urine dans les reins. — Ces graviers, ces calculs, en cheminant dans les canaux biliaires, déterminent d'atroces douleurs qui ne cessent que lorsque le calcul est enfin arrivé avec la bile dans les intestins.

91. Suc pancréatique. — Il est sécrété par une glande bien moins grosse que le foie, par le *pancréas*. Cette glande est couchée transversalement en arrière de l'estomac, immédiatement contre la colonne vertébrale.

Le *suc pancréatique* est alcalin, clair et incolore, absolument semblable à la salive. Il possède la double propriété : 1° de digérer, d'émulsionner les matières *grasses* (129), comme la bile; 2° de digérer, de transformer les aliments *féculents* (130) en glycose, comme la salive, dont il complète ainsi l'action.

92. Suc intestinal. — Il est sécrété par une innombrable quantité de glandes infiniment petites, qui sont logées dans l'épaisseur de la membrane muqueuse de l'Intestin grêle. Ces innombrables glandes puisent dans le *sang veineux* (11) qui circule dans le réseau capillaire de la muqueuse, les matériaux vieillis et usés, les détritus, les humeurs, toutes les saletés enfin qui en altèrent la pureté, et c'est avec tout cela que ces millions de petites ouvrières fabriquent et sécrètent le suc intestinal; ce sont elles qui contribuent le plus à la purification du sang.

Le *suc intestinal* est alcalin, limpide et incolore; il possède, mais réduite à une faible puissance, la triple propriété : 1° de digérer les aliments *réparateurs* (126), comme le suc gastrique; 2° de digérer, de transformer en glycose les aliments *féculents* (130), comme la salive et le suc pancréatique; 3° de digérer, d'émulsionner les matières *grasses* (129), comme la bile et le suc pancréatique.

C'est donc un liquide digestif *complémentaire*, dont la Nature, dans son infinie prévoyance, se sert pour extraire des aliments toutes les parcelles nutritives qui auraient échappé à l'action des sucs digestifs *spéciaux*; c'est par lui qu'elle met la dernière main à l'acte important de la Digestion.

93. Mucus intestinal. — Il est sécrété par un grand nombre de glandes, infiniment petites, disséminées dans l'épaisseur de la membrane muqueuse.

Ce mucus est un liquide alcalin, transparent et presque incolore, visqueux et mucilagineux. Il est destiné : 1° à protéger la muqueuse contre l'âcreté et l'action trop irritante des aliments et des produits de la digestion; 2° à faciliter la progression de la bouillie chyleuse, en lubrifiant le canal qu'elle doit parcourir.

94. Gaz intestinaux. — L'Intestin grêle et le Gros Intestin sont continuellement légèrement distendus par des gaz. Ces gaz, qui proviennent des divers phénomènes chimiques de la digestion, sont principalement du gaz carbonique, de l'hydrogène, de l'azote, de l'hydrogène sulfuré, etc.

Ils ont pour but de faciliter la progression de la bouillie chyleuse en maintenant toujours béant le canal qu'elle doit parcourir; trop abondants, ils déterminent des gargouillements, le ballonnement du ventre, et quelquefois même s'échappent involontairement.

Digestion intestinale. — Maintenant que nous connaissons la configuration et la structure du tube intestinal, ainsi que les divers sucs digestifs qu'il sécrète, examinons successivement les différents actes de la Digestion intestinale.

95. Actes physiques.— Le pylore de l'estomac laisse successivement passer la bouillie alimentaire à mesure qu'elle a été transformée en *chyme* (34, 35) par la Digestion stomacale. Ce chyme, qui entre ainsi successivement dans la première portion de l'Intestin grêle, dans le Duodénum, est une bouillie, une purée d'un gris rougeâtre, acide, renfermant :

1° Des matières *réparatrices* (126) ou azotées, telles que viande, poisson, jus, fromage, œufs, gluten du pain, légumine des légumes, déjà digérées par le suc gastrique et transformées en *albumine ;*

2° Des matières *grasses* (129) : graisse, beurre, huiles, telles qu'elles ont été avalées;

3° Des matières *féculentes* (130), telles que pain et légumes farineux, réduites en purée, et dont une petite partie est déjà digérée par la salive et réduite en *glycose;*

4° Des légumes herbacés, des racines alimentaires, des parties non digestibles des divers aliments, tels que les pellicules et la portion corticale des légumes farineux et des autres légumes, les pelures et les pepins des fruits, la peau et les membranes diverses de la viande, etc.; toutes ces choses sans nom sont seulement ramollies et transformées en bouillie;

5° Enfin, une très-petite quantité de *boissons*, ce qui n'a pas été absorbé dans l'estomac.

Ce chyme, ainsi constitué, rencontre dans le Duodénum la bile, le suc pancréatique et le suc intestinal. Ces trois sucs digestifs, sécrétés en très-grande abondance, ainsi que nous l'avons vu déjà pour le suc gastrique, pendant tout le temps que dure la digestion intestinale, imbibent et pénètrent le chyme à mesure qu'il sort de l'estomac.

96. Actes chimiques. — La *bile* attaque les matières *grasses* et les émulsionne, les digère. Les graisses ainsi transformées en une espèce de liquide laiteux, sont aptes à être absorbées.

Le *suc pancréatique* attaque : 1° les matières *féculentes* qui ont échappé à l'action de la salive et les transforme en glycose; ce glycose ne tarde pas à se transformer (21) en acide lactique, puis en acide butyrique, puis enfin en *graisse*; 2° les matières *grasses*, qu'il émulsionne et qu'il digère, comme la bile.

Le *suc intestinal* complète l'action de la salive, du suc gastrique, du suc pancréatique et de la bile; il digère les divers aliments qui ont échappé à l'action spéciale de chacun de ces sucs digestifs.

97. Actes physiologiques. — De même que dans l'estomac, la bouillie est remuée, pétrie, malaxée, brassée, retournée doucement en tous sens par les contractions vermiculaires de la membrane musculaire des Intestins; en outre, ces mouvements vermiculaires entraînent la bouillie et la font cheminer doucement dans toute la longueur du canal intestinal. Si on ouvre le ventre d'un chien ou d'un animal quelconque, deux heures après un repas, l'ensemble des Intestins apparaît alors agité de mouvements ondulatoires; il offre l'aspect d'un gros tas de vers de terre, ou plutôt de sangsues : il en est de même chez l'homme.

La digestion intestinale est beaucoup plus lente, et met beaucoup plus de temps à s'opérer que la digestion stomacale : ce n'est que vingt-quatre heures, trente-six et même quelquefois quarante-huit heures après un repas, que les aliments ont abandonné tous les principes nutritifs qu'ils renfermaient et que le résidu en est rejeté par les selles.

98. Chyle. — A mesure que la digestion intestinale s'accomplit, à mesure que le *chyme*, sorti de l'estomac, se digère et se métamorphose, il se forme dans cette bouillie, dans ce chyme, un liquide nouveau : le chyle.

Le *chyle* est un liquide alcalin, semblable à du lait, de couleur blanchâtre teintée de rose, opaque, d'une saveur salée, d'une odeur fade et nauséeuse. Si on l'examine au microscope, on y voit nager une innombrable quantité de petits globules, semblables à ceux du sang, mais privés de couleur rouge.

Au point de vue chimique, il a presque la même composition que le sang, dont il renferme d'ailleurs tous les éléments, quoiqu'il n'en ait pas encore la couleur.

Au point de vue physiologique, le chyle, qui est le résultat définitif et le produit ultime de la digestion de *tous* les aliments, est du *chyme* digéré. Le chyle représente donc la partie nutritive de *tous* nos aliments, quels qu'ils soient : il en est l'extrait ou la quintessence.

Le chyle contient tous les principes du sang, dont il vient, après chaque repas, réparer les pertes incessantes. Il contient par conséquent *tous* les matériaux nécessaires à la Nutrition, et à l'entretien de la chaleur intérieure de notre corps (7).

99. Absorption. — Ainsi que je le disais (4, 5), les plantes et les arbres se nourrissent en aspirant, en suçant par le chevelu de leurs racines l'eau et les sucs nourriciers que la terre végétale renferme; chez

8

les animaux et chez l'homme, la Nature procède presque exactement de même.

Les vaisseaux *Chylifères* se ramifient en un vaste réseau capillaire qui rampe, comme les racines d'un arbre dans la terre, dans l'épaisseur de la membrane muqueuse de l'Estomac et des Intestins. Ces innombrables canaux, d'une finesse microscopique, percent la muqueuse comme la barbe perce la peau, et forment à sa surface ces millions de villosités qui donnent à cette muqueuse l'apparence d'un velours (52).

Il en résulte que la surface de la muqueuse du tube digestif est criblé de millions de pores, de petites ouvertures microscopiques, qui sucent et qui aspirent, comme autant de petites gueules toujours béantes, le chyle qui passe à leur portée. C'est pour mettre successivement et fatalement à la portée de ces bouches affamées *tout* le chyle qui imbibe la bouillie chyleuse, que cette bouillie est remuée, malaxée, brassée, tournée et retournée en tous sens par les mouvements vermiculaires et qu'elle chemine lentement dans un canal de 6 mètres de longueur.

Ainsi que nous l'avons vu pour les Veines (6), les innombrables tubes microscopiques qui constituent le réseau des vaisseaux chylifères, s'abouchent les uns aux autres, se réunissent et se soudent ensemble, de façon à former de nouveaux tuyaux de plus en plus gros, puis des ramuscules, puis des rameaux, puis des petites branches, puis des grosses branches, puis enfin un canal unique, le *canal thoracique*, qui vient s'ouvrir dans la Veine cave au moment où elle arrive au cœur.

Ce chyle, sucé et aspiré à la surface de la muqueuse du tube digestif, parcourt ce trajet, comme la séve dans un arbre, et se mêle au sang veineux qui arrive au cœur *apprauvri* (8), et dont il vient ainsi réparer les pertes.

DÉFÉCATION

100. Gros Intestin. — Après avoir cheminé lentement dans toute la longueur de l'Intestin grêle et livré aux innombrables vaisseaux chylifères le chyle dont elle était imprégnéc, la bouillie chyleuse franchit la valvule de Bauhin (87, 2°) et pénètre dans le Gros Intestin. Elle s'engage alors dans la portion ascendante, la portion transversale et la portion descendante de ce Gros Intestin, entraînée toujours par les contractions et les mouvements vermiculaires de la membrane musculaire; enfin elle finit par arriver dans le Rectum, où elle s'accumule peu à peu comme dans un réservoir temporaire.

La fluidité de cette bouillie a diminué progressivement, à mesure que sa partie liquide, que le chyle était absorbé; cependant le mucus, sécrété par la muqueuse du Gros Intestin, continue à lui communiquer une certaine mollesse. — La couleur jaunâtre, qu'elle devait à la bile, y prend une teinte de plus en plus foncée. — Enfin se développe une odeur fétide, spéciale, due à la production du gaz hydrogène sulfuré.

A mesure qu'elle avance, et surtout à mesure qu'elle arrive dans la portion descendante du Gros Intestin, ces caractères particuliers se développent de plus en plus : elle prend alors le nom de matière fécale.

101. Matières fécales.— Les matières fécales se composent du résidu de la digestion, de tout ce qui n'a pu être digéré. On y trouve : des parcelles d'aliments non digérés, surtout d'aliments végétaux crus;

La portion des aliments complétement réfractaire à la digestion, telle que les parties fibreuses qui forment le canevas ou la trame des viandes, des légumes et des fruits; la portion corticale des racines alimentaires; les enveloppes des pois, des haricots, des lentilles; la pulpe des oranges; la pelure et les pepins des fruits; les pellicules et les grains de raisin; les fragments de peau, de membranes, de nerfs ou tendons, de cartilages, qui se trouvent dans la viande;

De la bile, du mucus intestinal;

Des gaz fétides, tels que l'hydrogène sulfuré, produits par la fermentation putride et par diverses réactions chimiques.

102. Défécation. — Ces matières fécales s'accumulent peu à peu dans le Rectum; là, devenues de plus en plus abondantes, elles finissent par déterminer un besoin gênant, qui se reproduit généralement tous les jours, aux mêmes heures, et nous avertit que nous devons nous en débarrasser.

Nous avons vu (87, 3° et 4°) que le Rectum se termine par l'Anus, orifice fermé par un anneau musculaire, un véritable pylore, qui reste toujours fermé, et ne s'entr'ouvre ordinairement que sur l'ordre exprès de notre volonté.

Lors donc que le besoin de la Défécation se fait sentir, la membrane musculaire du Rectum d'une part, et d'autre part le diaphragme et les muscles des parois abdominales, se contractent, *font effort;* — alors le pylore ou l'Anus s'entr'ouvre, et les matières fécales sont expulsées.

Cette désagréable et quelquefois pénible formalité accomplie, l'organisme tout entier éprouve un sentiment de soulagement et de bien-être.

II

CAUSES DE LA CONSTIPATION

103. Mécanisme. — Si le lecteur a lu attentivement le chapitre précédent relatif aux fonctions du Gros Intestin, il a dû remarquer que les principales conditions qui président à la progression et à l'expulsion des excréments sont : le mouvement vermiculaire de la membrane musculaire des Intestins ; la contraction des muscles des parois abdominales, faisant un *effort* plus ou moins grand : — les sécrétions de diverse nature, telles que la bile, le suc pancréatique, le suc intestinal et le mucus intestinal, qui sont versés dans les Intestins.

L'intégrité des parois intestinales et la liberté du calibre de l'intestin sont également des conditions essentielles pour que les matières puissent cheminer et être facilement expulsées.

Or, si une ou plusieurs des conditions principales que je viens d'énumérer viennent à faire défaut, la Constipation en sera tout naturellement la conséquence.

Mais la connaissance des causes si multipliées et si variées de la Constipation est trop importante pour que je n'entre pas dans de plus grands détails : c'est d'ailleurs sur cette connaissance exacte des causes que je base le Régime, l'Hygiène et le Traitement de cette affection.

Les nombreuses causes de Constipation peuvent être rangées dans quinze classes différentes, que je vais examiner successivement.

104. Age. — L'âge joue un certain rôle dans le mode de production de la Constipation, mais bien moindre qu'on le croirait tout d'abord. Un très-grand nombre de personnes, de très-jeunes femmes surtout, sont atteintes de Constipation, et il se rencontre beaucoup de vieillards dont les évacuations se font à peu près régulièrement.

Cependant chez les personnes âgées, les années, qui ont altéré toutes les fonctions et tous les phénomènes organiques, n'épargnent pas habituellement les fonctions intestinales: la défécation se fait mal, comme la digestion, comme l'évacuation de l'urine, etc.; les fibres musculaires ne fonctionnent plus aussi bien, et ces personnes sont atteintes, sans qu'il y ait de lésion organique du rectum, de rétention de matières fécales, comme elles ont aussi, sans lésion organique de la vessie, des rétentions d'urine.

Chez elles, l'Intestin subit une sorte de paralysie sénile; il se relâche, il s'affaiblit; il ne se moule plus sur le bol excrémentitiel, il est impuissant à l'expulser. La Défécation alors ne s'opère pas : il se fait des agglomérations de matières fécales; il résulte de là ces dilatations, ces ampoules rectales qui se forment au-dessus du sphincter (102) de l'anus.

Ainsi donc, l'affaiblissement général, résultat naturel des années, est une cause fréquente de Constipation.

105. Sexe. — Les Femmes sont plus prédisposées que les Hommes à la Constipation; et cela est dû à leur genre de vie plus sédentaire et surtout à la présence de l'Utérus. En effet, l'Utérus, soit par sa situation entre la vessie et le rectum, soit par suite de changements dans sa position ou sa direction naturelle, ou de modifications dans sa vitalité et sa structure normale, soit enfin par suite de grossesse — exerce *très-souvent* une compression mécanique sur le rectum, et gêne ainsi la progression et l'expulsion des matières fécales.

Les Maladies de l'Utérus et de ses annexes exercent même une action complexe sur le développement de la Constipation, ainsi que le fait remarquer le docteur Trousseau.

S'il y a vive douleur, comme dans la *Métrite,* dans les *Engorgements péri-utérins*, la retention de matières fécales se produit tout naturellement : la Malade ne va pas régulièrement à la selle, parce que, la Défécation augmentant les douleurs de la Métrite ou de l'Engorgement, elle craint d'y aller, elle y va le moins souvent possible, pour ne pas réveiller les douleurs; et l'habitude de la Constipation finit par se prendre.

Il en est de même si un *Abaissement* extrême de l'Utérus est sans cesse aggravé par les efforts de la Défécation, et si la Femme contient l'effort et le retarde autant que la chose est en son pouvoir.

Dans la *Rétroversion*, alors que l'Utérus penche en arrière et s'appuie contre le rectum, cette pression exercée sur cet Intestin empêche les matières de parvenir jusqu'au sphincter de l'anus (87) : or, ces matières ne sollicitant pas, par leur contact avec le sphincter de l'anus, le besoin spécial de s'en débarrasser, n'avertissant pas ce *portier* de leur présence, elles s'accumulent dans le haut du rectum, et déterminent ainsi de la Constipation.

En outre, à l'obstacle mécanique que je viens d'indiquer, se joint la paresse intestinale résultant de la rétention volontaire des matières fécales, rétention toute instinctive que les Femmes s'imposent pour éviter les douleurs ou les inconvénients qui succèdent aux efforts de la Défécation. (Trousseau.)

Après des *Accouchements* réitérés, quelquefois même après un seul, les parois abdominales deviennent tellement molles et flasques, qu'il ne leur est presque plus possible de se contracter d'une façon efficace, de s'appliquer fortement contre la masse des intestins, de concourir enfin dans une large part à l'acte et aux effets de l'effort dont on a besoin pour expulser les matières fécales : le Rectum, alors privé d'un auxiliaire puissant, en est réduit à ses propres forces; aussi la Constipation en est souvent la conséquence.

D'après ce qui précède, on s'explique aisément pourquoi la Constipation est si fréquente chez la Femme.

106. Corps étrangers. — Les ouvrages de Médecine contiennent de très-nombreux exemples de corps étrangers ayant donné lieu à de la Constipation. Trois ordres de causes peuvent donner lieu à la présence de ces corps étrangers :

1° Ou bien ils ont été avalés : noyaux de fruits, aiguilles, épingles, clous, arêtes, fragments d'os ou de verre, pièces de monnaie, etc.;

2° Ou bien ils se sont développés dans les Intestins, ou proviennent des voies biliaires : vers intestinaux, matières fécales durcies, concrétions salines ou stercorales ayant pour point d'origine une épingle, un noyau; calculs biliaires qui ont franchi le canal cholédoque et sont arrivés avec la bile dans le duodénum;

3° Ou bien ils ont été introduits dans le Rectum par l'anus, à la suite d'excès déplorables auxquels une véritable aliénation mentale porte quelques individus.

Ces corps étrangers peuvent séjourner plus ou moins longtemps, soit dans une portion quelconque du tube intestinal, soit dans le Rectum, et donner lieu à des accidents plus ou moins graves, tels que : interruption du cours des matières fécales, douleurs plus ou moins vives, gonflement du ventre, inflammation des intestins et du péritoine, hoquet, vomissements, etc.

107. Dispositions individuelles. — J'ai déjà parlé de la Constipation physiologique, normale, laquelle se trouve liée à une disposition naturelle de la constitution, au genre de vie et aux habitudes de l'individu. Ainsi, il est des personnes qui ne vont à la selle que tous les trois ou quatre jours, sans que leur santé en soit altérée : il n'est même pas très-rare de rencontrer des personnes qui n'ont de selles que tous les cinq, six et même huit jours, sans que cet état constitue pour elles une maladie ou même un malaise.

Aussi, bien que normalement il doive y avoir

chaque jour une garde-robe, certaines personnes n'en auront que tous les trois, quatre, six ou huit jours, la Constipation étant chez elles comme inhérente à leur état de santé.

Cela est si vrai, que les personnes dont je parle, si elles ont accidentellement des garde-robes quotidiennes, quoique non diarrhéiques, non liquides, éprouvent des douleurs d'entrailles, des borborygmes, un sentiment de faiblesse et de malaise identique avec celui qu'éprouvent les autres personnes atteintes de diarrhée. Celui qui est naturellement et normalement constipé a une diarrhée relative, s'il a chaque jour des selles moulées. (TROUSSEAU.)

C'est ce qui a fait dire que quelques personnes ne se portent bien qu'autant qu'elles sont un peu constipées.

108. Alimentation. — Il est des personnes qui mangent beaucoup, sans que l'organisme s'empare de toutes les matières nutritives contenues dans les aliments ingérés. Il résulte de ce défaut d'assimilation qu'une forte quantité du résidu de la digestion reste dans les voies intestinales et les embarrasse. L'individu, malgré cela, ne va pas à la selle; de là, embarras et malaise habituels.

Certains aliments ont une influence marquée sur les selles; la nourriture végétale, par exemple, donne lieu à des selles copieuses, tandis qu'une alimentation animale, les vins généreux et les spiritueux produisent la Constipation.

La sobriété exagérée peut amener au même résultat. La Constipation résulte ici de l'insuffisance des matières intestinales, comme nous le verrons plus loin.

109. Abus des lavements.— C'est là une cause fréquente de Constipation. Les lavements trop souvent répétés font perdre au rectum son excitabilité ; il ne se contracte plus suffisamment pour l'expulsion des matières. La stimulation normale produite par le contact de ces matières n'est plus capable d'amener sa contractilité, et dès qu'on cesse l'emploi des lavements, on voit survenir la Constipation.

C'est ce qui arrive souvent aux femmes du monde qui, par des raisons de convenance, se débarrassent les intestins, le matin, par ces moyens. Bientôt les lavements deviennent insuffisants pour produire la défécation, et elles sont obligées de recourir à des agents de plus en plus énergiques, qui finissent eux-mêmes par devenir incapables de produire le résultat qu'on leur demande.

110. Habitudes. — Les aliments sont poussés dans le tube digestif vers l'anus par les contractions de l'intestin. Ces contractions deviennent de moins en moins énergiques à mesure que les matières descendent plus bas ; dans le gros intestin, leur force est très-faible ; elle est facilement vaincue par la résistance que leur opposent les matières accumulées à cet endroit, et le muscle sphincter qui tient continuellement fermé l'orifice intestinal, l'*anus*.

C'est en vertu de ce peu de force de contractilité et de la contraction permanente du sphincter, que nous pouvons si facilement résister pendant quelque temps, hors le cas de diarrhée et de grande accumulation de matières, à la sensation d'expulsion.

Cette résistance au besoin d'aller à la garde-robe tourne souvent en habitude. L'intestin, par suite, toujours distendu, se fatigue, s'épuise en vains efforts et perd sa contractilité.

D'un autre côté, les contractions du Gros Intestin sont provoquées par l'irritation produite à sa partie inférieure par le contact des matières fécales. Mais ce contact prolongé émousse la sensibilité de la muqueuse intestinale, qui ne peut plus dès lors exciter l'irritabilité des parties supérieures de l'intestin, et, par conséquent, leurs contractions. Le cheminement des matières stercorales est interrompu. La Constipation a lieu par suite de la paresse du Gros Intestin, paresse provoquée et entretenue par une habitude pernicieuse.

Les gaz qui prennent naissance dans l'intestin et que les matières fécales y emprisonnent, le distendent outre mesure. Cet état prolongé amène nécessairement la perte de l'élasticité de l'organe, qui ne peut plus revenir sur lui-même pour agir dans l'expulsion.

Par suite de ce défaut de contractilité les matières fécales s'accumulent dans le Rectum, le distendent, le dilatent et lui font prendre la forme d'une ampoule. C'est là qu'elles se réunissent, s'accolent entre elles et forment des tumeurs arrondies qui acquièrent parfois un volume énorme. Elles nécessitent souvent un traitement chirurgical pour arriver à débarrasser l'intestin.

On peut méconnaître cette espèce de Constipation, parce qu'elle s'accompagne dans quelques cas de diarrhée, due soit à une sécrétion muqueuse anormale du Rectum produite par le contact irritant des matières intestinales, soit aux contractions exagérées excitées par la même cause dans les parties supérieures du Gros Intestin.

III. **Inertie des intestins.** — Cette paresse des intestins, que nous venons de voir intervenir si activement comme cause de la Constipation, peut provenir d'une autre source que d'une habitude mauvaise.

Elle peut se lier à un affaiblissement général de l'organisme, comme il arrive chez les vieillards, où elle est, pour ainsi dire, normale; ou bien elle peut se rapporter à une faiblesse native ou acquise, comme chez les enfants, les femmes, les individus qui ont une vie sédentaire, ou dont la nourriture est insuffisante; chez les convalescents et les femmes chlorotiques.

Cette inertie des membranes musculeuses de l'intestin reconnaît encore pour cause un travail inflammatoire établi sur ces membranes, ou dans leur voisinage.

112. Paralysie. — La Constipation peut tenir à une affection grave du centre nerveux, à une paralysie du Rectum, aux différentes affections de la moelle occupant la région dorsale et la région lombaire. Dans ce dernier cas, la paralysie n'atteint que les membres inférieurs, la vessie et le Rectum. Si le Rectum est paralysé, il n'y a de Constipation qu'autant que les matières sont solides; car, lorsqu'elles sont liquides, elles s'échappent au dehors malgré la volonté du Malade.

Il en est de même dans les autres affections dont la moelle peut être atteinte, qu'elles résultent d'une cause pathologique, ou de violences extérieures.

Enfin on rencontre assez fréquemment la Constipation dans certaines névroses, telle que l'Hystérie et la Gastralgie.

113. Faiblesse de l'effort expulsif. — Chez les enfants et les jeunes gens, les contractions de l'intestin suffisent presque seules pour que la défécation ait lieu. Mais, chez les vieillards et les gens habituellement constipés, la situation change. A cette époque de la vie et dans ces conditions, pour que la défécation ait lieu, il faut que le diaphragme et les muscles expirateurs, c'est-à-dire ceux qui rétrécissent la cavité abdominale, viennent en aide aux contractions de l'intestin. Mais souvent ces muscles ont perdu une partie de leur force, comme il arrive dans la faiblesse sénile. Cet affaiblissement se remarque surtout après les grossesses répétées. Celles-ci ont pour effet de distendre les parois abdominales qui, même après l'accouchement, ne peuvent plus revenir à leur état normal, et sont, par conséquent, impropres à l'acte de la défécation.

Sans qu'il y ait faiblesse réelle de ces muscles, leur action peut être neutralisée par la volonté. C'est ce qui arrive chez les personnes qui ont des hernies et qui n'osent faire d'efforts énergiques; de même dans les rhumatismes du diaphragme et des parois abdominales.

Nous verrons une cause analogue intervenir dans la Constipation qui survient par suite des maladies de l'anus. Elle agit de la même manière que les habitudes pour la production de la Constipation.

114. Altérations des sécrétions intestinales. — Sous l'influence des divers sucs sécrétés dans le tube digestif, tels que la bile, les sucs gastrique, pancréatique et intestinal, les mouvements se produisent dans l'intestin en contact avec les aliments imprégnés de ces sucs.

Mais s'il survient une modification dans la quantité et la qualité de ces sucs, les contractions diminuent. Les parois intestinales ne sont plus lubrifiées par eux; elles se dessèchent. Le glissement devient moins facile pour les matières intestinales, qui se durcissent. C'est ainsi que certaines affections du foie, qui suspendent la sécrétion de la bile, amènent la Constipation. Les matières fécales augmentent de consistance, sont moins homogènes, présentent une dureté extrême dans quelques-unes de leurs parties, et prennent un aspect argileux de teinte noirâtre ou grisâtre, suivant la nature des modifications éprouvées par la bile. Les inflammations de la muqueuse intestinale tarissent la sécrétion du suc intestinal et produisent le même résultat. La Constipation peut être la suite d'une cause contraire : c'est ainsi qu'on la voit survenir, lorsque le canal intestinal est obstrué par une grande quantité de mucosités épaisses et tenaces. Cette variété se manifeste dans un état morbide particulier, qu'on a appelé l'état muqueux.

115. **Insuffisance des matières.** — Certains individus, dont l'alimentation est modérée, ont une grande propriété d'assimilation, de sorte que les résidus de la digestion sont peu considérables. Ceux-ci sont, par cela même, insuffisants pour produire par leur stimulation les contractions intestinales. Pour que cette stimulation ait lieu et pour qu'il puissent être expulsés, il faut que les résidus de digestions successives viennent s'ajouter à eux pour former une masse capable de provoquer les contractions de l'intestin. — Le séjour prolongé de ces matières dans le tube intestinal est une cause assez commune de Constipation opiniâtre.

Le canal digestif peut être vide, par suite de vomissements fréquents, causés, soit par une Gastrite aiguë ou chronique, soit par un Cancer de l'estomac.

soit par une Péritonite. Il peut encore être vide par suite de diarrhées longues et copieuses. Cet état de vacuité cause la Constipation, par un effet analogue à celui qui a lieu pour une assimilation trop rapide et trop complète.

Les diètes sévères et longtemps prolongées amènent le même résultat. Dans ce cas, la Constipation provient, soit de l'abstinence même, soit de l'insuffisance des matières dans l'intestin. L'organisme ayant besoin d'une réparation active, l'absorption se fait avec rapidité sur la surface intestinale. Il en résulte une quantité de résidus plus petite qu'à l'état normal. Chez certaines personnes, les voyages produisent la Constipation, qui n'est encore due qu'au besoin éprouvé, sous l'influence du changement d'habitude, d'une réparation plus active. C'est à cette cause qu'il faut rattacher les Constipations qui surviennent dans le cours des maladies qui accroissent les exhalations et sécrétions naturelles, comme le Rhumatisme articulaire aigu accompagné de sueurs abondantes, la Suette miliaire, le Diabète, etc.

116. Maladies de l'anus. — Les personnes, qui ont des hémorrhoïdes ou des fissures à l'anus, ne peuvent aller à la garde-robe sans éprouver des souffrances souvent intolérables. De là résulte une Constipation qui se rattache à deux ordres de causes. Ces personnes se nourrissent très-peu : alors la Constipation provient de l'insuffisance des matières stercorales. En second lieu elles modèrent, dans l'appréhension des souffrances qui accompagnent l'expulsion, l'action des muscles qui interviennent dans l'acte, et laissent agir seules et plus doucement les contractions intestinales. On rentre alors dans la Constipation produite par les habitudes pernicieuses.

Les abstinences longtemps prolongées, les dyssenteries, les inflammations de la membrane muqueuse du canal intestinal, les excroissances syphilitiques de la marge de l'anus, amènent le rétrécissement de cet orifice. Les hémorrhoïdes ont le même effet, à cause de l'épaississement de la membrane muqueuse occasionné par l'inflammation qui leur est consécutive. De plus, cette inflammation provoque la contraction convulsive du sphincter, et rend ainsi très-difficile l'expulsion. Ce spasme du sphincter est souvent spontané chez les personnes nerveuses et très-irritables, et il peut persister très-longtemps. Nous allons voir, en étudiant les maladies du Rectum, quels sont les effets du rétrécissement et du spasme.

117. Maladies du Rectum. — Les dégénérescences cancéreuses et les inflammations qui en sont la suite, les ulcérations, peuvent amener le rétrécissement du diamètre intestinal. Ces diminutions de calibre se montrent surtout dans les dernières portions du Gros Intestin : elles sont plus rares dans les portions supérieures.

Dans le cas de rétrécissement du Rectum, comme dans celui de l'anus, la défécation devient difficile, douloureuse. Les matières stercorales s'accumulent au-dessus du point rétréci, s'y durcissent par suite de l'absorption des liquides qui les maintenaient à 'état mou, et finissent par agir comme des corps étrangers. Elles irritent et enflamment l'intestin, en affaiblissant sa paroi, et parfois l'ulcèrent.

Lorsque, à la suite d'une défécation, qui n'a lieu souvent qu'avec d'intolérables souffrances, les matières peuvent être expulsées, elles présentent une forme rubanée et allongée en rapport avec le diamètre intestinal : l'intestin agit à leur égard à peu près comme le ferait une filière.

A mesure que le rétrécissement s'accroît, la Constipation devient plus opiniâtre et les accidents consécutifs augmentent de gravité.

118. **Compression.** — Le calibre intestinal peut être diminué par une cause mécanique. La capacité du tube n'est moindre que momentanément et reprend son état normal dès que l'on fait cesser les causes. Parmi celles-ci, il faut citer au premier rang les vices de conformation et, chez la femme, les déviations de l'utérus, principalement la rétroflexion et la rétroversion. Tout en causant la Constipation, ces déviations peuvent elles-mêmes en être la suite. Il faut encore citer, comme déterminant souvent la Constipation chez la femme, les cancers, les polypes et les engorgements de l'utérus ; les kystes, les tumeurs fongueuses, les excroissances syphilitiques et les végétations des parois du vagin. On a vu des pessaires produire un effet analogue.

Indépendamment de toutes ces causes qui se lient à un état morbide, la grossesse est une source fréquente de la maladie qui nous occupe. Sans parler du trouble fonctionnel qu'elle apporte dans la digestion, elle agit par la compression du Rectum. C'est surtout vers la fin de la grossesse que se manifestent les effets de cette compression, lorsque l'utérus, descendu dans la cavité du bassin, y a acquis un développement énorme. Les efforts que fait la femme enceinte, pour l'expulsion des matières endurcies et accumulées dans l'intestin, peuvent être la source de graves accidents, tels que l'avortement et les hémorrhagies, sans parler de l'agitation, de l'insomnie et de la perte de l'appétit.

Ces deux ordres de causes ne se rencontrent pas chez l'homme; mais il a de commun avec la femme les vices de conformation, les calculs vésicaux volumineux. De plus, les cancers de la glande prostate lui sont propres et n'existent pas chez la femme, qui ne possède pas cette glande.

Si la compression existe à la partie supérieure de l'intestin, elle est la source de vomissements, et la vacuité de l'intestin produit la Constipation. Si, au contraire, elle s'exerce sur le Rectum, il y a accumulation de matières dans le ventre, distension des parois abdominales et vomissements de matières stercorales, analogues à ceux qu'on observe dans la hernie étranglée.

III

SYMPTOMES

119. Symptômes digestifs s'observant dans tous les cas de Constipation. — Quelle que soit la variété de Constipation que l'on considère, elle se présente sous deux formes : ou bien il y a réplétion de l'intestin, ou bien il y a vacuité de cet organe.

1° *Réplétion.*—Les symptômes sont plus ou moins graves, suivant la durée de la maladie. Si elle remonte à quelques jours, on constate une diminution de l'appétit, l'augmentation de volume et de sonorité du ventre ; il y a des borborygmes ; le Malade accuse un sentiment de tension vers l'anus. Il éprouve des besoins inutiles d'aller à la selle ; il fait des efforts fréquents pour exonérer l'intestin.

Si la maladie se prolonge, le Malade ressent des pesanteurs douloureuses de la tête ; sa face a des rougeurs passagères ou habituelles ; il a des étourdissements, de la somnolence ; il n'a pas d'aptitude au travail. Si l'on palpe le ventre, on sent des tumeurs arrondies ou cylindriques que les purgatifs ou les lavements déplacent. Chez quelques individus, on constate des tumeurs globuleuses dans la portion du Gros Intestin qui traverse la cavité abdominale, à peu près au niveau du nombril. On a quelquefois pris ces tumeurs pour des tumeurs cancéreuses de la membrane qui recouvre l'extérieur des intestins. — On ne peut pas toujours sentir ces tumeurs au toucher; mais on se rend compte facilement de la maladie par l'introduction du doigt dans l'anus.

Lorsque la maladie a une durée très-longue, le Malade est en proie à des épreintes douloureuses; il y a du météorisme; les urines sont rouges; il y a des vomissements, comme dans l'occlusion des intestins. Plus tard, l'haleine devient fétide, la face cadavéreuse, les extrémités froides, la peau sèche et rugueuse. Le Malade est abattu, il a des hoquets, de l'insensibilité du pouls. Tous ces phénomènes annoncent un danger dont la mort serait inévitablement la suite, si le Médecin n'intervenait.

Les matières stercorales siégeant dans le Rectum lui impriment parfois une dilatation énorme; quelquefois elles sont canalisées à leur centre et laissent passer une certaine quantité de matières qui se trouvent au dessus. C'est là l'origine de ces fausses diarrhées que l'on observe sur certains Constipés, diarrhées provoquées parfois aussi par la sécrétion muqueuse des parois intestinales. Ces sécrétions, déterminées par le contact irritant des matières endurcies, ramollissent la périphérie de celles-ci et entraînent les couches les plus superficielles.

En général, les individus constipés font des efforts inouïs pour l'expulsion, et ne parviennent qu'à rendre quelques fragments durs, noirâtres et secs qui, quelquefois, excorient et déchirent la muqueuse de l'anus. D'autres fois, à la suite d'un besoin irrésistible d'aller à la selle, les Malades rendent une grande quantité de matières stercorales, et, loin d'être soulagés, ils tombent dans une espèce de prostration, et même en syncope. Dans d'autres cas, une certaine qnantité de matières sort de temps en temps sans efforts, sans que le Rectum soit distendu. Ce n'est que le trop plein qui est rejeté.

2° *Vacuité de l'intestin.* — Le ventre est affaissé; la paroi antérieure de l'abdomen semble appliquée contre la colonne vertébrale. Les mains s'enfoncent facilement sur les côtés latéraux et antérieurs de la cavité abdominale. L'haleine n'est pas fétide, et le Malade ne se plaint pas de mauvais goût dans la bouche. L'appétit est assez bon; il n'y a ni éructations ni vomissements. Le ventre est sonore sur toute son étendue. Les Malades n'éprouvent pas de constriction, ni de pesanteur vers l'anus. Les envies d'aller à la garde-robe n'existent pas. Les maux de tête, les tintements d'oreille, les éblouissements n'ont lieu que dans la position verticale.

La Constipation peut alterner avec la Diarrhée, surtout chez les sujets qui ont des altérations chimiques des voies digestives, chez les enfants, les femmes et les vieillards. Souvent la Diarrhée, dans cette forme de Constipation, persiste seule, pendant longtemps; chez les femmes délicates et sédentaires, dont l'alimentation est peu considérable, la Constipation peut durer pendant dix à quinze jours, sans que la santé en soit altérée.

120. Symptômes propres à divers cas de Constipation. — 1° *Abus des lavements.* — Quand le défaut de contractilité des intestins entraînant la Constipation est dû à l'abus des lavements, le ventre est volumineux; il y a de la tension sur toute l'étendue du Gros Intestin; la douleur est peu forte, l'appétit presque nul. Lorsque, par suite d'efforts, ou par l'effet d'un purgatif, il y a évacuation, les matières expulsées sont dures, noirâtres, desséchées, d'un volume rarement plus gros que celui d'une noix.

2° *Inertie des intestins.* — Douleurs de tête, rapportées ordinairement à la migraine. On observe souvent chez les jeunes femmes des flux leucorrhéiques qui disparaissent facilement par l'administration de quelques laxatifs. Les tumeurs hémorrhoïdales n'ont souvent pas d'autre origine que cette espèce de Constipation. Les femmes, les vieillards et les enfants ont une intumescence habituelle du ventre, gênant la respiration, la circulation et la marche. Cette intumescence est ordinairement accompagnée de flatulence, qui trouble la digestion, et apporte des incommodités nombreuses et continuelles. La maladie peut durer plusieurs années sans accidents fâcheux, mais elle peut finir par amener l'hypocondrie, par suite de l'aggravation incessante du mal.

3° *Altération des sécrétions intestinales.* — S'il y a un obstacle au cours de la bile, la jaunisse en est la suite. Si l'inflammation provient du tube intestinal, on observe des accidents fébriles, de la douleur dans toutes les parties du ventre; la soif est intense. Dans l'état muqueux, la langue est recouverte d'un enduit blanchâtre, l'haleine est acide.

4° *Insuffisance des matières.* — Si cette insuffisance survient après des diarrhées copieuses, la paroi abdominale est affaissée. Si, au contraire, elle provient de vomissements, ou de ce que les aliments sont entièrement assimilés, il y a une espèce d'obturation du canal intestinal; le ventre est dur, inégal, bosselé; au toucher, on éprouve une sensation d'empâtement. L'estomac est refoulé en haut par la distension des intestins remplis de gaz.

5° *Corps étrangers.* — Le ventre est très-sensible et très-douloureux; il présente de l'inflammation. Le Malade est pris de ténesme, de hoquets, de vomissements. Si ces corps ont été introduits par l'anus, les phénomènes qui caractérisent l'engorgement abdominal se manifestent bientôt : on a le ballonnement, la tension, l'augmentation de volume de l'abdomen. Ces accidents précèdent les hoquets et les vomissements.

6° *Rétrécissement et compression.* — Les substances ingérées, ne pouvant franchir l'obstacle que leur opposent ces deux ordres de causes, sont rejetées. Si cet obstacle siége dans un point de l'intestin assez rapproché de l'estomac, la digestion stomacale s'accomplit plus ou moins complétement. Les vomissements ne surviennent qu'après un temps plus ou moins long. Les matières vomies venant, non de l'estomac, mais de l'intestin, ne présentent plus l'aspect et les caractères des aliments ingérés. La Constipation n'en persiste pas moins. Si c'est le Gros Intestin qui est rétréci, comme il arrive souvent dans la compression, les matières ne franchissent pas l'anus, et on a un vomissement de matières stercorales.

Au-dessus du point rétréci, la paroi abdominale est distendue par l'accumulation des gaz.

Lorsque le rétrécissement ou la compression ne sont pas assez considérables pour amener des accidents, le Malade se plaint d'un sentiment de chaleur vers l'anus, de cuisson, de pesanteur. La Constipation alterne avec le dévoiement; on observe des accidents pareils à ceux qui accompagnent les hémorrhoïdes. Au bout de quelque temps, on perçoit au toucher et même à la vue une tumeur que le dévoiement fait disparaître, et qui réapparaît par la Constipation.

Les selles sont peu abondantes, quelquefois d'une dureté excessive et d'une forme rubanée.

L'anus suppure habituellement; la défécation est précédée de coliques et devient de plus en plus douloureuse. La diarrhée n'apporte qu'un soulagement momentané.

Les matières durcies irritent la paroi abdominale, qui, à ce contact, sécrète des mucosités abondantes. Celles-ci favorisent de nouvelles évacuations.

121. **Symptômes généraux.** — Indépendamment des

symptômes que nous venons d'étudier, la Constipation peut produire une série d'accidents plus ou moins graves quand elle se prolonge.

1° On a vu souvent la simple accumulation des matières fécales dans le Gros Intestin provoquer, du côté du cerveau, des maux de tête qui ne cèdent à aucune médication, des congestions cérébrales, et, du côté de l'estomac, des troubles qui compromettent gravement les digestions; chez les femmes, les leucorrhées n'ont souvent pas d'autre cause.

2° D'autre part, les efforts violents nécessités pour l'expulsion des matières endurcies ont souvent amené la rupture d'anévrysmes, ou déterminé des apoplexies, le relâchement du rectum, du vagin et de l'utérus, les déviations de ce dernier organe.

3° La dureté des matières produit mécaniquement, sur leur passage, des fissures, des déchirures de la muqueuse intestinale et de l'anus, et l'étranglement des tumeurs hémorrhoïdales.

4° La distension des intestins, par les gaz qui y prennent naissance, refoule l'estomac en haut, comprime les poumons, et occasionne une gêne considérable de la respiration et de la circulation. De là, des palpitations et le gonflement des membres inférieurs, par suite de la pression qui est exercée sur les vaisseaux sanguins qui se rendent à ces membres.

5° Les hernies ne reconnaissent souvent pas d'autres causes que l'accumulation des matières stercorales dans le Gros Intestin. Les efforts violents nécessités par l'expulsion font subir un déplacement considérable au Gros Intestin, qui déchire ou distend les membranes qui le fixent dans la cavité abdominale, et fait saillie au dehors. Ces hernies, par l'accumulation même des matières fécales, peuvent être étranglées et produire des accidents rapidement mortels.

6° Quand l'absence de selles date de plusieurs jours, alors le contact irritant des matières fécales avec la membrane muqueuse de l'intestin, produit d'abord l'ulcération de celle-ci, et ensuite sa perforation et celle des diverses tuniques intestinales; ou bien l'intestin, par suite de la distension qu'il éprouve, peut se déchirer, se gangrener; les matières fécales ou les gaz intestinaux s'échappent dans le ventre, irritent la membrane qui recouvre la paroi extérieure des intestins, et occasionne des Péritonites suraigües qui enlèvent les Malades en peu de temps.

7° La Constipation, réagissant par compression sur les organes excréteurs de l'urine, produit souvent des rétentions, qui ne cèdent qu'à un traitement convenablement dirigé contre la cause du mal.

8° Enfin il ne faut pas oublier de dire que la Constipation produit souvent des douleurs névralgiques, et qu'elle produit de fâcheux effets sur le moral des Malades, qui sont tristes, impatients et irritables.

RÉGIME

122. Son importance. — Dans toutes les maladies, le Régime a une très-grande importance; mais il n'en est pas où il en ait autant que dans les deux maladies qui font l'objet de ce livre: les Maux d'Estomac et la Constipation habituelle; et cela se comprend aisément.

Les écarts du régime, les fautes dans l'alimentation et surtout dans le choix des aliments, sont des causes très-fréquentes de l'une ou l'autre de ces deux affections; en outre, les fonctions de l'estomac sont altérées, le travail digestif ne s'opère plus qu'avec lenteur; l'ingestion et l'élaboration des aliments éveillent des douleurs ou des troubles fonctionnels divers; l'expulsion du résidu de la digestion ne se fait plus régulièrement, quotidiennement.

En présence de ces perturbations des fonctions digestives, quoi de plus rationnel que de se préoccuper du Régime, c'est-à-dire de connaître les qualités nutritives et digestibles des divers aliments; de faire usage de ceux dont la digestion s'opérera le plus aisément, ou conviendra le mieux aux troubles particuliers de l'estomac ou des intestins; de proportionner enfin leur qualité et leur quantité aux forces, aux aptitudes et à l'état maladif des organes?

Quant à moi, je suis intimement convaincu qu'il est de première nécessité de modifier la façon dont vit le Dyspeptique (je donne ce nom au Malade dont les fonctions digestives s'accomplissent mal), de s'occuper de ses aliments, de ses boissons, de leur qualité, de leur mode de préparation, de leur digestibilité, de les approprier à la puissance digestive de son estomac, ou à l'état de ses fonctions intestinales, de les modifier selon les troubles survenus dans les fonctions de ces organes.

Je crois que, sans vouloir amoindrir la valeur incontestable de bons médicaments, le Régime doit être la base d'un Traitement sérieux : c'est un modificateur de tous les jours, dont l'action est incessante, car elle est journellement renouvelée; ses effets, pour ne pas être immédiatement appréciables, comme ceux d'un médicament très-actif, n'en sont pas moins réels et surtout durables; ils modifient insensiblement notre organisme tout entier.

L'importance très-grande que j'attache au Régime explique :

1° Les développements que j'ai cru devoir donner à l'étude de la nature et de la destination des Aliments et à l'histoire de la Digestion ; j'ai voulu faire comprendre au Dyspeptique comment fonctionne son appareil digestif, afin qu'il puisse plus aisément en surveiller et en régler la marche ;

2° Les détails quelquefois minutieux dans lesquels j'entrerai souvent à propos des aliments et surtout de leur préparation : c'est que les Malades se dégoûtant promptement de tout, il faut qu'ils puissent varier souvent leur nourriture et les diverses préparations de leurs aliments, tout en évitant les mets indigestes. — Ces détails côtoieront parfois la vulgarité ; mais je pense que le Médecin peut, sans déroger, entretenir son Malade des choses les plus humbles et les plus prosaïques, quand ces choses sont utiles à la réussite du Traitement.

I

MÉTAMORPHOSES DES ALIMENTS

123. Diversité d'action des Aliments. — Lorsque l'on veut se rendre compte des mutations qu'un aliment peut opérer dans le corps humain, il est nécessaire de porter son attention sur la nature intime de la substance alimentaire et sur les organes qui transforment cette substance.

1° La nourriture n'est que la matière première de la Nutrition : ce sont les organes digestifs qui, comme le feraient des ouvriers intelligents, la façonnent, l'élaborent, la transforment et en retirent les principes nourriciers ; ce sont nos organes et nos tissus qui incorporent (9) à leur propre substance ces éléments réparateurs. Or, on conçoit que des personnes qui prennent les mêmes aliments en éprouveront cependant des effets différents, si l'état de leur organisme n'est pas le même, si leurs ouvriers digestifs et nutritifs ne travaillent pas avec la même activité.

2° D'un autre côté, toutes les substances végétales et animales qui peuvent servir à notre nourriture n'ont pas la même composition intime, ne contiennent pas le même fonds de matière nourricière ; elles ont aussi des qualités sensibles très-variées, et elles exercent sur nos tissus et nos organes des impressions qui ne se ressemblent pas. Tous les corps de la nature qui sont susceptibles de nous nourrir, ne nourrissent, ni dans une proportion égale, ni de la même manière.

Il faut également remarquer que, alors même que la Digestion s'accomplit parfaitement, toute la substance de l'aliment n'est pas décomposée, métamorphosée en suc nutritif. Il est des particules de la substance alimentaire qui échappent à l'action transformatrice de notre appareil digestif et qui cheminent dans nos intestins avec toutes les propriétés qui les distinguent.

Il existe aussi, dans les substances alimentaires, des

matières diverses sur lesquelles les forces digestives n'ont pas de prise, qui survivent à l'élaboration que subissent les matériaux nourriciers et réparateurs, et qui sont portés tels quels avec le sang dans la profondeur de nos tissus et de nos organes : tels sont l'eau, l'alcool, les sels minéraux, la graisse, etc.

124. **Effets des divers Aliments.** — Toutes les substances alimentaires et les boissons qui servent à la nourriture de l'homme, présentent des dissemblances bien remarquables, lorsque l'on compare leur composition chimique et leurs qualités diverses. Ces dissemblances dans la nature des substances alimentaires s'impriment sur les hommes qui s'en nourrissent habituellement : chaque genre de nourriture agit différemment, produit à la longue des effets très-divers, et finit par imprimer à l'économie un cachet particulier ; c'est ce que j'aurai soin d'indiquer à propos de chaque genre d'alimentation.

Toutes les substances alimentaires ne sont pas nutritives au même degré : dans les unes, les éléments nourriciers sont très-abondants et paraissent comme concentrés ; dans les autres, ils sont plus rares et n'existent qu'en petite quantité, délayés, pour ainsi dire, dans de l'eau ou des matières non nutritives. Une égale dose de substance alimentaire ne porte donc pas dans notre corps une égale proportion de substance nutritive. Il est donc important de connaître le pouvoir nutritif des divers aliments.

Les divers aliments se digèrent plus ou moins facilement, plus ou moins rapidement. Cette *digestibilité* relative est très-difficile à établir d'une façon absolue, car elle varie selon une foule de conditions individuelles, et de conditions accidentelles chez le même individu. Chacun a son estomac à lui, avec ses goûts, ses habitudes, ses tolérances, ses répugnances, ses caprices, et rien de tout cela ne se prête à des lois absolues.

Donc, quand je dirai que tel aliment est facilement digestible, que tel aliment est indigeste, ce ne sera là qu'une indication générale, applicable à *la généralité* des Dyspeptiques.

125. **Rôle et destination des divers Aliments.** — Avant d'étudier la partie pratique et culinaire du Régime, je crois qu'il est utile d'entrer dans quelques considérations scientifiques, et de faire connaître la composition chimique et l'action physiologique des divers aliments et boissons dont nous faisons habituellement usage, de faire comprendre ce à quoi ils servent, comment ils agissent, comment ils nous nourrissent, quels sont enfin le rôle et la destination de chacun d'eux.

On donne le nom d'*Aliment* à toute substance qui a la propriété de se transformer en notre sang, et de lui communiquer les éléments de *vie* et de *chaleur* dont notre corps a besoin pour se développer, pour se nourrir, pour réparer ses forces et les pertes incessantes auxquelles il est soumis, et pour s'entretenir à une température uniforme et constante (1).

Tous les Aliments et *toutes* les Boissons peuvent, malgré leur apparente diversité, être divisés, soit au point de vue de la chimie organique, soit au point de vue de leur destination définitive et de leur rôle physiologique dans notre organisme,en quatre grandes classes :

1° Aliments *réparateurs;* —2° aliments *combustibles;* — 3° aliments *aqueux;* — 4° aliments *minéraux.*

1° ALIMENTS RÉPARATEURS

126. Aliments réparateurs. — Ces aliments, nommés encore *azotés* parce que seuls ils contiennent de l'azote, sont les *seuls* qui soient destinés à nous *nourrir*, à former et à entretenir la trame et le canevas des divers tissus qui constituent notre corps tout entier; à développer nos masses charnues, notre système musculaire; à réparer l'usure incessante de notre machine; à restaurer nos forces; à pourvoir enfin aux dépenses de toute sorte que nécessitent le travail, l'exercice, les divers phénomènes sensitifs et intellectuels.

Les aliments doivent leur pouvoir *nutritif* aux principes azotés qu'ils renferment : plus un aliment est riche en substances azotées, plus il est nutritif.

Les aliments réparateurs sont, par ordre d'importance et de pouvoir nutritif :

1° La *viande,* c'est-à-dire la masse charnue ou musculaire des animaux de boucherie, de la volaille et du gibier; — 2° la *chair* des poissons, des mollusques, des crustacés; — 3° le *jus* et le *bouillon* qui proviennent de la cuisson des viandes, et la *gélatine*, de la cuisson des poissons; — 4° le *lait*, le *fromage* et les *œufs*, que nous fournissent plusieurs animaux.

Le pain et les légumes renferment aussi des principes azotés ou réparateurs, mais en bien moindre proportion, associés à une plus ou moins grande quantite de fécule; ce sont :

5° Le *gluten*, qui se trouve en proportion de 13 à 20 pour 100 dans le pain, et qui en constitue la partie essentiellement nutritive; — 6° la *légumine,* substance réparatrice des légumes, qui existe en proportion de 22 à 25 pour 100 dans les haricots, les pois, les lentilles, les fèves, et en proportion moindre dans le riz et la pomme de terre; — 7° l'*albumine* végétale, qui existe en très-faible proportion dans les légumes herbacés et dans les fruits, associée à des éléments aqueux et rafraîchissants.

127. **Leurs transformations.** — *Tous* ces aliments azotés ou réparateurs, qu'ils soient fournis par la viande, le pain, ou les légumes, finissent par se transformer en *albumine.* Ils se digèrent *dans l'estomac* sous l'influence du *suc gastrique*, et s'y transforment en albuminose ; cette albuminose se mêle au chyle, qui est le produit total de la digestion, et se déverse avec lui dans le sang; là, elle se transforme en *albumine* et en

globules, c'est-à-dire en la partie réellement et essentiellement *réparatrice* du sang.

Quand ces matières azotées ont fait leur temps dans notre corps, quand elles ont vieilli, elles en sont éliminées par les Sécrétions. Les reins et le foie sont les principaux filtres, les émonctoires spéciaux des matières azotées vieillies et usées : le *foie* les élimine par la bile à l'état de cholestérine ; les *reins* les éliminent par les urines à l'état d'urée et d'acide urique.

2° ALIMENTS COMBUSTIBLES

128. Aliments combustibles.—Ces aliments sont destinés non pas à nous nourrir, mais à être brûlés dans l'épaisseur même de nos organes, par l'oxygène que notre sang emprunte à l'air dans nos poumons ; ce sont eux qui alimentent notre Calorifère (13); ce sont eux qui entretiennent en nous le feu sacré de Vesta, c'est-à-dire une chaleur intérieure uniforme et constante.

Les aliments réparateurs et les aliments combustibles diffèrent essentiellement les uns des autres : les réparateurs nous *nourrissent*, et ils se retrouvent dans la composition et la structure de nos organes, dont ils constituent le canevas, la trame et la charpente ; — les combustibles nous *chauffent*, et, quelle que soit leur quantité, ils ne nous nourrissent pas : ils ne font que traverser notre corps en produisant de la chaleur, de l'électricité, de la force vitale, et en laissant du gaz carbonique, de la vapeur d'eau et des scories, des cendres, que les Sécrétions éliminent.

Je parle, bien entendu, des aliments purs, sans mélange ; mais la plupart de nos aliments sont à la fois réparateurs et combustibles : ainsi, dans un gigot, la viande est réparatrice, la graisse combustible ; dans le pain, le gluten est réparateur, la fécule combustible, etc. C'est la prédominance de tel ou tel élément qui fait ranger l'aliment dans telle ou telle classe.

Quatre espèces diverses. — Nous nous chauffons intérieurement avec quatre espèces de combustibles, plus ou moins riches en charbon ou en hydrogène ; ce sont : 1° les matières *grasses*, graisse, beurre, huile ; — 2° les aliments *féculents*, que notre appareil digestif transforme en sucre, puis en graisse ; — 3° les aliments *sucrés*, qui se changent aussi en graisse ; — 4° les boissons plus ou moins riches en *alcool*.

129. Matières grasses.—Les matières grasses, qui entrent dans la composition naturelle de nos aliments, ou que notre cuisinière y ajoute pour les accommoder, proviennent soit du règne animal, soit du règne végétal.

Ce sont : 1° la *graisse*, abondamment répandue dans les diverses viandes dont nous nous nourrissons ; — 2° le *beurre*, que nous extrayons du lait de plusieurs animaux domestiques; — 3° les *huiles* d'olive, de colza, de noix, etc., ou de poisson.

Quelle que soit leur provenance, quels que soient leur aspect, leur consistance, leur saveur et leur odeur, *toutes* les matières grasses ont une composition chimique analogue; ce sont des combinaisons d'un *acide gras* (oléique, butyrique, stéarique, margarique), avec une seule et même substance commune, la *glycérine* : une très-minime proportion d'*essences* diverses donne à chacune une odeur et une saveur spéciales.

Ces matières grasses ne se mélangent pas avec l'eau, à la surface de laquelle elles viennent surnager; mais elles sont susceptibles d'être *émulsionnées*; c'est-à-dire qu'on peut, soit en les mélangeant avec des jaunes d'œuf, soit en les agitant dans de l'eau chargée de substances visqueuses ou mucilagineuses, les diviser en particules d'une finesse extrême, qui restent suspendues dans le liquide et lui donnent un aspect laiteux.

Digestion. — Les matières grasses que nous mangeons, seules ou mêlées à nos aliments, *ne sont pas digérées dans l'estomac* ; elles traversent la bouche et l'estomac, sans être attaquées et sans être transformées ni par la salive, ni par le suc gastrique. Elles sont digérées *dans les intestins* par la *bile* et le *suc pancréatique* : cette digestion consiste en une simple *émulsion* (division en particules d'une finesse extrême), seule forme sous laquelle elles peuvent être absorbées.

130. Aliments féculents.—On donne ce nom à tous les aliments qui contiennent, en proportion prédominante, de la fécule ou de l'amidon. Tels sont : le riz, 85 pour 100 de fécule; le pain, 60; les pois, 59 ; les lentilles et les haricots, 56; les fèves, 51; la pomme de terre, 20 pour 100. —Toute cette fécule sera changée en *sucre*, ou, pour être plus exact, en *glycose* ou sirop de sucre, par la digestion.

Notre appareil digestif fabrique du *sucre* avec la fécule des aliments féculents, par des procédés analogues à ceux que l'Industrie emploie pour extraire du sucre des fécules des diverses céréales ; il la fait fermenter.

Digestion. — En effet, les aliments féculents s'imprègnent dans notre bouche de *salive*, laquelle contient un ferment, la *diastase*, qui détermine la fermentation de la fécule.

Ces aliments *ne se digèrent pas dans l'estomac :* ils ne font qu'y séjourner, sans que le suc gastrique les modifie en quoi que ce soit; seulement, la fermentation, due à la diastase salivaire, y commence déjà.

Ces aliments se digèrent réellement *dans les intestins :* là, ils sont encore soumis à l'action du *suc pancréatique* et du *suc intestinal*, lesquels contiennent aussi un ferment, analogue à la diastase salivaire, qui en complète et qui en achève la digestion, c'est-à-dire la transformation en *glycose* (sirop de sucre).

131. Aliments sucrés.—Le sucre est très-abondamment répandu dans nos aliments et nos boissons; il existe, en proportion plus ou moins grande, dans le miel, le lait, les fruits de toute espèce, dans la racine et la tige de plusieurs plantes ; enfin nous l'introduisons nous-mêmes dans un grand nombre de nos aliments et de nos boissons : sirops, café, thé, confitures, mets sucrés ; pâtisseries ; sucreries et bonbons divers, etc.

Digestion. — Le sucre en nature et le sucre contenu dans les aliments *se digèrent*, un peu dans l'estomac, mais principalement *dans les intestins*. La digestion du sucre consiste à se transformer en *glycose*. Cette transformation est due à la *diastase* salivaire et pancréatique, qui agit sur le sucre comme sur la fécule. Une petite partie du sucre commence déjà à se transformer en glycose dans l'estomac ; mais c'est principalement dans les intestins, sous l'action de la diastase du suc pancréatique et du suc intestinal, que cette métamorphose a lieu.

132. Glycose. — Le *glycose* est une espèce de sirop de sucre qui résulte, soit de la digestion des aliments *féculents*, soit de la digestion du *sucre* contenu dans nos aliments ou nos boissons.

C'est une substance transitoire ; en effet, sous l'influence de la diastase salivaire, pancréatique et intestinale, ce glycose ne tarde pas à subir trois métamorphoses successives :

1° Il sûrit, il s'aigrit, il se transforme en *acide lactique* ; 2° cet acide se change en *acide butyrique* ;

3° cet acide, en se combinant avec les alcalis, se transforme en *graisse*.

133. Diabète ou Glycosurie. — Il y a quelquefois excès de glycose dans notre organisme, soit parce que nous mangeons trop d'aliments féculents ou trop de sucre, soit *presque toujours* parce que tout le glycose, fabriqué par notre appareil digestif avec les féculents ou avec le sucre, ne se transforme pas en acide lactique, en acide butyrique et en graisse. Le glycose *en excès*, celui qui ne subit pas ces transformations, est éliminé de notre organisme par l'émonctoire ou l'épurateur principal du sang, par les *reins*, et les urines deviennent sucrées : on a le *diabète*.

Le traitement rationnel du *diabète* consistera donc : 1° à diminuer autant que possible l'introduction du sucre dans notre sang, soit en supprimant les boissons et les aliments sucrés ou bien le sucre en nature, soit en diminuant la dose des aliments féculents, lesquels se transforment en sucre; 2° à faciliter et à augmenter la transformation du glycose en acide et en graisse par l'usage de l'Eau de Vichy, par un Régime substantiel et tonique, par l'Hydrothérapie, par l'exercice, etc.

134. Graisse. — Toute la *graisse*, que notre appareil digestif fournit au sang, provient donc de trois sources : 1° des *matières grasses* (graisse, beurre, huile) que renferment presque tous nos aliments; 2° des aliments *féculents*, dont la fécule s'est successivement transformée en glycose, en acide lactique, en acide butyrique, en graisse; 3° du *sucre* contenu dans nos aliments sucrés, nos fruits, nos boissons, et qui s'est aussi successivement transformé en glycose, en acide lactique, en acide butyrique, en graisse.

Il semble extraordinaire, aux personnes peu familières avec la Chimie, que des aliments féculents et que du sucre puissent se transformer en graisse. Je leur ferai cependant remarquer que :

1° On peut nourrir des abeilles, ainsi que l'ont démontré MM. Dumas (de l'Institut) et Milne-Edwards, seulement avec du miel parfaitement pur : elles n'en fabriquent pas moins leurs gâteaux de *cire;*

2° Les volailles que l'on *engraisse* dans nos basses-cours avec des graines et des farines diverses, avec des aliments exclusivement *féculents*, sont une preuve vulgaire de la propriété que possède l'organisme animal de fabriquer de la graisse, même en excès, comme le font les chapons et les poulardes, avec des aliments qui n'en contiennent pas, ou presque pas.

Digestion. — Quelle que soit son origine, la graisse est *émulsionnée*, digérée par la *bile* et le *suc pancréatique*, dans la première portion des *intestins*. Elle est alors absorbée et mêlée au *chyle*, qui résulte de la digestion des diverses espèces d'aliments. Elle ne tarde pas à arriver avec lui dans le sang et à être distribuée à tous nos organes, à toutes les parties de notre corps.

135. Usages de la graisse. — La graisse joue un double rôle dans notre organisme :

1° Une partie est totalement brûlée par l'oxygène du sang (13); cette combustion a lieu dans les vaisseaux capillaires, répandus dans l'épaisseur de tous nos tissus et de tous nos organes.

Il résulte de cette combustion lente, analogue à celle de l'huile dans une lampe, malgré qu'il n'y ait pas de flamme : 1° de la *chaleur*, qui maintient l'intérieur de notre corps à un degré de température uniforme est constant, quels que soient le climat et la saison; 2° du *gaz carbonique* et de la *vapeur d'eau*, dont le sang se débarrassera dans les poumons.

Plus il fera froid, plus il faudra de graisse, plus il faudra de charbon pour se réchauffer : or on sait le goût prononcé des Lapons, des Esquimaux et des Peuples du Nord pour la graisse et l'huile.

2° Une autre partie est *emmagasinée* dans les mailles du tissu cellulaire, sous la peau et entre nos masses charnues. Là, outre son rôle de séparer et de protéger nos organes, comme le feraient des coussinets de ouate, elle constitue une réserve, un bûcher, un approvisionnement de combustible.

C'est ainsi que les ours, les animaux sauvages des pays froids, les animaux qui sont engourdis pendant tout l'hiver, sont si *gras* au commencement des grands froids et si *maigres* au printemps : ils se sont chauffés pendant l'hiver avec leur provision de graisse, que le manque de nourriture n'a pas permis d'entretenir. — C'est ainsi que les Malades, en proie à une fièvre violente, maigrissent si rapidement : leur provision de graisse s'épuise rapidement, dévorée par le feu allumé par la fièvre.

136. Alcool. — L'alcool est un combustible de premier ordre. La graisse, comme le ferait un feu de braise sous la cendre, donne une chaleur douce, uniforme et de longue durée; l'alcool, comme le feraient des fagots, procure un feu vif, mais passager, une véritable flambée.

Toutes les boissons, excepté l'eau pure, dont l'homme fait habituellement usage, contiennent de l'alcool en quantité plus ou moins grande. Ainsi le *vin* en renferme de 20 à 7 pour 100; le *cidre*, de 9 à 3 pour 100; le *poiré*, 6 à 1 pour 100; les diverses espèces de *bières* de 6 à 1 pour 100, etc. Quant aux *liqueurs* (il n'est pas de peuple, même le moins civilisé, qui n'ait les siennes), elles contiennent une proportion d'alcool beaucoup plus grande.

Digestion. — Quand nous buvons un liquide contenant de l'alcool (vin, bière, liqueurs, etc.), une partie de cette boisson *s'acidifie* dans notre estomac. Cette transformation d'une petite partie de l'alcool en *acide lactique* est due à l'acidité du suc gastrique; mais la presque totalité de l'alcool de ces boissons est absorbée *dans l'estomac* sans subir de transformation.

Usages de l'alcool. — Cet alcool absorbé se mêle immédiatement avec le sang, où il *brûle* au contact de l'oxygène de l'air dissous dans ce sang. De cette combustion, semblable à celle de la graisse, mais plus rapide, résultent de la *chaleur*, du gaz carbonique et de la vapeur d'eau.

On a donc raison de dire que le bon vin, que les liqueurs, réchauffent le sang.

Outre cette chaleur que produit l'alcool, il faut noter aussi une stimulation générale des fonctions cérébrales, une excitation du système nerveux; on sent en soi plus de chaleur, d'activité, d'énergie; notre machine semble être chauffée à toute vapeur.

Cet effet général est dû, en grande partie, à l'action de l'*alcool* sur notre cerveau, en même temps qu'aux *éthers* et aux *essences* de diverse nature que renferment toutes ces boissons, et qui communiquent à chacune d'elles un arome, un bouquet et une action spéciales.

3° ALIMENTS AQUEUX

137. — Importance de l'eau. — Si l'on donne au mot aliment sa véritable signification,— celle de pourvoir à l'entretien et à la réparation de notre corps, — l'*eau* est un aliment aussi bien que la viande, le pain, la graisse; elle entretient, elle alimente en notre corps les divers liquides aqueux dont notre organisme a besoin.

L'eau, en effet, partout répandue dans notre corps,

forme la base de *toutes* nos humeurs et fait partie constituante de *tous* nos organes. En desséchant dans un four un cadavre pesant 60 kilogrammes, on le réduit à 6 kilogrammes : il y a donc 90 pour 100 d'eau dans notre corps : ce n'est donc qu'une éponge gonflée d'eau.

L'eau est le véhicule de toutes les substances qui sont absorbées, ou sécrétées, ou exhalées ; sans elle, aucune de ces fonctions, essentielles à la vie, non plus qu'aucune des diverses réactions et combinaisons chimiques de la Digestion, ne pourraient s'accomplir.

L'eau dissout et met ainsi en présence, en contact intime, les diverses substances qui doivent réagir les unes sur les autres. Ce n'est qu'à l'état *liquide*, dit la Chimie, que les corps peuvent réagir les uns sur les autres ; ce n'est qu'à l'état *liquide*, dit la Physiologie, que les substances alimentaires peuvent être absorbées. — C'est ce que nous avons vu plus haut pour la viande et les autres aliments azotés, qui se transforment en albumine *liquide ;* pour la fécule et le sucre, qui se changent en glycose ou sucre *liquide*, pour la graisse, qui se transforme en graisse émulsionnée, ou *liquéfiée*, en une sorte de liquide laiteux.

L'eau sert aux diverses sécrétions (urinaire, biliaire, etc.), dont les produits solides sont éliminés grâce à une quantité d'eau suffisante pour qu'ils puissent se dissoudre. Si les produits solides sécrétés sont trop abondants, ou si l'eau est en quantité insuffisante, tout ce qui ne peut se dissoudre, se fondre, constitue des graviers, des calculs.

L'eau maintient le sang dans l'état de fluidité, de *liquidité* nécessaires à la circulation; elle entretient les divers tissus organiques dans l'état de souplesse, de mollesse nécessaires à l'accomplissement de leurs fonctions. La vie animale n'est possible en nous qu'à la condition expresse que tous nos tissus organiques soient incessamment pénétrés et imbibés de liquides; avec la vieillesse, la rigidité, la sécheresse, le raccornissement, augmentent insensiblement.

138. Consommation d'eau. — Notre corps est incessamment traversé par une espèce de courant de liquides aqueux, dont la quantité est en moyenne de *deux* litres par jour. Ces liquides sont quotidiennement entretenus et renouvelés par l'eau que contiennent *tous* nos aliments et surtout *toutes* nos boissons; ces liquides sont également évacués tous les jours par les urines, par la transpiration insensible de vapeur d'eau ou de sueur, par l'évaporation pulmonaire, par les selles.

La Nature, dans son infinie sagesse, a su pourvoir à cette dépense quotidienne. En effet, *tous* les aliments dont nous nous nourrissons renferment déjà en eux-mêmes une grande quantité d'eau : le pain, la viande, les légumes frais ou accommodés, les fruits, contiennent une quantité d'eau variable, mais qui représente toujours au moins la moitié et souvent même les deux tiers de leur poids. Cette quantité d'eau n'est cependant pas encore suffisante pour atteindre la somme des besoins de notre organisme : c'est pour cela que nous buvons.

Les diverses boissons dont nous faisons habituellement usage sont : l'*eau* de source, de rivière, de puits ; — les boissons *fermentées* (vin, cidre, poiré, bière, etc.) ; — les boissons *alcooliques* (eau-de-vie, rhum, kirsch, anisette, chartreuse, etc.) ; — les boissons *aromatiques* (café, thé, chocolat, tisanes, etc.) ; — le *lait* ; — le *bouillon* ; etc.

Toutes ces boissons ne sont que de l'eau tenant en dissolution : soit les principes nutritifs de la viande, comme le bouillon ; soit de la caséine, du sucre, du beurre émulsionné, des sels, comme le lait ; soit de l'alcool, du tanin, des gommes, des substances colorantes, des essences, comme le vin, etc. Dans tous les cas, l'eau en est la partie essentielle, et les autres substances que nous venons d'énumérer n'y existent qu'en *très-faible* proportion.

4° ALIMENTS MINÉRAUX

139. Sels minéraux. — Outre l'oxygène, l'hydrogène, le carbone et l'azote, qui, associés en des combinaisons diverses, constituent à eux seuls la presque totalité de nos tissus et de nos organes, notre corps renferme, sans qu'il y paraisse au premier abord, une assez grande quantité de sels minéraux : 225 à 250 grammes environ. Notre sang en contient 1 pour 100 ; notre salive, notre suc gastrique, notre bile, 1 pour 100 ; notre chair et nos divers tissus, 2 pour 100 ; nos urines, 7 pour 100 ; nos os, 6 pour 100.

Ces sels minéraux sont très-nombreux ; la simple nomenclature en serait longue et fastidieuse. Je citerai seulement la chaux, la soude, la potasse, le sel marin, le soufre, le phosphore, le fer, qui existent sous la forme de carbonates, de sulfates, de phosphates, de chlorures, etc.

140. Consommation de sels. — Il est donc de toute nécessité que nous subvenions à l'entretien et au renouvellement de la partie minérale, soit des humeurs, soit des divers tissus et organes de notre corps. Nous avons autant besoin de sels minéraux que de pain, de viande, de légumes, de graisse, d'eau.

C'est pour cela que *tous* nos aliments et que *toutes* nos boissons, l'eau la plus pure elle-même, contiennent une certaine quantité de sels minéraux. Ainsi, la *viande* en renferme 10 grammes par kilo ; les *légumes* farineux, 20 à 30 grammes par kilo ; le *pain*, de 10 à 15 grammes par kilo ; le *lait*, 3 grammes par litre ; le bouillon, convenablement salé et apprêté, 8 à 9 grammes par litre ; l'*eau filtrée* de rivière, de la Seine, par exemple, 15 à 25 centigrammes par litre.

Mais cette quantité est encore insuffisante pour les besoins de notre organisme : aussi ajoutons-nous à nos aliments, par un sentiment instinctif, presque 10 grammes par jour de *sel* marin, sel indispensable à la constitution chimique du sang et de plusieurs de nos humeurs.

II

ALIMENTS ET BOISSONS

I

BOISSONS

141. Eau. — L'eau dont les Dyspeptiques feront usage devra être parfaitement pure, limpide, claire, bien aérée, légère, sans odeur, d'une saveur fraîche et agréable.

L'eau est la boisson par excellence de l'homme bien portant, celle qui lui convient le mieux, car elle ne stimule ni ne ralentit aucune fonction et elle facilite l'accomplissement de toutes. Elle doit entrer en une large proportion dans le régime des sujets doués d'un tempérament sanguin ou nerveux, de ceux chez qui prédomine l'appareil hépatique, des hémorrhoïdaires, des goutteux ; il en est de même des Dyspeptiques atteints de Gastrite et de ceux dont les digestions s'accompagnent de renvois acides ou nidoreux.

Cependant, ainsi que je l'ai déjà dit, l'eau, bue *avec excès*, distend l'estomac, atténue le degré de stimulation dont cet organe a besoin, délaye et affaiblit le suc gastrique, et ralentit ainsi le travail de la digestion.

Les sujets dont l'organisme est affaibli par une cause quelconque, physiologique ou morbide, les anémiques, les chlorotiques, les Dyspeptiques dont les digestions sont lentes ou pénibles, ont besoin d'une certaine stimulation pour que leurs fonctions puissent s'accomplir régulièrement ; c'est pourquoi ils devront faire usage de vin, qu'ils couperont d'eau dans des proportions qui varieront selon leur âge, leur sexe, leurs habitudes et leurs besoins.

142. Eaux gazeuses. — L'*eau de Seltz* artificielle est une simple dissolution de gaz acide carbonique dans de l'eau ordinaire. Je lui préfère les eaux naturelles de Saint-Alban, Saint-Galmier, Chateldon, Condillac, et surtout de Vichy.

Le gaz acide carbonique y existe à l'état de dissolution, fait corps avec elle, s'y conserve mieux quand on débouche la bouteille ; elles moussent et pétillent, flattent agréablement le palais et sont essentiellement digestives.

Ce sont d'excellentes boissons dont je ne saurais trop recommander l'usage aux personnes atteintes d'Atonie ou de Gastralgie; elles conviennent moins dans le cas où l'estomac est le siége d'une irritation plus ou moins vive; on doit complétement s'en abstenir dans le cas de Flatulence.

143. Vin. — De toutes les boissons fermentées dont l'homme fait usage, le vin est la meilleure.

Le vin est un liquide composé d'éléments très-divers; il contient : une très-grande quantité d'*eau*, 90 pour 100 en moyenne; — de l'*alcool*, dont la proportion varie de 7 à 25 pour 100; — des substances *sucrées*; — quelques *acides* végétaux (acétique, tartrique, malique, etc.); — des *sels* ou crème de tartre (acétates, tartrates); — du *tanin*; — de la matière *colorante*; — des *éthers* de diverse nature qui constituent le bouquet.

La composition chimique, la nature et les qualités du vin dépendent de l'espèce et de la provenance du raisin, de son cru, de son mode de fabrication, et des soins ultérieurs qu'il a reçus, etc. Mais je ne veux m'occuper ici que de ses qualités hygiéniques.

Le bon vin doit ses qualités hygiéniques aux heureuses proportions dans lesquelles sont groupés ses divers éléments constitutifs : l'alcool, dans la proportion de 10 à 12 pour 100, exerce une action stimulante immédiate sur l'estomac, et secondaire sur le système nerveux ; mais les acides et le tanin agissent comme tempérants, et modèrent l'action de l'alcool; — le tanin et les matières colorantes constituent un excellent tonique amer très-favorable à l'estomac; — l'arome et le bouquet flattent agréablement le goût et stimulent l'estomac.

Le vin favorise notablement la digestion, excite le cerveau, active toutes les facultés, relève les forces, donne du ton et de l'énergie à tout l'organisme, et y fait naître un sentiment général de bien-être et d'expansion.

La première qualité des vins, de ceux destinés à des Malades surtout, est d'être purs, naturels; malheureusement, ils sont souvent altérés par la sophistication, cet oïdium industriel. On devra donc prendre toutes les précautions nécessaires pour se les procurer aussi naturels qu'il sera possible.

Les vins nouveaux, outre qu'ils sont moins agréables à boire, sont lourds et laissent dégager dans l'estomac des gaz qui donnent lieu à des renvois acides, ou à des coliques. Les vins vieux sont plus digestibles, plus moelleux, moins spiritueux et doués d'un arome plus fin qui stimule doucement toute l'économie.

Quant au choix à faire entre les différents crus pour les Dyspeptiques, il s'agit bien moins de flatter leur palais, que de tonifier leur estomac, et de mesurer le degré d'excitation qu'il réclame. Or, les crus de Bordeaux et de Bourgogne sont les mieux adaptés aux besoins de la généralité des Dyspeptiques.

144. Diverses espèces de vin. — Le *Bordeaux* est un vin qui contient moins d'alcool, plus de tanin et moins de tartrates acides que le Bourgogne ; c'est pourquoi il est moins excitant, moins capiteux, mais un peu plus astringent sans être âpre, et un peu plus froid à l'estomac. Il a un bouquet très-prononcé, dont les nuances de saveur et de délicatesse varient selon les différents cépages, mais qui est généralement fin et agréable. Il convient très-bien aux Dyspeptiques, à ceux surtout qui ont besoin d'être tonifiés, mais chez qui on ne doit pas déterminer une stimulation trop vive.

Le *Bourgogne* est plus chaud, plus stimulant, plus capiteux que le Bordeaux ; il se distingue par l'éclat de sa couleur, la finesse de son arome, la suavité, la délicatesse et le velouté de sa saveur. Il convient aux Dyspeptiques dont la constitution est molle, lymphatique, atone, et dont les digestions sont lentes et laborieuses ; il ne conviendrait pas à ceux qui sont atteints d'Aigreurs, de Pyrosis ou de Gastralgie.

Les *vins blancs* ne sont pas toniques et stimulent très-vivement le système nerveux ; leur usage serait nuisible aux sujets faibles et délicats, atteints de Gastralgie, ou même d'une forme quelconque de Dyspepsie.

Le *vin* mousseux de *Champagne*, exerçant une action bien plus vive encore à cause du gaz acide carbonique dont il est saturé, doit être interdit aux Dyspeptiques ; cependant, frappé de glace, il convient parfaitement pour arrêter les vomissements, à condition toutefois qu'il n'y aura aucun signe d'irritation gastrique ou d'état saburral.

Les *vins alcooliques* de Marsala, de Madère, ont une saveur et un parfum des plus délicats, et sont doués de propriétés stimulantes et digestives qui les font utiliser, à la fin des repas, dans les cas de Dyspepsie atonique, chez les sujets mous, lymphatiques et chez les chlorotiques.

Les *vins sucrés* de Malaga, de Lunel, de Malvoisie, sont très-utiles dans les mêmes cas ; ils communiquent à l'estomac une douce chaleur, qui s'irradie dans toute l'économie ; cependant leur usage ne convient pas aux Dyspeptiques atteints d'Aigreurs ou de Gastralgie, non plus qu'aux Diabétiques.

145. Bière, Cidre. — La bière est la seule boisson habituelle dont plusieurs peuples de l'Europe fassent usage ; en outre, on en fait aujourd'hui, même dans les pays où le vin existe en abondance, une très-grande consommation.

La bière exerce sur l'estomac, sur le tube digestif et sur tout l'organisme, une action extrêmement variable selon les individus, différence d'action qui varie surtout selon qu'ils en font leur boisson habituelle, ou qu'ils en boivent accidentellement : les premiers digèrent parfaitement, en buvant de la bière pendant leurs repas ; les autres verraient leur digestion plus ou moins troublée, s'ils buvaient de la bière en mangeant.

C'est pourquoi les appréciations que je pourrais

faire ici de la bière paraîtraient fausses et inexactes aux uns ou aux autres.

Cependant, on est forcé d'admettre qu'il existe une très-grande différence entre le vin et les autres boissons fermentées : une personne habituée à boire du vin ne s'habitue qu'à la longue à boire de la bière, du cidre, du poiré, etc., surtout en mangeant ; au contraire, une personne habituée à boire de la bière, du cidre, du poiré, etc., s'habitue immédiatement à boire du vin. — Donc on peut conclure, sans dépasser les bornes de la logique, que le vin est préférable et qu'il est mieux supporté par l'estomac.

En tous cas, les personnes habituées à boire de la bière savent parfaitement à quoi s'en tenir sur les effets que produit cette boisson sur leur estomac, sur leurs digestions ; — celles qui n'en boivent qu'accidentellement devront le plus souvent lui préférer l'usage du vin.

Je pourrais en dire autant du *cidre*, du *poiré*, etc.

146. Liqueurs. — Le cognac, le rhum, le kirsch, exclus habituellement du régime des Dyspeptiques, peuvent cependant rendre accidentellement quelques services quand il s'agit de déterminer une vive stimulation de l'estomac.

Les liqueurs sont quelquefois utiles à la fin d'un repas un peu copieux, pour en faciliter la digestion ; mais les sujets atteints, à un degré quelconque, d'Irritation de l'estomac ou d'Aigreurs, devront s'en interdire l'usage d'une façon absolue.

L'*anisette* peut être employée pour combattre cette disposition flatulente, si commune aux Dyspepsies atoniques.

Le *curaçao*, bien préparé, est une liqueur tout à la fois amère, aromatique et spiritueuse, qui doit ses propriétés stomachiques à la macération de zestes d'écorces d'oranges amères qui en fait la base.

Je range à côté l'*Élixir de Garus*, dont les qualités toniques et digestives sont depuis longtemps consacrées.

La *Liqueur de la grande Chartreuse*, dont les trois teintes permettent de doser la force, est la meilleure liqueur de dessert pour les Dyspeptiques. — L'*Élixir de la grande Chartreuse* est doué d'une grande puissance de calorification et de stimulation diffusibles, qui s'exercent d'abord sur l'estomac, et qui, de là, s'irradient presque aussitôt dans toute l'économie, dont elles réveillent les forces vives; on l'emploiera avec succès dans les cas de maux de tête, de défaillances, et dans tous les cas où la vie semble menacée dans sa source.

L'*Eau de mélisse des Carmes* possède des propriétés stimulantes analogues, mais à un degré bien inférieur.

147. Excès des Alcooliques. — Prises en quantité *modérée*, les boissons alcooliques augmentent la sécrétion du suc gastrique, occasionnent une douce chaleur et une stimulation légère dans la muqueuse de l'estomac, et favorisent ainsi la digestion, en même temps qu'elles exercent une heureuse influence sur l'ensemble de notre organisme.

Prises *en excès*, les boissons alcooliques provoquent une irritation plus ou moins vive de la muqueuse gastrique; le *suc gastrique* est sécrété en plus grande abondance, ainsi que le *mucus* qui lubrifie l'intérieur de l'estomac; une grande partie des boissons s'acidifie; enfin, une portion de l'alcool absorbé s'évapore en nature par nos poumons.

De là résultent plusieurs troubles fonctionnels.

1° L'irritation fréquemment répétée de la muqueuse de l'estomac détermine en elle une congestion, une rougeur habituelles et une crispation de ses tuniques; puis surviennent des épaississements, des indurations, siégeant surtout dans le voisinage du pylore, altérations qui entretiennent des troubles digestifs divers, et qui peuvent même se transformer en cancer.

2° L'excitation du système nerveux de l'estomac occasionne également des douleurs gastriques, des crampes d'estomac, et quelquefois des vomissements nerveux.

3° L'augmentation du *mucus* gastrique constitue un amas de mucosités, de glaires, qui surchargent l'estomac, entravent la digestion : elles sont souvent rejetées tous les matins sous forme de vomissements muqueux ou pituiteux.

4° L'augmentation du suc gastrique et l'acidification plus abondante des boissons ingérées provoquent des aigreurs, des renvois acides, de la chaleur à l'estomac et même du pyrosis.

5º Enfin surviennent des troubles généraux de l'intelligence, qu'il suffit de signaler.

Ces troubles divers seront encore plus prononcés, et apparaîtront plus rapidement, si les boissons alcooliques sont prises *à jeun* : c'est ce que l'on observe souvent chez les buveurs d'absinthe.

148. Thé. — Le thé est une boisson aromatique dont trop de peuples font un trop grand usage pour qu'il ne réponde pas à un besoin réel ; pour eux, en effet, il supplée à l'absence du vin dans leur régime et, par la stimulation qu'il imprime aux fonctions de l'estomac, il rend les digestions plus faciles. En France, le thé est resté une tisane pour les classes inférieures, et pour les classes supérieures, une boisson de luxe et de convenance, un accompagnement obligé des soirées.

Les nombreuses espèces de thé peuvent se réduire à deux principales : le thé noir et le thé vert.

Le thé noir doit être exclusivement choisi pour les Dyspeptiques, car ses effets se réduisent à une légère stimulation cérébrale, à une sensation de douce chaleur à l'estomac.

Le thé vert possède une action stimulante beaucoup plus énergique, et produit de l'agitation, de l'insomnie, une excitation générale de tout le système nerveux.

Une infusion de thé, bien chaude, bien préparée, flatte singulièrement le goût par la finesse de sa saveur et la délicatesse de son arome ; ingérée, elle produit des effets immédiats et secondaires : les premiers, dus en partie au calorique, s'exercent sur la muqueuse de l'estomac, et consistent en une sensation de chaleur, une stimulation, une augmentation de la puissance digestive de ce viscère ; à cette action locale succède bientôt un sentiment de bien-être, une diffusion de chaleur, une augmentation d'énergie vitale.

Le thé convient donc, après le dîner, aux personnes âgées et à toutes celles dont les digestions sont lentes et laborieuses. On le prescrira surtout dans le cas d'inertie digestive de l'estomac, succédant soit aux excès de table, soit aux excès de veilles : il ranimera alors le système nerveux, redonnera à l'estomac sa puissance digestive, et favorisera l'élaboration des aliments.

149. Café. — Le café est d'un usage universel, et la consommation qui s'en fait dans toutes les parties du monde est immense. Cette boisson, douée d'une saveur très-agréable, possède en effet de précieuses qualités, qui sont d'ailleurs modifiées par le mode de préparation, la température du liquide, par l'état de vacuité ou de plénitude de l'estomac, par l'âge ou le tempérament, par l'habitude, etc.

C'est pour n'avoir pas suffisamment tenu compte de toutes ces circonstances, que l'on a tant déclamé pour et contre le café. Or, le café est bon en lui-même, comme le vin et comme tant d'autres choses ; l'abus seul, et l'abus commence à un degré qui n'est pas le même pour tout le monde, est préjudiciable.

La préparation du café exige des soins minutieux, sur lesquels la Gastronomie s'est étendue avec une complaisance que légitimait l'importance du sujet. Préparé selon les règles de l'art, le café exhale une suave vapeur que le gourmet hume avec délices.

Ingéré, il fait naître une douce chaleur dans l'estomac; il en rehausse l'énergie, surtout lorsque cet organe est aux prises avec une grande quantité d'aliments divers, et il rend la chymification plus prompte et plus facile : cette action, à la fois tonique et stimulante, est très-favorable à la digestion.

Les centres nerveux, et toute l'économie, participent bientôt à la douce stimulation exercée sur l'estomac. Il excite, en effet, tout le système nerveux, mais sans produire les troubles et les perturbations qu'occasionnent les alcooliques, dont il abat, au contraire, les fumées stupéfiantes. Il donne comme un coup de fouet à l'intelligence engourdie.

Aussi est-ce la liqueur favorite des savants, des artistes, des vieillards : les uns lui ont fait hommage de leur génie; les autres lui ont demandé l'inspiration, ou une plus grande activité intellectuelle; les vieillards le savourent avec délices, car il réveille leur sensibilité émoussée et il restaure en eux la conscience de la vie.

Pris à jeun, ou bien le soir, plusieurs heures après avoir mangé, le café ne détermine plus qu'une excitation sans fond, suivie de tiraillements et d'une sensation de malaise analogue à celui de la faim : c'est alors aussi qu'il émeut le plus fortement le système nerveux, qu'il stimule le plus l'intelligence, en même temps qu'il détermine de l'insomnie; cette action se prolonge même assez longtemps chez les personnes qui n'en font pas habituellement usage à ces heures insolites.

Le café convient surtout aux Dyspetiques dont les digestions sont longues, pénibles; à ceux dont les fonctions s'accomplissent mollement, sans énergie ni ressort; c'est également l'excitant fonctionnel par excellence des personnes âgées, dont il stimule l'estomac paresseux.

Mais les Dyspeptiques atteints de Gastralgie ou de Gastrite à un degré quelconque, ainsi que ceux qui sont sujets aux Aigreurs, devront s'abstenir de café.

II

LAITAGE, BEURRE, ŒUFS

150. Lait. -- Le *lait*, dont la Nature a indiqué à l'homme toute la puissance nutritive, est spécialement approprié aux besoins du premier âge, pour lequel il n'est pas de meilleur aliment; mais à mesure que l'organisme se développe, il perd son aptitude primordiale à le digérer aisément.

Le lait, en effet, n'est pas un aliment aussi digestible qu'on le pense généralement : soit qu'il n'exerce plus sur la muqueuse stomacale, émoussée par des aliments de haut goût, une stimulation suffisante, soit pour d'autres raisons, beaucoup de Dyspeptiques ne le digèrent que très-difficilement.

Le lait est une émulsion mucilagineuse de matière caséeuse et albumineuse, de matière sucrée et de sels, dans laquelle nagent des globules de matière grasse.

Lorsqu'on l'abandonne à lui-même, il se sépare bientôt en trois parties : — l'une vient à la surface former la crème, laquelle résulte de l'agglomération des globules de matière grasse (beurre) entre lesquelles s'interpose une certaine quantité de sérum, tenant en dissolution du caséum; — l'autre, d'abord dissoute dans le lait, se concrète et constitue le caséum (fromage) sous forme de grumeaux blanchâtres; — l'autre, enfin, est le sérum (petit-lait), liquide limpide, d'un blanc jaunâtre ou opalin, constitué par de l'eau tenant en dissolution des matières salines et une substance particulière, du sucre de lait.

Le lait est d'une digestion qui n'est pas toujours facile; d'ailleurs, pour cet aliment, plus encore que pour les autres, il faut tenir compte des goûts du Dyspeptique, des susceptibilités, des caprices, de la tolérance de son estomac. Quoique le lait soit parfaitement et aisément digéré par certaines personnes, on voit certains estomacs qui ne peuvent le supporter et se révoltent obstinément contre lui.

Le lait qui vient d'être trait est habituellement le mieux digéré; bouilli, il est plus lourd, car l'ébullition lui a enlevé une grande partie de l'air qu'il contenait et altéré légèrement sa constitution chimique. Bu chaud, il est peu digestible, pour les Gastralgiques surtout, chez lesquels il détermine de la pesanteur d'estomac, du ballonnement et des borborygmes; bu froid, il se tolère mieux, mais il détermine de la diarrhée chez quelques Dyspeptiques.

Pour rendre sa digestion plus facile, on devra le relever par du sucre, ou par du sel, ou bien en faire quelque potage au pain ou aux fécules exotiques, que l'on additionnera d'une liaison de jaunes d'œuf.

En résumé, le lait est diversement supporté par les divers estomacs, sans qu'on puisse toujours parfaitement s'expliquer ces différences. Chacun examinera avec soin la tolérance de son estomac à cet égard, et il restera seul juge de savoir s'il doit ou ne doit pas faire usage de lait.

151. Diverses espèces de Lait. — Les mêmes éléments constitutifs existent dans le lait de tous les animaux, mais ils y sont en des proportions variables : c'est ce qui explique pourquoi le lait est doué de propriétés diverses, selon qu'il provient de tel ou tel animal.

Le lait de *vache*, le plus usuel de tous, contient en moyenne : 80,50 pour 100 d'eau, 3,20 de substances azotées (fromage), 3,34 de beurre et 3,71 de sucre.

Le lait d'*ânesse* offre l'odeur, la saveur et les propriétés du lait de femme; il est plus faible, surtout en fromage et en beurre, que le lait de vache, mais il est plus sucré (6,40 au lieu de 3,71); sa crème est peu abondante; son beurre est mou, blanc, peu sapide, se rancissant vite; il est adoucissant et laxatif; il est peu nourrissant, mais c'est celui qui est le mieux digéré par la plupart des Dyspeptiques.

Le lait de *chèvre* est plus riche que celui de vache en substances grasses et azotées et en sucre : il contient 4,50 de fromage au lieu de 3,20; 4,10 de beurre au lieu de 3,34, et 5,80 de sucre au lieu de 3,71; c'est le plus épais de tous; il a une odeur et une saveur hircines caractéristiques; sa crème est d'un blanc mat, épaisse, d'une saveur agréable; son beurre est blanc, ferme, très-abondant et d'une bonne conservation; il est astringent et tonique.

Le lait de *brebis* est le plus riche de tous, car il contient 8 pour 100 de fromage au lieu de 3,20, et 6,50 de beurre au lieu de 3,34; il est moins sucré que celui de vache et surtout que celui d'ânesse; son beurre est abondant; son fromage est gras, visqueux et d'une odeur spéciale; il est très-nourrissant.

Le *petit-lait* est d'une digestion plus facile que le lait.

152. Café au lait. — Dans toutes les grandes villes, presque toutes les femmes, à quelque classe de la société qu'elles appartiennent, ne sauraient se dispenser de prendre chaque matin, à leur lever, un bol de café au lait ; c'est un aliment peu coûteux, très-promptement et très-facilement préparé. Si, dans un ménage, la femme en prend, les enfants et le mari lui-même ne sauraient avoir un goût différent, et, chaque matin, la cuisinière fait sa provison de lait au laitier du coin.

Or, c'est pour n'avoir pas voulu remarquer que c'est avec ce lait qu'est préparé le café au lait dans toutes les grandes villes, qu'un très-grand nombre de Médecins ont déclaré que c'était là un détestable aliment et qu'ils lui ont imputé maintes maladies.

Je ne partage pas cette façon de voir ; car je ne puis m'empêcher de remarquer qu'un très-grand nombre de personnes font un usage journalier de café au lait depuis un grand nombre d'années, tout en conservant une très-bonne santé.

Il est cependant également vrai que, pour beaucoup de personnes, le café au lait est un véritable purgatif, et que quelques-unes même n'en usent que dans ce but.

La véritable raison de cette action si différente et de ces opinions contradictoires est que le lait, ainsi que je l'ai fait remarquer, n'est pas également bien digéré par tous les estomacs et que quelques-uns ne peuvent le supporter ; qu'il a, chez quelques personnes, une action analogue à celle d'un laxatif ; enfin que, dans les grandes villes, le lait est généralement mauvais, parce qu'il est altéré par son transport, pendant lequel il est secoué plusieurs heures durant, et par mille falsifications que la surveillance la plus active a peine à prévenir et à réprimer.

Si donc on veut bien réfléchir à cette intolérance d'un grand nombre d'estomacs pour le lait pur et parfaitement naturel, ainsi qu'aux nombreuses altérations que le lait peut subir, soit par des modifications dans le régime ou même dans la santé de la vache qui le produit, soit surtout par les falsifications des nombreux industriels entre les mains desquels il passe avant d'arriver dans le bol du consommateur, on comprendra facilement comment le café au lait devient, pour quelques Dyspeptiques, un mauvais déjeuner, produisant une satiété factice, trompant l'estomac sur ses véritables besoins et déterminant souvent des dérangements dans les fonctions intestinales.

153. Chocolat. — Il existe aussi beaucoup de dissidences sur la valeur hygiénique du chocolat; cela tient aux très-grandes différences de qualité qui existent entre les nombreuses espèces de chocolat que produit l'Industrie et aux nombreuses sophistications dont cet aliment est l'objet chez certains fabricants; cela dépend aussi de ce que le chocolat est très-souvent préparé au lait, auquel il emprunte par conséquent son indigestibilité.

Je conseille donc : d'acheter le chocolat dans une bonne maison; de choisir celui qui est aromatisé à la vanille, car le chocolat, étant un aliment gras, a besoin d'aromates qui stimulent l'estomac, afin d'en faciliter la digestion ; enfin de le préparer à l'eau, car il devient alors plus léger, surtout pour les Dyspeptiques qui supportent mal le laitage.

Le chocolat constitue un *premier déjeuner* agréable et assez hygiénique ; cependant il est un peu échauffant.

154. **Fromages.** — Les *fromages* constituent un mets d'un usage très-répandu ; les nombreuses variétés de cet odorant produit dépendent de la nature du lait employé, de la proportion de crème qu'ils contiennent et du mode de fabrication.

1° La *crème* fouettée est un aliment doux, rafraîchissant, léger et qui constitue un très-bon dessert pour un estomac maladif.

2° Les fromages frais à la crème, à la pie, de Neufchâtel, ont une saveur douce et agréable ; ils sont nourrissants et, convenablement assaisonnés de sucre ou de sel, d'une digestion assez facile ; cependant les Gastralgiques et les personnes qui ne peuvent digérer le lait les supportent difficilement.

3° Les fromages salés de Brie, de Marolles, de Livarol, de Camember, ont subi un commencement de fermentation qui a développé en eux des acides gras auxquels ils doivent une saveur et une odeur spéciales ; ils sont plus digestibles et plus excitants que les précédents.

4° Les fromages de Gruyère, de Hollande, de Chester, sont plus stimulants et d'une digestion plus difficile.

5° Les fromages de Sassenage, de Roquefort, qui doivent leur haut goût à divers assaisonnements et surtout au caséate d'ammoniaque qu'un commencement de putréfaction y développe, sont les plus excitants de toutes ces préparations ; ils stimulent vivement la muqueuse de l'estomac, et leur usage habituel peut, chez les Dyspeptiques, avoir des inconvénients.

Les fromages sont, en général, d'une digestion difficile pour la plupart des Dyspeptiques ; cela tient à ce que les diverses espèces de fromages contiennent trop de matière grasse, et à ce que la décomposition de la caséine et du beurre produit divers acides gras qui stimulent trop vivement la muqueuse gastrique. En outre, ils nourrissent peu par eux-mêmes, et les fromages de haut goût produisent souvent de la chaleur et même du pyrosis, ainsi que de la flatulence.

Cependant ces fromages excitent et rendent plus abondante la sécrétion de la salive, du suc gastrique, de la bile et du suc pancréatique : aussi peut-on les considérer, malgré la difficulté qu'ils ont eux-mêmes à être digérés, comme de très-bons moyens de faciliter la digestion. C'est pourquoi j'en conseille l'usage aux Dyspeptiques dont la digestion est lente et pénible, à condition toutefois qu'ils en useront modérément.

155. Beurre. — Le *beurre* est séparé de la crème du lait par le barattage. Sa composition est très-mobile : très-frais, il a une saveur franche, un arome de noisette ; il constitue alors un aliment, un hors-d'œuvre agréable, sain, adoucissant et assez digestible; mais au bout de peu de jours, le lait de beurre, dont la fabrication ne peut le purger entièrement, fermente et lui communique peu à peu une odeur et une saveur particulières.

Comme aliment, il participe aux propriétés des graisses; mais sa finesse et son arome, qui dépendent à la fois de la race de l'animal qui l'a produit, de la nature du pâturage et de la perfection du travail de fabrication, le rendent plus digestible ; néanmoins, mangé seul avec du pain, en trop grande proportion, il ne convient pas aux Dyspeptiques.

Associé, au contraire, à certaines préparations culinaires, à la cuisson des légumes et des poissons, par exemple, non-seulement il n'a pas les inconvénients que j'ai assignés aux corps gras, mais il est même indispensable à la facile digestion de ces aliments ; il en est de même de l'huile dans la salade, laquelle serait, sans elle, d'une digestion difficile. En tout cas, il faut faire du beurre, sous quelque forme que ce soit, un usage très-modéré.

156. **Excès de graisse.** — L'*excès* des matières grasses dans notre régime détermine des troubles divers:

1° La graisse, le beurre, l'huile, n'étant pas digérés dans l'estomac, où ils sont comme des étrangers de passage, les aliments trop gras pris en excès sont lourds, indigestes, gênants ;

2° La salive et le suc gastrique étant sans action sur les matières grasses, si nos aliments en sont trop imprégnés, trop surchargés, elles empêcheront le suc gastrique de l'estomac d'attaquer librement et de digérer ces aliments, qui se seraient laissé faire sans elles : la digestion sera donc lente, pénible, laborieuse ;

3° Les matières grasses étant une combinaison d'*acides gras* et de glycérine, il arrive assez souvent que cette combinaison chimique se modifie, se dédouble dans l'estomac, et que la glycérine et les acides gras se séparent : il en résulte alors des renvois acides, des Aigreurs, et souvent même une sensation de chaleur à l'épigastre.

157. **OEufs.** — Les œufs constituent, par leur très-grand pouvoir nutritif sous un petit volume et par la facilité de leur digestion quand ils sont bien apprêtés, l'aliment le plus important dans le régime des Dyspeptiques.

Il est peu d'aliment aussi nourrissant, aussi sain, aussi digestible que l'œuf.

L'œuf est, comme le lait, un type d'aliment complet ; sa composition chimique explique aussi sa grande puissance nutritive.

Il consiste dans la réunion du blanc et du jaune renfermés dans une coquille calcaire : le blanc offre une solution concentrée d'albumine, additionnée de quelques sels ; le jaune est formé d'une dissolution aqueuse de vitelline, tenant en suspension des globules d'une huile qui contient du phosphore, du soufre, des acides gras et des sels.

Les différents modes de préparation influent beaucoup sur la digestibilité des œufs : moins ils sont cuits, mieux ils se digèrent.

Les œufs *à la coque*, *très-peu* cuits, constituent un mets agréable, très-nutritif et d'une très-facile digestion. Un ou deux œufs à la coque, aussi faciles à préparer, même par un Célibataire, qu'une tasse de café au lait, constituent un excellent premier déjeuner, que je recommande beaucoup aux Dyspeptiques.

Les œufs *sur le plat* doivent être préparés avec beaucoup de soin et servis à temps ; car, trop cuit, le blanc devient très-indigeste.

Les œufs *brouillés*, peu cuits, convenablement assaisonnés et additionnés de bon jus de viande, constituent un excellent aliment, extrêmement digestible, puisqu'il réunit associés ensemble des principes très-nourrissants, l'œuf et les sucs nutritifs de la viande. Je ne saurais trop le recommander aux Malades qui supportent difficilement toute espèce de nourriture et dont il est cependant absolument nécessaire de soutenir les forces.

Les *omelettes* doivent être légères, bien homogènes, de consistance molle et préparées au naturel ; celles au lard, au jambon, aux rognons, devront être réservées à de bons estomacs.

Les œufs *au beurre noir* sont généralement trop cuits ; ils doivent en outre aux principes empyreumatiques du beurre brûlé et du vinaigre dont on les assaisonne, d'être moins digestibles.

Je le répète encore, les œufs ne sont un aliment

nourrissant et surtout *digestible*, qu'à la condition expresse d'être *très-peu cuits.*

III

POTAGES

158. Bouillon. — Le *bouillon* n'est autre chose qu'une décoction, sufffsamment prolongée et convenablement conduite, qui enlève à la viande la plupart de ses principes sapides et nutritifs. Les légumes dont la viande a été additionnée cèdent également des principes mucilagineux, sucrés et aromatiques, qui rendent le bouillon plus nourrissant et lui donnent de la couleur, de l'onctuosité et du goût.

Les meilleurs bouillons se préparent avec du bœuf et une poule : ils sont alors plus nourrissants, plus délicats, plus savoureux, plus *corsés.*

Si le pot-au-feu a été bien préparé, bien conduit, s'il a cuit *très-longtemps* et surtout *très-doucement*, il contient le plus grand nombre des principes utilisables de la viande, c'est-à-dire : une notable quantité des sucs nutritifs de la viande employée ; de la matière grasse, sous forme d'yeux, qui donne au bouillon de la saveur et une certaine onctuosité ; de la gélatine ; des substances mucilagineuses dues aux légumes ; enfin certains principes aromatiques, empruntés à la viande, aux os, à la *garniture* du pot-au-feu, lesquels rendent le bouillon plus sapide, plus savoureux et plus facile à digérer.

Le bouillon est un excellent aliment, d'autant plus nutritif et même d'autant plus digestif qu'il a été préparé avec une plus grande proportion de viande, qu'il est plus consommé.

Il n'exige, pour être assimilé, qu'un faible travail de la part de l'estomac. Trop léger, il est lourd, moins digestible, en raison de sa fadeur et de la trop grande proportion d'eau.

Quelques Dyspeptiques ne digèrent même convenablement un bon consommé que s'il est relevé par quelques épices : sinon, il provoque chez eux de la pesanteur d'estomac et de la flatulence ; d'autres ne le digèrent aisément que s'ils le prennent très-froid, bien dégraissé, et en petite quantité à la fois. En tous cas, on doit toujours prendre le bouillon ou bien très-chaud, ou bien très-froid, jamais tiède.

159. Bouillon instantané. — Voici une méthode fort commode pour obtenir, en un quart d'heure seulement, un excellent bouillon, aussi nutritif que celui fourni par le pot-au-feu, d'une saveur et d'une odeur aussi agréables ; tout le monde, un Célibataire lui-même, peut aisément le préparer.

On prend une demi-livre de bœuf, un bifteck par exemple, sans os ni graisse ;

On le hache menu comme chair à saucisses et on le saupoudre d'un peu de sel ;

On place ce hachis dans une casserole, ou dans une cafetière, que l'on remplit d'eau ensuite : deux grands verres ordinaires environ ;

On place la cafetière devant le feu, ou sur un réchaud à alcool ;

Dès que l'eau bout, on retire la cafetière du feu, et on laisse infuser *cinq* minutes ;

On passe alors le contenu de la cafetière à travers un petit tamis, ou tout simplement à travers un linge ;

Et l'on a ainsi un *excellent* bouillon.

160. Potages. — Les *potages* constituent pour quelques Malades le seul mets que leur estomac puisse supporter ; pour les Dyspeptiques, ils doivent être le prélude obligé de leur principal repas.

La *soupe* grasse *au pain* est un excellent potage : on la rend encore meilleure en faisant, au préalable, griller les tranches de pain, la torréfaction légère développant dans le pain des principes aromatiques qui se communiquent au bouillon et lui donnent une saveur plus agréable. Les *biscottes* font aussi une très-bonne soupe au pain.

Le *vermicelle*, les *lazagnes*, les *pâtes d'Italie* diversement découpées, le *macaroni*, sont des pâtes sèches, dures, s'imprégnant difficilement de bouillon malgré une cuisson prolongée, et forment, par conséquent, des potages moins digestibles que la soupe au pain ;

si on en fait usage, il faut tout au moins qu'elles soient *très-cuites*.

Il n'en est pas de même du *tapioca*, du *sagou*, du *salep*, de *l'arow-root*, lorsqu'ils sont d'origine véritable; ces fécules exotiques, d'une saveur délicate, se dissolvent aisément dans le bouillon, lui donnent un aspect gélatiniforme, augmentent ses propriétés nutritives, et constituent des potages légers, agréables et très-nourrissants. Je recommande surtout le *tapioca*.

Les *purées de légumes* farineux n'ont ni la saveur délicate, ni la puissance nutritive, ni surtout la digestibilité des potages précédents.

Les *juliennes*, constituées par plusieurs légumes verts, d'épaisseur, de dureté, de résistance à la cuisson diverses, doivent être réservées aux personnes douées d'un bon estomac.

IV

VIANDES

161 Propriétés générales. — Les viandes représentent la partie la plus nutritive et la plus réparatrice des nombreux aliments qui servent à notre nourriture. Leurs propriétés substantielles sous un petit volume; leur richesse en principes réparateurs ou azotés (126) ; la *conformité de leur nature* avec nos chairs et nos tissus organiques; leur *identité* absolue avec l'albumine, la fibrine et les globules rouges de notre sang , — expliquent leur puissance essentiellement tonique et réparatrice : c'est pourquoi la viande nous nourrit davantage qu'une quantité triple ou quadruple de légumes, et surtout de fruits, sans imposer à l'estomac une digestion trop laborieuse.

Toutes les viandes, de quelque animal qu'elles proviennent, offrent une composition organique et chimique, ainsi que des principes réparateurs et nutritifs, identiques : les proportions seules diffèrent.

Le *pouvoir nutritif* et la *digestibilité* des diverses viandes varient selon l'état sauvage de l'animal dont elles proviennent, ou son état de domesticité, son âge, son sexe, sa castration, son mode d'élevage, sa nourriture habituelle et selon le mode de préparation culinaire auquel ces viandes auront été soumises.

Les viandes *noires* du gibier et les viandes *rouges* du bœuf, du mouton, etc., sont les plus riches en principes azotés, et fournissent à la nutrition les éléments réparateurs les plus abondants et les plus puissants. Le degré de coloration des viandes, qui est en raison directe des sucs nutritifs qu'elles contiennent, indique assez bien leur pouvoir nutritif proportionnel et relatif.

Les viandes *blanches* sont gélatineuses, albumineuses, et fournissent au sang peu de matériaux réparateurs : elles sont donc moins nutritives que les viandes rouges; la gélatine et l'albumine dont elles sont imprégnées les rendent moins digestibles pour certains estomacs, et leur communiquent en outre quelques propriétés rafraîchissantes ou laxatives.

La viande des animaux *très-jeunes* est tendre, mais également peu nourrissante, sans arome capable d'éveiller l'action de l'estomac, souvent peu digestible et douée également de propriétés laxatives; — celle des animaux *vieux* est fibrineuse, sèche, coriace, très nutritive, en général échauffante, mais peu digestible ; — celle des animaux *adultes*, suffisamment engraissés et surtout castrés, est la meilleure.

Les parties de la viande, de quelque animal que ce soit, qui conviennent le mieux aux Dyspeptiques, se réduisent à la chair proprement dite, soigneusement dépourvue de toute espèce de graisse, peaux, membranes, nerfs ou tendons, croquants, qui la rendraient lourde et indigeste en fatiguant notablement et inutilement l'estomac.

162 Insuffisance de viandes. — L'Insuffisance habituelle des viandes dans notre régime produit plus ou moins rapidement la diminution du chiffre des globules, l'appauvrissement du sang et, comme conséquence naturelle :

1° La chlorose ou les pâles couleurs, parce que les globules rouges du sang, qui résultent de la transformation ultime des aliments réparateurs (126), ne sont pas suffisamment renouvelés;

2° L'anémie ou l'affaiblissement général, l'atonie,

la langueur de toutes les fonctions et de tout l'organisme, parce que les pertes et les dépenses de notre corps (1) ne sont pas complétement réparées par une assimilation suffisante et que les recettes ne balancent pas les dépenses : dépensant plus qu'il ne gagne, notre organisme finit par s'appauvrir ;

3° La perte des forces musculaires ;

4° Une faiblesse progressive chez l'Homme, et la stérilité chez la Femme ;

5° La langueur des fonctions digestives, dont les sécrétions ne trouvent pas un emploi utile et régulier ;

6° Enfin et surtout la rupture d'équilibre entre l'appareil musculaire, qui s'affaiblit, et le système nerveux, qui ne tarde pas, par cela même, à acquérir une excitabilité et une impressionnabilité excessives.

163 Excès de viandes. — L'Excès habituel des viandes, dans notre régime, détermine des troubles fonctionnels et même des maladies.

1° Ces aliments laissant très peu de résidu, car ils renferment très peu de parties inutiles, leur usage *exclusif* produit un résidu peu abondant, dur et foncé en couleur, et tend ainsi à provoquer et à entretenir la Constipation.

2° Les matières azotées du sang (albumine et globules), étant trop abondamment réparées, renouvelées, il survient de la *pléthore*, et tous les inconvénients du *tempérament sanguin* exagéré : sang riche et abondant, pouls fort et fréquent, veines apparentes, peau chaude, face colorée, œil brillant, tête lourde, quelquefois étourdissements, constipation habituelle, etc.

3° Enfin, la quantité d'urée et d'acide urique, ou bien de cholestérine, transformations dernières des aliments azotés, devient trop abondante : alors, ces sels minéraux ne pouvant se dissoudre entièrement dans l'eau des urines ou de la bile, le surplus forme des graviers ou des calculs, soit dans les reins (coliques néphrétiques, calculs urinaires), soit dans le foie (coliques hépatiques), et même constitue des dépôts autour des articulations (accès de goutte, tophus goutteux).

164 **Viandes de boucherie.** — Les animaux de boucherie ont en général une chair plus tendre et plus digestible que celle du gibier : cela dépend de leur nourriture habituelle, de leur régime dans les étables, de leur castration, toutes choses qui provoquent l'engraissement et déterminent l'infiltration de la graisse entre les fibres de leur masse musculaire.

Le *bœuf*, quand il est jeune et suffisamment engraissé, a la chair la plus savoureuse, la plus nutritive et peut-être la plus digestible. Je recommande surtout le *filet*, rôti ou grillé, à cause de sa saveur, de la délicatesse de ses fibres charnues, de sa mollesse succulente, de sa richesse en sucs nutritifs et de sa facile digestion : c'est le mets auquel les Dyspeptiques doivent donner la préférence.

Le *mouton* est une viande très-savoureuse, très-saine, très-nourrissante et d'une assez facile digestion quand elle est tendre; les côtelettes sont excellentes; le gigot, rassis et cuit à point, présente des tranches centrales molles, tendres, savoureuses, imbibées de sucs nutritifs et très digestibles.

Le *veau* est peu nourrissant : c'est une chair plate, fade, albumineuse et gélatineuse. Les Dyspeptiques ne peuvent ordinairement le digérer, que si sa saveur un peu fade est relevée par quelque sauce ou quelque assaisonnement. Sa richesse en albumine et surtout en gélatine lui donne quelques propriétés rafraîchissantes ou laxatives.

L'agneau, moins bon que le mouton, convient aux personnes qui ont besoin d'nne nourriture peu substantielle, mais qui ont un bon estomac : sa chair humide, molle, gélatineuse, peu sapide et peu digestible, est également laxative, ainsi que *toutes* les viandes d'animaux trop jeunes.

Le *porc frais* a une chair abreuvée de graisse, qui est nourrissante, mais qui est compacte, lourde et indigeste, et ne convient qu'à ceux qui ont un bon estomac; le porc *salé*, ainsi que tous les produits de la Charcuterie, excellents d'ailleurs et suffisamment digestibles pour des personnes bien portantes, doivent être formellement interdits aux Dyspeptiques.

Le *cochon de lait* est un aliment fade, gélatineux, indigeste et un peu laxatif.

165. Volaille. — La Volaille occupe une place importante dans l'alimentation en France : la chair en est plus ou moins grasse, légèrement gélatineuse, généralement tendre, délicate et d'une facile digestion ; mais ces qualités ne sont applicables qu'à la *jeune* volaille, car la vieille a une chair ferme et coriace.

La *poularde* et le *chapon*, s'ils ne sont pas trop gras, et les jeunes *poulets*, ont une chair tendre, délicate, d'un goût agréable, de très-facile digestion : ce sont des aliments qui conviennent aux estomacs faibles, énervés, paresseux, aux personnes âgées, aux gens sédentaires.

Les jeunes pigeons sont un très-bon aliment, tendre, savoureux, plus nourrissant que le poulet, et assez digestible.

Le *dindonneau*, le *caneton*, ont une fibre plus condensée, plus ferme, une saveur plus prononcée, des qualités nutritives plus grandes; mais ils sont d'une digestion moins facile.

La *dinde*, même truffée, le *canard* aux navets et aux olives, l'*oie*, sont des mets très recherchés des gourmets; mais ils ne sont digestibles que pour de bons estomacs.

166. Gibier. — Le gibier a, le plus souvent, une chair ferme, compacte, habituellement sèche, dépourvue en général de graisse et de gélatine, douée d'un fumet spécial pour chaque espèce; elle est plus stimulante, plus azotée, plus nutritive que la volaille ou la viande de boucherie, mais par cela même plus échauffante et d'une digestion plus ou moins difficile.

Les chasseurs ont l'habitude de laisser le gibier se faisander : ces viandes, qu'estiment certains gourmets, sont une cause d'irritation pour des estomacs peu robustes ; il faut laisser le gibier s'attendrir, mais non se décomposer.

Les *cailles*, les *mauviettes* (allouettes), les jeunes *perdreaux*, les *grives*, les *bécassines*, les jeunes *faisans*, ainsi que plusieurs autres oiseaux, quand ils sont *jeunes*, ont une chair tendre, délicate et succulente, d'une saveur et d'un fumet fort agréables, très-nourrissante : les Dyspeptiques pourront parfaitement en manger, mais avec une certaine modération.

Les *canards* sauvages, les *perdreaux*, les *sarcelles*, les *poules d'eau*, les *coqs de bruyère*, le *lapin* de garenne, le *lièvre*, le *chevreuil*, etc., sont des mets excellents, fort recherchés des chasseurs et des gourmets ; mais un estomac maladif ne pourrait les digérer.

V

POISSONS, COQUILLAGES

167. Propriétés générales. — Les poissons établissent, pour les Malades, une transition graduelle, un moyen terme, entre les aliments légers fournis par les légumes et les fruits, et la nourriture tonique et substantielle fournie par les viandes. Ils diversifient en outre le régime, grâce à la grande variété d'aspect et de goût qu'ils présentent.

Les poissons sont moins nourrissants que la viande, ce qui dépend de la faible quantité de sucs nutritifs ou de myosine qu'ils contiennent et de leur richesse en gélatine.

Quant à leur digestibilité, ceux qui sont de petite taille et dont la chair est blanche, fine et délicate, sont les plus digestibles; ceux qui ont une chair ferme, lamelleuse, colorée, imbibée de gélatine ou infiltrée d'huile, sont d'une digestion plus ou moins difficile.

En général, les poissons sans écailles, les poissons de lacs ou d'étangs, sont plus gélatineux, plus froids et plus lourds que ceux qui vivent dans une eau limpide et courante; les poissons de mer sont ordinairement plus nourrissants et quelques-uns plus digestibles que les poissons d'eau douce. Les poissons salés sont tous très-indigestes, ce qui est dû à la condensation de leurs fibres, ainsi qu'au sel et à certains principes âcres dont ils sont imprégnés.

168. **Poissons.** — Les goujons, les jeunes truites de torrent, les jeunes brochets et barbeaux, la perche, la carpe, l'éperlan, le merlan, le rouget, l'alose, la limande, le carrelet, la sole, la barbue, le turbot, etc., sont autant de mets fort délicats et très-recherchés, d'une digestion plus ou moins facile, mais dont il

faut toujours user avec modération, quand on n'a pas un bon estomac.

La tanche, l'anguille, l'esturgeon, le saumon, le mulet, le maquereau, la raie, le thon, la morue, etc., sont des poissons que les Dyspeptiques doivent s'interdire.

169. Coquillages. — 1° Les *Huîtres,* préalablement parquées et telles que nous les livre habituellement le commerce, constituent un mets excellent, très sain, très-délicat et très-digestible. Il faut qu'elles soient mangées fraîches, *petites* plutôt que grosses (celles d'Ostende et de Marennes sont les meilleures) et du mois d'octobre au mois d'avril.

Elles doivent être mangées crues, telles quelles, avec l'*eau* (mélange d'eau de mer et du sang de l'huître) qu'elles renferment entre leurs valves; cuites, elles sont bien moins digestibles.

Je ne saurais trop les recommander (une demi-douzaine de *petites*) aux personnes faibles et délicates, dont l'estomac est paresseux, dont les digestions sont lentes, pénibles, laborieuses.

2° Les *Moules* ne devront jamais figurer sur la table d'un Dyspeptique, car elles sont lourdes et indigestes : elles donnent même lieu quelquefois à de graves accidents digestifs.

3° Les *Écrevisses* et les *Homards* ont une chair ferme, sucrée, d'une saveur fort agréable, augmentée encore par les assaisonnements de haut goût avec lesquels on les accommode : mais ce sont des mets lourds et indigestes.

VI

LÉGUMES

170. Propriétés générales. — Les légumes diffèrent des viandes, au point de vue de leur constitution chimique, en ce que, à volume égal, ils contiennent une proportion infiniment moindre de principes azotés, c'est-à-dire de ces principes essentiellement réparateurs, aptes à se transformer en chair.

C'est pourquoi l'usage exclusif de ces aliments finit par appauvrir le sang, en abaissant le chiffre de ses globules et en augmentant la proportion d'eau, et par déterminer une langueur de toutes les fonctions de l'économie et un affaiblissement progressif des forces.

Les légumes stimulent très-peu l'estomac; ils le fatiguent quelquefois par la surcharge d'une ration journalière, habituellement volumineuse; ils déterminent assez fréquemment de la Gastralgie et surtout de la Flatulence; enfin ils traversent assez promptement le canal digestif et fournissent un résidu mou et abondant.

Mais autant l'usage exclusif et prolongé des légumes est contraire à une bonne hygiène., autant l'usage de ces aliments, unis en une sage proportion à celui des viandes, est nécessaire et même indispensable au maintien de la santé. Ils ont, en effet, l'avantage de varier la nourriture, de modifier la forme, la consistance et la saveur de beaucoup d'aliments auxquels on les associe, de mêler aux viandes des substances riches en eau, en sels alcalins et magnésiens, et de tempérer ainsi l'action trop tonique et trop stimulante qui résulterait de l'usage exclusif de ces mets.

Les légumes sont doués de propriétés nutritives et digestibles diverses et qui varient pour la plupart, selon qu'ils sont frais ou secs, selon qu'ils sont accommodés de telle ou telle façon.

171. Légumes farineux frais. — Je désigne sous ce nom divers légumes que l'on cueille avant qu'ils soient parvenus à leur maturité. Ces légumes ont alors une trame celluleuse, tendre, imbibée de sucs mucilageux et une enveloppe corticale très-tendre: ils sont moins nourrissants, mais bien plus digestibles qu'ils ne le seraient plus tard.

Les *pois verts*, quand ils sont fins, jeunes, fraîchement cueillis, sont des légumes très-savoureux: leur épiderme est très-mince et très-tendre; ils sont imprégnés de sucs végétaux et chargés d'une certaine quantité de sucre; ils sont alors d'une digestion facile.

Les *haricots verts*, en cosse, quand ils sont très-jeunes, constituent également un mets très-délicat, très-digestible.

Les *haricots verts*, en grains, sont d'une digestion moins facile que les précédents et que les pois verts : on ne devra en manger que modérément.

172. Parmentière. — La pomme de terre, qu'on devrait appeler *Parmentière* par reconnaissance pour Parmentier qui l'acclimata en France vers 1780, est à mes yeux une des plus précieuses et des plus utiles découvertes des temps modernes ; elle contribue pour une très-large part à l'alimentation publique, surtout dans les campagnes et chez les classes ouvrières ; elle rend moins considérable la consommation du blé, supplée à l'insuffisance du pain et de la viande chez les classes pauvres, et diminue ainsi la fréquence des disettes, qui jadis désolaient si souvent l'Europe. — C'est une moisson souterraine qui germe et mûrit à l'abri des orages.

La parmentière peut être considérée comme une éponge constituée par des cellules ligneuses molles, qu'une cuisson, même peu prolongée, attendrit encore ; dans ces loges est déposée une grande quantité de fécule, un peu de substances azotées, de matière grasse et de sucre, quelques principes salins et beaucoup d'eau.

La parmentière est un aliment agréable dont on se lasse difficilement ; trop nouvelle, elle n'est pas assez mûre, elle n'est pas encore pourvue d'une quantité suffisante de fécule et se digère avec quelque difficulté ; bien mûre, bien farineuse, cuite sous la cendre ou à la vapeur d'une marmite, ou apprêtée en purée, elle constitue à elle seule un mets agréable et facilement digestible ; elle s'associe aussi très-heureusement, et même avec utilité, aux viandes, dont elle facilite la digestion et dont elle modère les qualités nutritives et stimulantes.

Les Dyspeptiques devront s'abstenir des parmentières frites ; car, malgré leur aspect et leur odeur appétissante, elles ont tous les inconvénients que j'ai assignés aux fritures et ne conviennent qu'à de bons estomacs.

Je recommande tout spécialement aux Dyspeptiques la *purée de parmentière*, accommodée au jus de viande, comme étant un aliment très-léger, très-digestible, très-nourrissant.

173. Légumes farineux secs. — Les *pois*, les *haricots*, les *lentilles*, et les *fèves*, quand ces légumes sont secs, constituent des aliments d'une digestion plus ou moins difficile, à cause de l'épaisseur de leur épiderme et de la dessiccation de leur trame celluleuse ; ils ont surtout l'inconvénient de développer des gaz, provenant de la décomposition de leur épiderme, de leurs pellicules.

Les *haricots rouges* et les *lentilles* ont, moins que les autres légumes secs, cet inconvénient et sont en outre plus nourrissants.

Les légumes secs, lorsqu'ils sont réduits en purée et complétement débarrassés de leurs pellicules, sont bien plus digestibles, quoique moins savoureux, et n'ont pas les mêmes inconvénients. Ces purées, apprêtées avec du bon jus de viande, constituent un aliment assez digestible et dont les Dyspeptiques (excepté ceux qui sont atteints de *Flatulence*) pourront quelquefois faire usage, avec modération cependant.

Je crois devoir recommander la *purée de lentilles* comme un aliment digestible et nourrissant, surtout si elle est accommodée au jus, et douée de propriétés rafraîchissantes et légèrement laxatives, utile par conséquent dans le cas de Constipation habituelle.

Le *riz* est considéré à tort comme très-nourrissant : de toutes les céréales, c'est le plus riche en fécule, mais c'est le plus pauvre en principes azotés ou nutritifs et en principes salins. La Statistique prétend que le chiffre de la consommation du riz est beaucoup plus élevé que celui de toutes les autres céréales réunies et qu'à lui seul il nourrit la moitié du genre humain ; chez nous ce n'est qu'un aliment accessoire. — Le riz, quand il est *très-cuit* et accommodé au jus, est d'une digestion facile. C'est alors une très-bonne nourriture, saine, émolliente, adoucissante, assez nourrissante.

174. Légumes mucilagineux. — Ces légumes ne sont pas tous également digestibles : il faut toujours les choisir *très-jeunes* et *très-frais*.

Les *asperges* sont d'excellents légumes, qui stimulent l'appétit et se digèrent aisément : elles sont douées de quelques propriétés sédatives. — Si on veut faire disparaître l'odeur fétide qu'elles communiquent aux urines, on n'a qu'à verser dans le vase une demi-cuillerée à café d'essence de térébenthine, et l'on obtient une agréable odeur de violettes.

L'*artichaut cru* est lourd, indigeste, à cause de la densité de ses fibres; *cuit*, c'est au contraire un aliment doux, d'une facile digestion et assez nourrissant.

La *carotte* a des fibres denses et serrées; elle est riche en albumine, en gomme et surtout en sucre; elle ne doit être permise aux Dyspeptiques que lorsqu'elle est jeune et tendre et qu'elle est bien cuite; réduite en purée, elle est d'une digestion facile.

175. Légumes flatulents. — Le *navet* est peu digestible; il contient même une huile essentielle, à laquelle est due sa saveur, qui peut fatiguer un estomac délicat.

Le *chou* est riche en principes savoureux et nutritifs, surtout quand on lui associe une perdrix ou seulement quelques tranches de porc; mais l'abondance de ses fibres ligneuses, la difficulté de sa digestion et le développement de gaz qu'il provoque, devront le faire éviter par les Dyspeptiques, par ceux surtout qui sont sujets à la Flatulence.

La *choucroute* est aussi un mauvais aliment pour les Dyspeptiques, car elle est indigeste, excitante; et son emploi peut déterminer chez eux de l'embarras gastrique.

Le *chou-fleur* est moins nourrissant, mais plus digestible que le chou, mais il a les mêmes inconvénients.

Le *chou de Bruxelles* est tendre, d'une saveur plus délicate que le chou ordinaire et d'une digestion plus facile; il faut cependant en user avec modération.

176. Champignons, truffes. — Les *champignons* sont un aliment nourrissant, mais d'une digestion difficile et dont on doit faire un usage très-modéré. Il n'est pas nécessaire de rappeler les nombreux empoisonnements auxquels ils donnent lieu tous les ans, pour faire comprendre quelle prudence il faut apporter dans leur choix, quand on préfère aux champignons de couche ceux que l'on cueille dans les bois.

Les *truffes* sont essentiellement indigestes par elles-mêmes; mais leur arome si fin et si délicat communique aux viandes auxquelles elles sont associées un parfum qui rend leur digestion plus facile, en stimulant l'appétit et en sollicitant un orgasme vital qui augmente la puissance des facultés digestives.

177. Légumes herbacés. — Ils sont constitués par un tissu spongieux, emprisonné dans les mailles d'un réseau de fibres ligneuses plus ou moins consistantes et presque absolument indigestes; la masse spongieuse, facilement digestible au contraire, est imbibée d'un suc composé d'albumine, de fibrine et de caséine végétales, de matières gommeuses et sucrées et de beaucoup d'eau. Bien cuits, bien préparés, ce sont de très-bons aliments, nourrissant très-peu, mais se digérant, en général, très-bien.

Les légumes herbacés contiennent infiniment peu

d'éléments réparateurs, peu de fécule, quelques acides végétaux, beaucoup de sels minéraux et surtout beaucoup d'eau.

Ils sont donc très-peu nourrissants; mais ils aident, par les acides végétaux qu'ils contiennent, à la dissolution des éléments réparateurs de la viande, en même temps qu'ils en tempèrent l'action trop nutritive, et leurs sels minéraux contribuent largement à l'entretien des éléments minéraux (139) dont notre sang et notre corps ont besoin.

Les *salades* de laitue, de chicorée, de cresson, etc., constituent des mets fort peu nourrissants, mais très-agréables; elles sont toutes d'une digestion plus ou moins difficile, même pour de bons estomacs. J'engage les Dyspeptiques à s'en abstenir.

Les diverses variétés de *laitues* sont surtout employées en salades : la culture, en accélérant leur développement et en soustrayant leur partie centrale à la lumière, diminue le goût vireux qui est propre à ces plantes, en même temps qu'elle blanchit et attendrit leurs feuilles.

La laitue *cuite*, surtout avec du jus de viandes, est beaucoup plus digestible et constitue un mets agréable, doué de quelques propriétés calmantes, qui convient très-bien aux Gastralgiques.

L'amertume des diverses espèces de *chicorée* et la mollesse de leur tissu en font une des meilleures salades; hachée, cuite et apprêtée au jus, c'est également un mets digestible et refraîchissant.

Le *cresson* est d'une digestion beaucoup moins

facile : d'ailleurs, il est loin d'avoir les propriétés dépuratives et surtout la spécialité d'action contre la phthisie qu'on lui a jadis attribuées.

Les *épinards* sont très-aqueux, très-peu riches en albumine et fibrine végétales, et très-peu nourrissants ; mais ils ont une saveur agréable, et grâce à leur mode habituel de préparation, ils sont très-digestibles.

Les épinards traversent rapidement l'estomac et les intestins : ils *balaient* le tube digestif.

Je ne saurais trop en recommander l'usage aux personnes sujettes à la Constipation.

L'*oseille,* d'un aspect analogue, contient une notable quantité d'oxalate de potasse : ce principe, qui la rend plus excitante, la fait mal supporter par beaucoup d'estomacs, et produirait, en outre, par un usage abondant et prolongé de ce légume, la gravelle *jaune* d'oxalate de chaux.

VII

FRUITS

178. Propriétés générales. — Les fruits plaisent en général à tout le monde : leur fraîcheur, leur suavité, leur coloris, leur aspect agréable, l'abondance et la saveur des sucs dont ils sont imprégnés, leurs qualités rafraîchissantes, expliquent parfaitement cette prédilection.

Les fruits sont très-riches en sucs aqueux, gélatineux et mucilagineux, unis à des principes sucrés, aromatiques et odorants et à divers acides végétaux ; ils sont très-pauvres en fécule, en graisse, et les substances nutritives y sont en proportion extrêmement faibles; les substances inutiles à la nutrition, réfractaires à l'action de l'appareil digestif, y sont plus ou moins abondantes.

Les fruits séjournent peu dans l'estomac, et cela d'autant moins que leur pulpe est plus molle, plus aqueuse, plus mucilagineuse, et qu'ils sont surtout bien mûrs. Les fruits qui ne sont pas arrivés à leur complete maturité sont très-indigestes.

Les fruits *bien mûrs* et choisis parmi ceux que je recommande, ne peuvent être qu'avantageux à la santé, quand on en fait un usage modéré, intelligent : ils sont très-utiles, surtout pendant les chaleurs de l'été, pour combattre et neutraliser en partie l'action trop stimulante de la viande, du vin et des liqueurs.

Mais, comme pour les meilleures choses de ce monde, il ne faut pas en abuser, car on provoquerait facilement la diarrhée.

179. Fruits acides. — Ces fruits renferment un acide (tartrique, malique ou citrique) dilué dans un liquide mucilagineux et sucré.

Le *citron* ne sert qu'à préparer des limonades, des

glaces, des sorbets, ou à assaisonner certains aliments, certaines sauces.

L'*orange* est le fruit par excellence des Malades, auxquels elle plaît, en même temps qu'elle convient, par sa légère et agréable acidité, ainsi que par l'abondance de son suc rafraîchissant : seulement il faut avoir bien soin de ne pas avaler la pulpe, qui est tout à fait indigeste.

La *grenade* a une saveur fraîche, acidule, très-agréable; on peut, sans inconvénient, en sucer les grains saupoudrés de sucre..

Les *groseilles* en grappes ne conviennent guère aux Dyspeptiques, à cause des pellicules et des graines.

180. Fruits acidules. — Ils ont une saveur aigrelette et sucrée, un arôme agréable, qui les rend très-appétissants; mais la chair de quelques-uns, froide et un peu lourde, ne se digère bien que lorsqu'on en relève le goût par du sucre et même un peu de bon vin ou de liqueur.

L'usage des fruits acidules a pour effet de rendre plus alcalins le sang et toutes les sécrétions (urine, bile) et humeurs de l'économie, ainsi que le ferait un traitement par les Eaux de Vichy. Cet effet, qui avait échappé à l'observation des anciens Médecins, et que les admirables et récents progrès de la Chimie ont permis de constater et surtout d'expliquer, se produit de la façon suivante : les acides, quand ils entrent en *minime* proportion dans nos aliments ou nos boissons, éprouvent une oxydation progressive au contact de l'oxygène du sang, qui les transforme en acide carbonique; ce gaz acide carbonique est exhalé par les poumons, tandis que la base alcaline (soude, potasse ou chaux) à laquelle ils étaient combinés dans le fruit, reste dans le sang, qui la transporte dans toute l'économie. Dans le foie, elle rend la bile plus alcaline, plus fluide; dans les reins, l'urine devient moins acide et peut même offrir une réaction alcaline.

Il est facile de tirer de ce fait des déductions pratiques.

Les *cerises* ont une pulpe molle, abreuvée de sucs plus ou moins acidules, mucilagineux et sucrés, qui se digère assez bien.

Les *framboises* et les *fraises* ont une saveur des plus délicates, un parfum délicieux; mais les Dyspeptiques ne devront en user que très-modérément : ils en choisiront de bien mûres et les assaisonneront de sucre et de vin généreux.

Il en est de même de la *pêche*, le plus beau et le plus savoureux des fruits, mais qui, quoique bien mûre, est froide, lourde, indigeste pour un estomac délicat. Si on en mange, il faut la saupoudrer de sucre et boire ensuite un peu de vin généreux.

L'*abricot* a une chair plus pâteuse, moins parfumée, mais d'une digestion plus facile.

Les *pommes*, quand elles sont bien mûres et de bonnne qualité, sont de très-bons fruits, d'un goût délicat, et dont les Dyspeptiques peuvent faire usage, avec modération cependant.

Les *poires*, par l'abondance de leurs sucs, leur saveur sucrée et légèrement acidule, leur parfum, la mollesse succulente et le fondant de leur chair, ainsi que par la facilité de leur digestion, méritent d'être placées au premier rang de nos fruits, de ceux surtout que l'on peut permettre aux Malades. Bien entendu, je ne parle que des meilleurs, et tout spécialement des poires fondantes.

181. **Fruits sucrés.** — Dans ces fruits, la proportion des sucs acides est beaucoup moindre, et se trouve d'ailleurs masquée et atténuée par une proportion plus ou moins grande de principes sucrés, mucilagineux ou féculents.

Le *raisin* de treille, à pellicule mince, est un excellent fruit; sa pulpe a une saveur douce et sucrée, avec une légère acidité qui tempère cette saveur; il est essentiellement rafraîchissant et peut même devenir purgatif quand on en mange une trop grande quantité. Le raisin est facilement digestible; seulement les pellicules et les grains étant complétement réfractaires à la digestion et fatiguant inutilement l'estomac, il faut avoir soin de ne pas les avaler.

Les raisins *secs* sont lourds et indigestes, à cause de la trop grande quantité de sucre dont ils sont imprégnés, et de la difficulté qu'il y a de séparer les graines et surtout les pellicules durcies par la dessiccation.

Les *figues* fraîches, bien mûres, sont un peu froides, mais se digèrent assez bien; les figues *sèches* sont presque le seul fruit sec qui soit d'une digestion assez facile.

Les *prunes*, les reines-Claudes et les mirabelles surtout, ont une chair molle, pulpeuse, chargée de sucs mucilagineux et sucrés, d'une facile digestion ; il faut, cependant, les peler.

Les *pruneaux* secs sont indigestes; cuits, ils se digèrent bien plus facilement; ils doivent à leur pellicule une faible propriété laxative.

182. Fruits féculents. — Ce que j'ai dit des aliments féculents s'applique en grande partie à cette classe de fruits, d'ailleurs peu nombreuse.

La *châtaigne* et le *marron* sont très-riches en fécule : ils ont une saveur douce, légèrement sucrée, assez agréable : on peut les manger bouillis, ou glacés, ou en purée comme garniture de viandes, mais en très-petite quantité : rôtis, ils sont très-indigestes.

183. Fruits huileux. — Ces fruits renferment dans leur amande, ou dans leur péricarpe, un principe huileux; ils sont tous d'une digestion plus ou moins difficile.

Les *amandes* fraîches ont une chair tendre, cassante, d'un goût fin et délicat, qui se digère assez bien; *sèches*, elles sont lourdes et indigestes, et communiquent cette propriété aux pithiviers, nougats et autres pâtisseries de ce genre.

Les *noix* fraîches, ou *cerneaux*, peuvent, comme

les amandes, être à la rigueur tolérées; mais les noix *sèches* sont tout à fait indigestes.

Les *noisettes* ont une saveur plus agréable, mais ne se digèrent pas mieux.

Les *olives* sont très-indigestes et ne sauraient convenir aux Dyspeptiques.

VIII

PAIN, PATISSERIES

184. Pain. — Le *pain* est l'aliment le plus universellement répandu, celui dont tous les hommes font tous les jours usage, sans jamais s'en lasser.

Ses qualités dépendent du choix du froment employé, de la pureté de la farine, de l'eau qui a servi à l'hydratation, de la perfection du pétrissage, de l'espèce de ferment qui a déterminé la fermentation de la pâte et de la façon dont elle a été dirigée, enfin de l'habileté qui a présidé à la cuisson.

Le pain, pour être bon, doit être suffisamment blanc, bien levé, relativement léger; il faut qu'il exhale l'odeur agréable qui lui est spéciale; que la mie soit homogène, élastique, pourvue d'yeux assez grands dans toutes ses parties; que la croûte soit d'un jaune doré, sonore à la percussion, partout adhérente à la mie; enfin il doit être bien cuit, car le pain qui ne l'est pas assez est très-indigeste; il vaut mieux trop que pas assez.

Le pain encore chaud est essentiellement lourd et indigeste, parce que la mie est trop compacte; le pain frais est d'une assez facile digestion, surtout lorsqu'on enlève la mie du centre; le pain un peu rassis est celui qui se digère le mieux; trop rassis, il devient indigeste, parce que la croûte trop dure échappe à la mastication

La mie est beaucoup plus difficile à digérer et nourrit bien moins que la croûte.

Le pain se digère d'autant mieux qu'il a été longtemps mâché, car il a eu alors le temps de s'imbiber de salive, laquelle transforme sa fécule en glycose, et de subir ainsi un commencement de digestion.

Le pain de seigle et le pain de son, ce dernier surtout, ont des qualités rafraîchissantes très-notables, et conviennent parfaitement aux Dyspeptiques sujets à une Constipation habituelle. Je ferai remarquer, toutefois, que ce pain a l'inconvénient d'être d'une digestion moins facile que le pain blanc.

185. Pâtisseries. — Les *pâtisseries*, quelque appétissantes qu'elles soient, doivent être généralement interdites aux Dyspeptiques, car presque toutes sont lourdes, d'une digestion plus ou moins difficile et fatiguent l'estomac sans lui fournir, comme compensation, une quantité suffisante de principes nutritifs. Leur usage, même modéré, détermine chez les Dyspeptiques de la pesanteur d'estomac, des renvois acides ou nidoreux, et surtout l'amoindrissement de l'appétit pour les aliments substantiels et vraiment réparateurs.

Cependant, malgré cette proscription générale, et même pour la motiver, tâchons de classer les principaux produits de la pâtisserie en catégories de plus en plus indigestes.

Les *biscuits* à la cuiller, les *bons* biscuits de Reims, le biscuit de Savoie bien préparé, mais au naturel et dépourvu de raisins et de pistaches, sont des pâtisseries assez digestibles et qui, trempées surtout dans un vin généreux, conviennent assez aux Dyspeptiques.

Les *biscottes*, quand on a soin de les mâcher longuement, sont encore assez convenables.

Il en est de même de toutes ces petites pâtisseries sèches, à peine sucrées, de formes très-variées, et que l'on prend d'habitude avec le thé.

Le *baba*, le *savarin*, peuvent encore être permis, mais à la condition d'en manger très-peu.

Les pâtisseries *feuilletées*, de forme et d'aspect si divers, ne sont pas toujours bien supportées par un estomac délicat.

Les *brioches*, surtout quand elles sont chaudes et peu cuites, déterminent souvent de la pesanteur d'estamac et des aigreurs.

Les *tartes* aux fruits ou à la crème sont des mets que tout Dyspeptique doit s'interdire.

Les *beignets* de fruits, véritables éponges imbibées de friture, sont lourds et indigestes.

Les *pâtés* enfin doivent être sévèrement proscrits: leur pâte ferme, compacte, incomplétement cuite en dedans, imprégnée de graisse, et leur viande surchargée d'épices et bardée de lard, constituent un mets essentiellement indigeste pour un estomac malade.

III

PRÉPARATION DES ALIMENTS

186. Considérations préliminaires. — Les Médecins dédaignent habituellement de donner à leurs Malades les détails nécessaires sur l'alimentation et le régime qu'ils doivent suivre, et de leur indiquer les préparations culinaires les mieux appropriées à l'état de leurs fonctions digestives : ils croiraient déroger en descendant dans ces prosaïques détails.

Cependant, les divers modes de préparations auxquels un aliment peut être soumis, influent bien plus qu'on ne le croit sur son pouvoir nutritif, et surtout sur la facilité plus ou moins grande avec laquelle il sera digéré.

Aussi l'expérience m'a appris que beaucoup d'ordonnances, très-convenablement et même très-savamment formulées, ont échoué, parce que le Médecin avait négligé d'y ajouter les détails nécessaires sur l'alimentation, les formules culinaires.

Quant à moi, voué spécialement au traitement des maladies des organes digestifs, maladies dans le traitement desquelles l'Alimentation joue un si grand rôle, je crois pouvoir et même *devoir* suivre l'exemple du Maître de la Médecine, d'Hippocrate, qui a consacré un livre tout entier de ses immortels ouvrages à ce que j'appellerai la *Cuisine hygiénique.*

187. Rôle de la Cuisine. — Il est peu d'aliments que nous mangions tels que la Nature nous les offre : le plus souvent ils doivent subir une préparation préalable qui est du ressort de la Cuisine.

Entre les mains d'un Cuisinier habile, les substances alimentaires changent presque entièrement de nature : forme, consistance, odeur, saveur, couleur, composition chimique, etc., tout est tellement modifié, qu'il est quelquefois impossible de reconnaître l'aliment qui fait la base de certains mets.

Alors la Cuisine devient un art, l'Art culinaire, qui a ses Maîtres tels que Vatel, Carême, et de nos jours MM. Dubois et Bernard, qui en ont formulé les préceptes dans de remarquables ouvrages.

La Cuisine a pour mission de transformer, par des préparations diverses, les aliments que nous fournit la Nature en mets qui soient plus agréables au goût et à la vue, qui excitent l'appétit, qui stimulent la sécrétion des divers sucs digestifs, qui soient enfin plus digestibles.

Tel est le but raisonnable et pratique de cet art; malheureusement pour beaucoup de gens, devenus dyspeptiques par sa faute, les raffinements de la sensualité gastronomique l'en font bien souvent dévier.

I

PRÉPARATION DES VIANDES

188. **Bonnes préparations.** — 1° *Rôtissage.* — C'est le meilleur mode de cuisson. Il doit, autant que possible, être fait *à la broche.*

Les viandes rouges et le gibier rôti doivent être *peu* cuits et conserver une teinte rosée; ces viandes sont ainsi plus tendres, plus savoureuses, plus nourrissantes et surtout plus digestibles. — Les viandes blanches et la volaille doivent être au contraire *bien* cuites.

Les viandes se placent devant un feu vif, et subissent pendant quelques instants un *coup de feu;* puis on les éloigne un peu du foyer et on en surveille la cuisson. Ce coup de feu a pour but de saisir la surface de la viande, d'en coaguler l'albumine et de la rissoler, d'y produire une sorte de caramélisation qui forme une croûte peu perméable aux sucs nutritifs; c'est sous cette croûte dorée, d'une odeur si appétissante, que cuisent sans y être décomposés les sucs et les fibres charnues de la viande; les parties centrales, baignées dans leur jus, subissent une cuisson lente et régulière qui les ramollit et les attendrit, en même temps que se développe un arome qui en imprègne toutes les parties.

Les viandes blanches, et surtout la volaille, s'arrosent de temps en temps avec leur jus, mêlé à un peu de très-bon beurre.

Il ne faut *jamais* ajouter ni eau ni bouillon au jus que rend naturellement le rôti : c'est là un usage déplorable qui en altère les qualités savoureuses et nutritives.

Les viandes rôties au *four* sont moins bonnes, parce que la viande, étant enfermée et privée d'air, s'imprègne d'une odeur de graisse surchauffée; en outre, les qualités du rôti sont atténuées par la vapeur brûlante au milieu de laquelle il cuit. Toutefois, on peut diminuer ces inconvénients en laissant entr'ouverte la porte du four.

2° *Grillage.* — C'est un excellent mode de cuisson, qui se rapproche beaucoup du rôtissage : bien conduit, il conserve aux viandes toutes leurs propriétés nutritives et leur communique une saveur très-agréable.

Le grillage doit toujours être fait à feu vif : quand la viande est cuite d'un côté, on la retourne de l'autre côté; mais il ne faut *jamais* la retourner de nouveau, car on perdrait alors le jus qui s'est accumulé sur le côté supérieur de la viande.

Comme pour les rôtis, les viandes rouges doivent être peu cuites, les viandes blanches bien cuites.

3° *Braisage.*— Les viandes braisées, ou cuites dans leur jus, constituent encore une bonne préparation, à condition toutefois de faire marcher la cuisson *longtemps* et *lentement,* à petit feu. La viande, imbibée de vapeur ou de jus, cuite doucement, s'attendrit et conserve toute sa succulence et ses principes nutritifs; mais il faut qu'elle soit *très-cuite* : alors seulement elle est tendre et digestible.

4° Les *jus* de viande sont des extraits obtenus soit par expression de la viande rôtie, soit par une coction à l'étouffée, lente et prolongée. Le jus qui s'échappe des rôtis de viandes rouges et surtout du gibier, au moment où on les découpe, constitue un aliment très-savoureux, extrêmement riche en principes nutritifs et d'une digestion très-facile.

Je ne saurais trop recommander ces jus de rôtis aux Dyspeptiques dont l'estomac refuse obstinément toute espèce de nourriture : dans ce cas, on choisit une belle pièce de viande, charnue et volumineuse; le rôtissage est conduit de manière à saisir brusquement la croûte, afin de ne pas permettre l'évaporation des sucs; le jus s'écoule alors en abondance au moment du découpage, et est reçu sur une assiette préalablement chauffée. Enfin, on épuise la viande de tous ses sucs, en la soumettant à l'action d'une presse analogue aux copie-lettres. On peut conserver ce jus un ou deux jours.

189 Mauvaises préparations pour des Dyspeptiques. — 1° *Bouillis.* — Les viandes bouillies ont abandonné à l'eau dans laquelle elles ont cuit, une très-grande partie de leur saveur et de leurs propriétés nutritives; le bouilli vaut en moins tout ce que vaut le bouillon.

Le bouilli constitue une maigre et pauvre nourriture, très-peu nourrissante, et dont la fadeur n'est masquée que par divers assaisonnements ou par des sauces. Le goût peut parfois être satisfait, mais l'estomac n'y trouve pas une compensation suffisante pour le travail long et pénible qui lui est imposé.

2° *Hachis.* — Les hachis de viandes sont des mets lourds et indigestes. Leur composition est souvent complexe; ils sont habituellement imprégnés de beaucoup de graisse; ne demandant pas à être broyés par les dents, ils sont avalés sans être préalablement mâchés et imbibés de salive : ces raisons suffisent amplement pour en défendre l'usage aux Dyspeptiques.

Cependant les personnes âgées, dépourvues de dents, pourront se permettre des *hachis de rôtis* bien préparés, ou bien des *quenelles* de poulet faites avec soin, mais sans adjonction de chair à saucisse; toutefois, il faudra les manger très-lentement, de manière à les bien imprégner de salive.

6° *Ragoûts.* — Ils doivent être presque tous formellement interdits aux Dyspeptiques, excepté peut-être les blanquettes et les fricassées; le haricot de mouton, les salmis, les civets, les gibelottes, les viandes sauce piquante, les viandes farcies, les viandes au gratin, etc., sont autant de préparations hétéroclites, où se trouvent mélangées et confondues les substances les plus disparates; les viandes, noyées dans des sauces plus ou moins compliquées et toujours très-grasses, perdent leur véritable goût et ne constituent plus qu'un mets indigeste, capable, il est vrai, de stimuler l'appétit et même de flatter le goût, mais qui ne peut convenir qu'à de bons estomacs.

7° *Fritures.* — *Très-mauvaises préparations.* — Les viandes, en cuisant dans un bain d'huile ou de graisse très-chaude, s'imbibent de corps gras et surtout de principes âcres qu'une température très-élevée a développés dans la friture : aussi ne conviennent-elles pas à des estomacs maladifs, surtout s'ils sont atteints d'Aigreurs.

II

PRÉPARATION DES POISSONS

190. **Bonnes préparations.** — Les meilleures préparations, ou plutôt les plus saines et les plus hygiéniques pour les Dyspeptiques sont les suivantes :

1° *Cuisson à l'eau de sel.* — On fait cuire le poisson dans de l'eau à laquelle on ajoute une quantité suffisante de sel, des carottes, du cerfeuil et quelques oignons. On sert ensuite ce poisson accompagné soit d'une sauce *blanche,* soit d'une sauce *à la crème,* soit d'une sauce *maître d'hôtel.*

2° *Court bouillon.* — C'est encore une très-bonne préparation : le poisson se mange également avec une des sauces indiquées précédemment.

Le poisson cuit à l'eau ou au court-bouillon peut se manger froid avec de l'huile et *un peu* de vinaigre; en cas d'Aigreurs, il faudra cependant s'en abstenir.

3° *Grillage.* — Ce mode de préparation convient surtout à certains poissons : la *maître d'hôtel* est alors la meilleure sauce.

191. **Mauvaises préparations.** — Il est plusieurs façons d'apprêter les poissons qui, bien certainement, sont excellentes pour des personnes douées d'un bon estomac, mais qui, malheureusement, ne conviennent pas à la plupart des Dyspeptiques; telles sont :

1° *Fritures.* — Après avoir cuit dans un bain de graisse ou d'huile bouillantes, d'où se dégage une fumée rousse, empyreumatique, résultant de la décomposition des corps gras, le poisson conserve un léger goût âcre dont s'accommode mal un estomac maladif; en outre, le poisson frit est imprégné de graisse, ce qui rend encore sa digestion plus difficile.

2° Les *matelotes*, les *gratins*, les sauces *normande* et *mayonnaise*, le *beurre noir*, les *brandades* et toutes les préparations analogues, avec addition de champignons, d'huîtres ou de moules cuites, de truffes, etc., doivent être réservés aux personnes bien portantes.

III

PRÉPARATION DES LÉGUMES

192. **Bonnes préparations.** — Les meilleures préparations à employer pour les légumes sont les suivantes :

1° *Cuisson à l'eau.* — La plupart des légumes se cuisent à l'eau : ce mode de cuisson est excellent, mais il faut qu'il soit fait *à grande eau* : l'eau bouillante brise les cellules fibreuses dans lesquelles est renfermée la fécule des légumes farineux, dissout les mucilages, dilate et ramollit les fibres végétales, dissipe le principe âcre de quelques espèces, et rend assimilables les herbes les plus sèches et les plus réfractaires aux forces digestives.

Mais cette cuisson à l'eau, si elle ramollit la trame des légumes et rend leur digestion plus facile, leur enlève en même temps une partie de leur arome et de leurs sucs sapides. C'est pour compenser cet inconvénient qu'on relève le goût des légumes bouillis par divers condiments, par du beurre ou par des sauces.

Les parmentières gagnent, au lieu d'être cuites dans l'eau, à être placées dans un seau à légume suspendu dans une marmite où une petite quantité d'eau bouillante entretient un bain de vapeur; cuites ainsi, elles sont meilleures, plus farineuses.

Les meilleures sauces à ajouter aux légumes ainsi préparés sont : du bon beurre très-frais, de la crème, la sauce blanche, la maître d'hôtel, le jus de viande qui les rend beaucoup plus nutritifs, puisqu'il leur communique les principes nutritifs de la viande.

2° *Purées.* — J'ai déjà indiqué la purée comme étant la manière la plus sûre et la plus facile de rendre tout à la fois très-digestibles et très-nourrissants plusieurs légumes qui, accommodés autrement, seraient lourds, flatulents et indigestes.

Je le répète encore : faites préparer sous forme de purée, avec addition de jus de viande, les épinards, la chicorée, les lentilles, les parmentières et les carottes.

Ce sont là des aliments qui, accommodés ainsi, sont d'une digestion très-facile en même temps que nourrissants, et qui conviennent surtout aux personnes sujettes à la Constipation.

3° *Sautés* au beurre, les légumes constituent encore un mets facilement digestible, et qui convient aux Dyspeptiques.

193. Mauvaises préparations. — Pour les Dyspeptiques, je signale comme moins bonnes les préparations suivantes :

1° *Crudités.* — Quelques-uns des légumes que je viens de passer en revue se mangent crus : les uns au naturel, ou aiguisés de sel, comme les radis, les artichauts, le melon, etc. ; les autres en salades, comme la laitue, la chicorée, le cresson, etc. Ces aliments, les salades surtout, tentent habituellement les estomacs sans appétit par leur fraîcheur et leur saveur aigrelette, mais ne se digèrent qu'avec une grande difficulté.

Je conseille donc aux Dyspeptiques de s'abstenir complétement de toute espèce de crudités.

2° *Fritures.* — Les légumes *frits*, quoiqu'ayant un aspect et surtout un arome très-appétissants, n'en sont pas moins des éponges imbibées d'huile chaude et âcre, éponges que la cuisson a souvent rendues sèches, cassantes, croustillantes, et par conséquent extrêmement indigestes.

Les *beignets* de légumes réunissent les inconvénients des fritures à ceux de la pâtisserie chaude : ce sont donc des mets à interdire aux Dyspeptiques.

IV

PRÉPARATION DES FRUITS

194. Bonnes préparations, — 1° *Fruits crus, naturels.* — Quand les fruits sont de bonne qualité, qu'ils sont *bien mûrs*, et qu'ils ont tout leur arome et toute leur succulence, ils sont alors d'une digestion facile et peuvent être mangés tels qu'on les cueille.

Je ferai cependant remarquer que quelques-uns, tels que les pêches, les fraises, les framboises, sont bien plus digestibles si on les apprête avec du sucre et un peu de bon vin, ou de liqueur.

2° *Fruits bouillis.* — Les *pruneaux* sont presque les seuls que l'on apprête ainsi : ils jouissent de l'antique réputation, bien méritée d'ailleurs, d'entretenir la liberté du ventre, — à condition toutefois de ne pas en faire un usage trop fréquent, car alors le tube digestif s'habituerait à leur action laxative et n'en éprouverait plus aucun effet.

3° *Fruits rôtis.* — Les *pommes cuites*, rôties devant le feu ou dans un four, constituent un mets très-simple, peu coûteux, facile à préparer et cependant très-agréable ; on peut le rendre encore plus délicat en y ajoutant un peu de confitures.

Les pommes cuites sont d'une digestion très-facile; les estomacs les plus faibles les supportent très-bien. Je les recommande tout particulièrement aux personnes sujettes à la Constipation.

4° *Marmelades.* — Les principales espèces sont celles de pommes, de poires, de prunes, d'abricots, etc. Ce sont *d'excellentes* préparations, celles de pommes surtout, car la pulpe du fruit a été ramollie par la cuisson et ses acides ont été neutralisées par le sucre dont on se sert pour les apprêter.

5° *Compotes.* — Les meilleures sont celles de prunes et d'abricots : il faut cependant en manger modérément, car le sirop dans lequel baignent ces fruits les rend moins digestibles. Les compotes de poires, de pêches, de framboises, sont froides et lourdes; celles de groseilles et cerises un peu acides.

6° *Confitures.* — Ce sont des mets très-délicats, digestibles, mais dont il faut savoir user avec modération : si on en mange trop, elles affadissent le goût, rendent la bouche acide et pâteuse, la gorge sèche, et déterminent des aigreurs chez les personnes qui y sont sujettes.

Je recommande surtout les confitures de mirabelles et d'abricots : on les rend plus facilement digestibles et plus délicates en enlevant leur peau au moment de faire la confiture.

Les *gelées* de pommes, de coings, de groseilles, sont également d'une facile digestion.

195. Mauvaises préparations. — 1° *Fruits secs.* —

J'ai déjà dit, en parlant des prunes, des raisins, des amandes, des noix et des noisettes, que les fruits secs sont des aliments essentiellement indigestes.

2° *Fruits en beignets.* — Les beignets de pommes, de poires, de pêches, d'oranges, d'ananas, etc., sont des mets fort agréables, mais d'une digestion très-difficile, car le fruit est imbibé d'une graisse âcre, lourde et indigeste.

3° *Fruits confits.* — Ces fruits doivent à l'excès du sucre qui les imprégne et à la consistance un peu ferme que leur donne la dessiccation, d'être d'une digestion généralement difficile.

V

ASSAISONNEMENTS

196. Propriétés générales. — Les assaisonnements constituent une série d'agents divers destinés à augmenter ou à corriger la saveur des aliments, à exciter l'appétit, à stimuler les organes et les fonctions de l'odorat, du goût, de l'insalivation et de la chymification stomacale, à faciliter enfin le travail de la digestion.

Mais cette stimulation doit être limitée avec une

sage mesure, et il faut rejeter, comme incendiaires, les assaisonnements de haut goût qui provoquent une excitation trop vive.

Les assaisonnements sont utiles et même nécessaires, parce qu'ils facilitent la digestion des aliments; depuis longtemps d'ailleurs l'expérience a démontré à l'homme que: 1° le sel facilite la digestion de la viande; 2° le sel et le beurre ou l'huile, celle des légumes, surtout des farineux, et des poissons; 3° le vinaigre, celle des aliments gras, huileux, gélatineux; 4° le sucre, celle de la plupart des fruits; etc.

Le grand art de la Cuisine est de savoir user des assaisonnements dans de sages proportions, ni trop ni trop peu, et de les combiner ensemble sans que l'un d'eux domine, masque et atténue les autres.

Je crois devoir faire remarquer que :

1° Les assaisonnements un peu relevés ne conviennent pas aux sujets nerveux, aux gens bilieux, à ceux qui sont atteints soit de Gastrite, soit d'Irritation, soit de Gastralgie, soit d'Aigreurs.

2° Ces assaisonnements conviennent au contraire aux sujets un peu lymphatiques, à ceux dont la constitution est molle et les fonctions digestives languissantes, à ceux enfin qui sont atteints, soit d'Atonie, soit de Flatulence sans complication de Gastralgie ou d'Aigreurs.

3° Le sucre et un peu de sel conviennent seuls aux enfants; leurs jeunes organes supportent mal les autres assaisonnements et en éprouvent même de l'irritation.

4° Les jeunes femmes devront être sobres d'assaisonnements : ces épices excitent il est vrai leur appétit, mais ils les échauffent, et ils projettent souvent vers la peau des poussées de rougeurs.

5° Les personnes un peu âgées feront bien d'user, avec modération cependant, de la plupart des assaisonnements : elles ont besoin de stimuler doucement leurs fonctions un peu paresseuses.

197. **Assaisonnements naturels.** — Je donne ce nom au sucre et au sel, qui existent naturellement dans plusieurs de nos aliments.

1° *Sel.* Le sel n'est pas une affaire de fantaisie : le goût universel dont il est l'objet est en effet l'expression d'un instinct, car il joue un rôle considérable dans la Digestion et la Nutrition.

Il est, en effet, d'une indispensable nécessité : à la composition du sang, dans laquelle il entre pour 4/1000 ; à celle du suc gastrique, dont il fournit l'acide chlorhydrique ; à la composition de la bile, à laquelle il donne son alcalinité.

Le sel donne de la saveur à des mets qui, sans lui, seraient fades : les substances grasses et les féculents ont même besoin de son secours pour être facilement digérés ; il facilite beaucoup la digestion des viandes.

Il convient très-bien dans les cas d'Atonie, car il stimule l'appétit et augmente la sécrétion des fluides digestifs ; dans les cas d'Aigreurs, au contraire, il doit être pris en aussi petite quantité que possible, car il augmente l'afflux du suc gastrique, déjà trop abondant.

2° *Sucre.* — Le sucre est très-employé en cuisine; après le sel, c'est le plus utile des assaisonnements. Il sert de correctif aux aliments âcres, amers, acides, mucilagineux, fades ; outre son goût agréable et le plaisir avec lequel il nous fait accepter beaucoup d'aliments qui n'auraient aucune saveur sans lui, il détermine dans la bouche et dans l'estomac une utile stimulation.

En effet, le sucre excite dans la bouche une douce sensation et une sécrétion assez abondante de salive; arrivé dans l'estomac, il y détermine la sécrétion d'une assez grande quantité de suc gastrique, afin de se transformer en glycose, seule forme sous laquelle il puisse être absorbé (131).

Cette hypersécrétion de suc gastrique contribue à la digestion et à l'assimilation des aliments auxquels le sucre est incorporé, aliments qui ne seraient pas si bien digérés sans cette addition. C'est pourquoi les fruits mûrs et sucrés, ou bien ceux que l'on saupoudre de sucre, se digèrent bien plus facilement.

Mais l'abus du sucre est aussi nuisible que l'usage modéré en est utile. Pris en trop grande quantité, il affadit le goût, charge la langue, rend la bouche acide et pâteuse, détermine de la sécheresse de la gorge et une soif plus ou moins vive; il oblige l'estomac à un travail trop pénible, à une sécrétion trop abondante de suc gastrique : alors ce viscère devient le siége d'une stimulation, d'une irritation plus ou moins vives, et il en résulte soit des Aigreurs, soit une Gastralgie.

198. Assaisonnements gras. — Le *beurre* frais est un excellent assaisonnement pour beaucoup d'aliments, pour les poissons et les légumes surtout. Il sert principalement à la confection des meilleures sauces, de la sauce blanche, de la maître-d'hôtel, de la hollandaise.

Les *graisses* de volaille et les graisses de rôtis sont plus délicates que les autres, pour accommoder les légumes surtout.

Parmi les *huiles*, l'huile d'olive est la meilleure à employer pour accommoder certains aliments : je la recommande pour faire les fritures, de préférence aux graisses dont on se sert d'ordinaire.

Il faut avoir soin que la cuisinière emploie toujours du beurre très-frais : les corps gras se rancissent très-vite et, en rancissant, donnent naissance à des acides gras, sans action appréciable sur l'estomac de gens bien portants, mais qui, chez les Dyspeptiques, produisent des Aigreurs.

199. Assaisonnements acides. — *Vinaigre. Citron.* — La Nature a répandu les acides, dilués et affaiblis il est vrai, dans quelques légumes et dans presque tous les fruits avec une telle profusion, que c'est une preuve de la nécessité de leur présence dans l'alimentation.

En effet, mêlés avec discernement aux aliments, ils

en relèvent le goût et la saveur, les rendent plus frais, plus apéritifs et plus digestibles, surtout si les mets sont gras ou mucilagineux, et facilitent leur dissolution dans le suc gastrique ; ils excitent et favorisent aussi la sécrétion urinaire.

Mais l'abus, auquel se laissent si facilement aller les Malades, leur rend cette intempérance très-préjudiciable : pris en excès, le vinaigre et les autres acides interrompent et retardent la digestion des autres aliments, en diminuant la sécrétion du suc gastrique, affaiblissent l'activité de l'Absorption et de l'Assimilation ; à la longue il survient de la Gastralgie ; puis la Nutrition générale s'altère progressivement et détermine un amaigrissement, que quelques jeunes filles ont quelquefois la coupable folie de provoquer elles-mêmes.

200. Assaisonnements aromatiques. — Ils ne doivent être employés que dans le cas d'Atonie et de Flatulence.

L'*ail* imprime une stimulation énergique à l'estomac et facilite la digestion des aliments les plus grossiers et les plus indigestes ; aussi les Méridionaux en font-ils un grand usage : seulement l'ail communique à l'haleine une odeur désagréable.

L'*oignon*, l'*échalote*, le *poireau*, la *ciboule*, la *civette*, jouissent de propriétés analogues à celles de l'ail.

La *cannelle*, le *laurier*, le *thym*, le *persil*, le *cerfeuil*, l'*estragon*, le *céleri*, etc., communiquent aux aliments un arome agréable ; employés avec modération, ils stimulent doucement l'estomac et facilitent la digestion.

La *vanille*, le *laurier-amande*, les *écorces d'orange* ou de *citron*, etc., sont très-convenables pour aromatiser les entremets sucrés.

201. Assaisonnements âcres. — La *muscade*, le *macis*, le *girofle*, stimulent l'estomac et activent les fonctions digestives ; mais il faut être très-réservé dans leur emploi, car ils échauffent et déterminent aisément de l'irritation.

Le *poivre*, pris en très-minime quantité, stimule les forces digestives de l'estomac et rend moins lourds les aliments indigestes ; c'est surtout dans les cas d'Atonie que quelques parcelles de poivre sont réellement avantageuses ; les personnes âgées, dont les digestions sont lentes, pénibles, laborieuses, feront également bien d'en user *un peu*.

Le fantôme, si menaçant jadis, de la Gastrite, ne saurait être évoqué contre cet usage ; car la muqueuse gastrique a une tolérance beaucoup plus grande qu'on ne le croit généralement pour les condiments âcres.

La *moutarde* doit son activité à une huile volatile d'une très-grande âcreté, et qui détermine sur la muqueuse de l'estomac la même irritation, la même rougeur qu'un sinapisme sur la peau ; si donc les Dyspeptiques doués d'un estomac paresseux usent quelquefois et pour quelques mets de ce condiment, ce ne sera qu'avec une très-grande modération.

Il faudra user avec une très-grande prudence de

ces assaisonnements, car, plus que tous les autres, ils échauffent, et leur abus peut aisément déterminer de l'irritation et de la Constipation.

Bien entendu, les Dyspeptiques atteints de Gastrite, d'Irritation, de Gastralgie, ou d'Aigreurs, s'en abstiendront complétement.

202. Sauces. — L'Art culinaire, pour réveiller les palais affadis, a singulièrement multiplié le nombre des sauces. Je crois devoir, dans l'intérêt des Maux d'Estomac, reléguer dans le domaine de la cuisine sensuelle et indigeste la plupart de ces préparations succulentes.

Les sauces les plus simples sont les meilleures pour tous les estomacs, surtout pour ceux des Dyspeptiques. Je conseille donc instamment à mes Malades de s'en tenir habituellement aux rôtis, et si, pour varier un peu leur régime, ils veulent additionner leurs mets de quelques sauces, je leur recommande les jus, les coulis, la sauce blanche, la sauce à la crème, la maître-d'hôtel, la poulette, la hollandaise, la sauce à l'huile.

Les autres sauces, excellentes il est vrai, ne conviennent pas aux Dyspeptiques.

VI.

RÉGIMES DIVERS

203. Considérations générales. — Je viens d'examiner successivement les qualités hygiéniques et nutritives des divers aliments dont nous faisons habituellement usage ; j'en ai indiqué les qualités nutritives et digestibles, en ayant soin de faire remarquer quelle influence les diverses manières de les apprêter et de les accommoder exercent sur leur digestibilité.

Il me reste maintenant à résumer ce que j'ai longuement indiqué dans les cinq chapitres précédents, afin de guider le Malade d'une façon plus claire, plus précise, plus explicite, dans le Régime qu'il doit observer.

Le Régime des Malades se compose essentiellement de deux parties :

1° Ce qu'il faut faire;

2° Ce qu'il faut éviter.

Le bon sens et la logique démontrent qu'il doit en être ainsi. En effet, si les prescriptions semblent, au premier abord, être les plus importantes, on comprend cependant que les interdictions ont une puissance presque égale : si on admet qu'une certaine alimentation et que certaines boissons fassent du bien, dans tel genre de Dyspepsie ou de Constipation, on se rend également parfaitement compte que, dans le même cas, une autre alimentation et d'autres boissons fassent du mal.

Or, c'est précisément dans le choix, l'opportunité et le maniement convenable de ces indications et de ces interdictions que repose la réussite du Traitement et la guérison de la maladie.

1° DIÈTE ABSOLUE

Quand il est nécessaire que le Malade se soumette à la diète pendant quelques jours, voici l'indication des boissons dont il doit faire usage; il ne doit pas prendre autre chose.

204. Boissons. — *Tisane d'orge.* — C'est une boisson assez agréable, que je prescris fréquemment à mes Malades et dont ceux-ci se trouvent très-bien.

Voici comment elle se prépare :

On prend une poignée d'*orge perlé* (25 grammes environ); — on lave cette orge avec de l'eau bouillante; — puis, on place cette orge, lavée et égouttée, dans une cafetière de la contenance d'un litre, qu'on remplit ensuite d'eau filtrée; — on fait bouillir, à petit feu, pendant deux heures; — puis on passe le contenu de la cafetière à travers un tamis de soie, ou un simple linge.

Les Malades auxquels l'orge déplaît peuvent la remplacer par le *gruau d'avoine*, qui s'emploie aux mêmes doses et se prépare de la même façon.

On rend la Tisane d'orge ou de gruau plus adoucissante, en y ajoutant un quart de lait.

Elle se prend par petites tasses à café, froide ou chaude, selon le goût des Malades, mais jamais tiède. On la sucre avec du Sirop de gomme ordinaire.

On en boit deux ou trois tasses le matin, autant le tantôt, et autant le soir avant de se coucher. Pour ne pas fatiguer l'estomac, on met toujours une demi-heure d'intervalle entre chaque tasse à café.

Presque toujours on ajoute à cette Tisane soit du *Sirop calmant*, soit de l'*Élixir fortifiant* : cela dépend des cas.

Aux heures habituelles des repas, les Malades pourront prendre quelques tasses de Bouillon ordinaire, froid ou chaud, selon les goûts : ce bouillon pourra, sans inconvénient, être remplacé par le *Bouillon instantané* (159), qui se prépare en un quart d'heure et qui est aussi nutritif et aussi agréable que celui obtenu par le pot-au-feu.

2° DIÈTE MODÉRÉE

Les Malades qu'il est nécessaire de soumettre à la Diète modérée, feront usage des aliments ci-après indiqués pour leur Déjeuner de dix heures ou de onze heures. Le soir, au Dîner de six heures, ils pourront se permettre les aliments qui constituent le Régime adoucissant, ou bien, s'ils sont sujets à la Constipation, le Régime relâchant; seulement ils mangeront *très-peu.*

205. Aliments. — Voici les aliments que le Malade prendra à son déjeuner :

1° *Potage* au tapioca, préparé avec du lait, ou avec du bouillon ordinaire, ou avec du bouillon instantané.

2° *Purée* de parmentière (172), purée de lentilles (173), épinards (177), accommodés au gras ou au maigre. On mangera ces purées ou ces épinards avec *très-peu de pain.*

4° *Pomme cuite* au four ou devant le feu, ou bien quelques *pruneaux* avec un biscuit de Reims ou une biscotte, ou quelques *fruits* de la saison.

Un peu d'eau rougie en mangeant.

On prendra ce potage et une de ces purées aux heures habituelles des repas.

Rien de plus.

3° RÉGIME ADOUCISSANT

206. Boissons.—1° *Boissons recommandées :* Vin de Bordeaux (144), coupé avec deux tiers au moins d'eau ordinaire, ou d'eau de Vichy (Source de l'Hôpital), de Schwalheim, de Saint-Galmier, de Condillac, etc.

Boire peu à la fois, mais souvent, en mangeant : boire environ deux verres de boisson à chaque repas.

2° *Boissons défendues.* — Pas de vin pur, pas de vin blanc, ni de champagne, ni de vins alcooliques; pas de liqueurs, si ce n'est *un peu* de liqueur *très-douce* au dessert; pas de café noir, pas de thé (148), à moins qu'il ne soit coupé avec une quantité suffisante de bon lait.

Ne jamais boire dans l'intervalle des repas, surtout de la bière; pas de glaces.

207. Aliments recommandés. — Potages (160) au tapioca, au salep, au vermicelle; soupe au pain; potages maigres à la purée de parmentière, à la purée de carottes, à la purée de lentilles, à la farine de maïs; soupe au lait, soupe au potiron, si on les aime.

Œufs à la coque, œufs brouillés au jus, mais peu cuits (157).

Jeunes poulets; un peu de bœuf, de mouton, de

veau; un peu de menu gibier à plumes; le tout rôti ou grillé (161).

Les poissons (168) conviennent parfaitement, surtout les jeunes truites, les jeunes brochets, l'éperlan, le merlan, la limande, la sole, etc., ainsi que les huîtres.

Les légumes sont les meilleurs aliments. Je citerai surtout la parmentière (171) apprêtée en purée ou de toute autre manière, si ce n'est frite; les pois verts, les haricots verts (172), la purée de lentilles, le riz au gras ou au maigre, les asperges, les artichauts, les carottes nouvelles (174), la laitue et la chicorée cuites, les épinards (177).

Les fruits, quand on n'en mange pas avec excès, sont également très-bons; je recommande principalement : les cerises, les abricots, les pommes, les poires fondantes, les raisins, les figues fraîches, les prunes, les pruneaux bien cuits; les fraises saupoudrées de sucre. Bien entendu, tous ces fruits seront choisis de bonne qualité et surtout *très-mûrs*.

Crème fouettée, fromage blanc à la crème; crèmes, charlottes, soufflés; compotes, marmelades, un peu de confitures (194).

Préparation. — Viandes rôties, ou grillées, ou braisées; blanquettes, fricassées (188). — Poissons cuits à l'eau de sel, ou au court-bouillon, ou accommodés à la sauce blanche (190). — Légumes cuits à l'eau et accommodés à la sauce blanche ou sautés au beurre; les purées sont les meilleures (192). — Fruits bouillis, ou rôtis, ou en marmelade, ou en compote (194).

Cuisine très-douce, très-peu épicée; s'en tenir au sel, au sucre, au beurre frais, à l'huile, au citron ou au vinaigre en petite quantité; s'en tenir également aux sauces les plus douces, à la sauce blanche, à la sauce à la crème, à la maître-d'hôtel, à la hollandaise.

208. Aliments défendus. — Pas trop de viandes rouges (bœuf, mouton, pigeon, dinde, canard) et de gibier, surtout de gibier à chair noire; pas de charcuterie.

Pas de poissons salés, ni de moules, ni de homard (169).

Pas de légumes secs, à moins qu'ils ne soient en purée; pas de légumes flatulents (175), ni de champignons, ni de truffes ; pas de crudités, pas de salades.

Pas de fruits secs ou confits, pas de fruits verts ou peu mûrs, pas de marrons, pas de noix, pas d'olives.

Pas de fromages de haut goût (154).

Pas de pâtisserie (185), si ce n'est quelques biscuits à la cuiller ou de bons biscuits de Reims.

Préparation. — Pas de ragoûts, pas de gratins, pas de fritures, pas de beignets, pas de crudités.

Pas de cuisine de haut goût et trop épicée; pas trop de vinaigre, pas de poivre ni de moutarde, pas d'assaisonnements âcres ou aromatiques.

Pas de sauces trop composées, trop relevées.

4° RÉGIME FORTIFIANT

209. Boissons. — 1° *Boissons recommandées.*— Vin de Bourgogne ou de Bordeaux (144), selon les goûts, coupé par moitié avec de l'eau ordinaire ou de l'Eau de Vichy (Source d'Hauterive), ou de Bussang ou de Spa, etc.

Un peu de vin pur, et même de vin alcoolique ou de vin sucré (144) pendant le dessert.

Une tasse de café noir (149), ou de thé (148), bien chaud, après chaque repas; on peut y ajouter, si on l'aime, un peu de bonne liqueur (146).

2° *Boissons défendues.*— Ne pas trop boire en mangeant. Pas de vin blanc, ni de champagne. Ne pas boire dans l'intervalle des repas, si ce n'est un peu d'eau sucrée ou, mieux encore, une tasse de *bouillon instantané* (159), froid ou chaud.

210. Aliments recommandés. — Potages (160) au tapioca, au salep, à l'arow-root; soupes au pain : les préparer avec du bon bouillon (158) bien consommé ou avec du *bouillon instantané* (159).

Œufs à la coque, œufs brouillés au jus, mais très-peu cuits (157).

Manger de la viande (161) souvent et dans une large proportion : bœuf, mouton, poulet, pigeons, caneton, gibier; le tout rôti, grillé ou braisé (188). Jus de viande dans lequel on trempe un peu de pain.

Un peu de poisson, pour varier la nourriture : les huîtres sont excellentes.

Légumes farineux frais (171), parmentière, légumes farineux secs en purée (173), accommodés avec du bon jus de viande.

Un peu de fruits, bien mûrs, choisis parmi ceux qui sont les plus digestibles.

Un peu de fromage au dessert (154).

Pain ordinaire bien cuit; manger surtout la croûte (184).

Préparation. — Viandes rôties, ou grillées, ou braisées (188). — Poissons cuits à l'eau de sel, ou au court bouillon, ou grillés, et accommodés à la sauce blanche, ou à la maître-d'hôtel, ou à la hollandaise (190). — Légumes cuits à l'eau et apprêtés à la sauce blanche, ou sautés au beurre; purées, accommodées avec une notable proportion de bon jus de viande (192). — Fruits en marmelades, ou en compotes, ou en confitures.

Cuisine un peu assaisonnée (196); ne pas craindre d'ajouter suffisamment de sel (197), et même quelques assaisonnements aromatiques (200); et quelques parcelles de poivre.

211. Aliments défendus. — Pas de potages maigres, ou du moins très-rarement.

Pas de viandes blanches; pas de veau, d'agneau, de cochon de lait; pas de charcuterie.

Pas ou très-peu de légumes herbacés (177), pas de légumes flatulents.

Ne pas faire un usage immodéré de fruits, surtout de fruits acides.

Pas de pâtisserie (185), si ce n'est un peu de petits gâteaux secs.

Préparation. — Pas de bouillis, ni de hachis, ni de ragoûts, ni de gratins, ni de fritures, ni de beignets.

Pas trop de sucre, car il affadit l'estomac ; ni de vinaigre, car il irrite la muqueuse gastrique ; ni d'huile ou de graisse, car elles entravent la digestion.

Pas de sauces trop compliquées.

5° RÉGIME RELACHANT

212. **Boissons.** — Mêmes recommandations que pour le régime adoucissant (206).

213. **Aliments recommandés.** — Potages à la purée de parmentière, à la purée de lentilles, à la farine de maïs, à la purée de carottes, au potiron, à l'oseille, aux épinards, aux herbes. On peut mélanger ces purées et ces herbes en des proportions diverses.

Ces potages sont préférables quand ils sont préparés au maigre, soit au lait, soit à l'eau avec une liaison.

Manger peu de viande (161) et ne choisir que des viandes blanches et surtout celles d'animaux *très-jeunes :* veau, agneau, cochon de lait, jeunes poulets.

Les poissons conviennent assez (158), surtout ceux qui sont d'une facile digestion.

Les légumes conviennent parfaitement : je recommande d'une façon toute spéciale la purée de parmentières (172) et la purée de lentilles (173), accommodées au maigre. Les pois verts, les haricots verts, les asperges, les artichauts, les carottes nouvelles, la laitue cuite, la chicorée cuite et hachée, les épinards, l'oseille, etc., sont également très-bons.

Les fruits (178) constituent, avec les légumes, la base du Régime relâchant; j'engage donc à en manger souvent et dans une large proportion. Je recommande surtout : les cerises, les fraises, les framboises, les pommes, les poires, les abricots, les pêches, les raisins, les prunes, les pruneaux, les groseilles à maquereau, les groseilles en grappes quand on les digère bien.

Je recommande d'une façon toute spéciale les pommes cuites au four ou devant le feu, les marmelades de pomme, les compotes de prunes et de prunaux.

Pain de seigle, ou pain de son, quand l'estomac peut les digérer.

Préparation. — Viandes rôties, ou grillées, ou braisées; blanquettes, fricassées (188). — Poissons cuits à l'eau de sel, ou au court bouillon, ou grillés et accommodés avec des sauces très-douces, ou bien à l'huile et au vinaigre. — Légumes cuits à l'eau et accommodés au beurre, ou à la sauce blanche, ou à la maître-d'hôtel : les purées sont de beaucoup la meilleure préparation. — Fruits en compotes et en marmelades; je ne saurais trop les recommander.

Cuisine très-douce, très-peu épicée; s'en tenir à la sauce blanche, à la maître-d'hôtel, à la hollandaise, à la vinaigrette, etc.

214. **Aliments défendus.** — Ne pas manger trop souvent et en trop grande quantité : des œufs, du bœuf, du mouton, du porc, des pigeons, de la dinde, du canard, du gibier, surtout du gibier à viande noire; pas de charcuterie.

Pas de poissons salés, non plus que des poissons lourds et indigestes (158).

Pas de riz, pas de légumes flatulents, pas de champignons ni de truffes.

Pas de châtaignes, ni de marrons; pas d'amandes, ni de noix, ni d'olives.

Pas de pâtisserie (185), si ce n'est un peu de petits gâteaux secs.

Préparation. — Pas de bouillis, ni de hachis, ni de ragoûts, ni de gratins, ni de fritures, ni de beignets.

Pas de cuisine de haut goût et très-épicée; pas de poivre, de moutarde, d'assaisonnements âcres ou aromatiques, ni de sauces trop corsées.

HYGIÈNE

215. **But de l'Hygiène.** — L'Hygiène est la Science de se bien porter; c'est l'Art de conserver la santé et de prévenir les maladies, de faire que l'homme ne meure que de vieillesse; — c'est par l'Hygiène que l'homme apprend quels sont ses vrais besoins et dans quelle mesure il doit les satisfaire; c'est par elle qu'il conserve sa santé, perfectionne ses facultés, apprend à user et à jouir de tout ce qui l'entoure, et à éviter les dangers attachés à l'abus et à l'excès.

La Médecine, ainsi que le dit l'Auteur d'un ouvrage devenu populaire, n'est qu'une Hygiène après coup; l'Hygiène nous protége contre le mal, la Médecine le chasse; l'une nous en garantit, l'autre nous en délivre. Les soins de l'une sont des précautions, ceux de l'autre des secours et des médications.

Toutes les règles de l'Hygiène, tous les préceptes à suivre pour *se bien porter*, peuvent se résumer en la mise en pratique des six maximes suivantes :

1° Conserver l'intégrité de ses facultés vitales, intellectuelles et morales, en évitant tout ce qui peut leur porter atteinte, et surtout les excès de tout genre qui activent le foyer de la vie, qui font éprouver des impressions trop vives et trop violentes, qui font vivre trop vite ;

2° Endurcir le corps ; le rendre fort, vigoureux et capable de résister à la fatigue et aux diverses causes d'indispositions ou de maladies ;

3° Respirer habituellement un air pur, vivre dans un climat tempéré ;

4° Faire un usage habituel d'aliments simplement préparés et appropriés à l'état des organes digestifs ;

5° Etre sobre ; entretenir constamment une juste proportion entre la quantité d'aliments que l'on consomme et l'exercice que l'on prend ;

6° Être sage ; modérer ses passions ; conserver en son âme la paix, le calme et le contentement, état qui contribue puissamment à la santé du corps.

La nature de cet ouvrage ne me permet pas de traiter les nombreuses questions que comporte ce vaste sujet : je me contenterai seulement de traiter en quelques mots celles qui sont les plus importantes et qui se rattachent davantage à l'Hygiène des Maux d'Estomac et de la Constipation.

I

HYGIÈNE ALIMENTAIRE

216. Régularité des Repas. — La mauvaise distribution des repas, sous le rapport de leur importance réciproque, des intervalles qui les séparent, et de leur nombre, est une cause très-fréquente de dérangements et de perturbations dans les fonctions de l'estomac.

Les heures des repas varient selon les conditions sociales des Malades, leur genre de vie et leurs occupations, leur âge et leur sexe, et souvent aussi selon les habitudes locales ou nationales. Le Médecin doit, pour l'institution du régime des Dyspeptiques, tenir compte des habitudes acquises depuis longtemps, ou du moins n'y apporter que les modifications strictement nécessaires.

Mais si l'organisme peut se ployer aux habitudes de certaines heures, il ne saurait, sans en souffrir, s'accoutumer à l'irrégularité des repas.

La *régularité* des heures de repas est, en effet, une condition *indispensable*, essentielle, de bon fonctionnement de l'estomac : c'est la première et la plus importante des précautions auxquelles doit s'astreindre un Dyspeptique.

Si, avant l'heure du repas, il éprouve de ces tirail lements épigastriques que l'on prend souvent pour la sensation de la faim, il devra résister à cet appétit de mauvais aloi, et si les tiraillements augmentent, il les calmera en prenant une cuillerée à café de *Sirop calmant*.

S'il cède, au contraire, à ce faux appétit, il calmera pour le moment la fausse sensation de faim qu'il éprouvait ; mais en continuant quelque temps à manger ainsi à toute heure, il affolera en quelque sorte son estomac, et les troubles nerveux de cet organe despotique ne feront qu'augmenter de jour en jour.

217. Intervalle entre les Repas. — Cette condition hygiénique est d'une très-grande importance : souvent les Maux d'Estomac ne dépendent pas d'une autre cause, et il suffit de mieux calculer les intervalles entre chaque repas, pour diminuer et même pour faire disparaître les troubles de la digestion.

L'intervalle entre chaque repas doit être assez grand pour que la digestion ait le temps de se faire, pour que les digestions n'empiètent pas l'une sur l'autre, et même pour que, outre le temps suffisant à la complète digestion du déjeuner, l'estomac ait encore le temps de *se reposer* un peu.

Cet intervalle doit nécessairement varier selon la quantité et la nature des aliments qui composaient le premier repas, selon l'activité fonctionnelle de l'estomac, selon l'âge et l'état de santé, etc.

L'absence d'un intervalle suffisant est surtout nuisible aux Dyspeptiques dont la vie est sédentaire, à ceux surtout qui se livrent à des occupations intellectuelles; il en est de même pour les personnes âgées, dont l'estomac paresseux mais patient demande un espace de six à huit heures pour accomplir entièrement la digestion d'un repas ordinaire.

L'intervalle ne doit pas être non plus trop long; car la faim devenant alors très-vive, on la satisfait outre mesure et avec trop de précipitation; on mange trop et trop vite, et la digestion en souffre.

218. **Heures.** — Toutes les fonctions de Nutrition sont jusqu'à un certain point sous la dépendance de la volonté : c'est ainsi, pour n'en citer qu'un seul exemple, que beaucoup de personnes vont, par suite d'habitude, à la garde-robe tous les jours à la même heure. Il en est de même de la faim; elle revient aux heures fixes auxquelles on a l'habitude de la satisfaire. L'estomac se plie si bien à cette habitude et se dispose de telle façon que, lorsqu'il n'est pas satisfait au moment habituel, la sensation de la faim, après avoir été plus ou moins pénible, finit par disparaître. Il arrive également que si l'on vient à intervertir l'ordre des repas, à manger dans leur intervalle, l'appétit est moins franc et la digestion plus laborieuse.

Aussi, si les jeunes gens jouissent d'une impunité presque complète quant à l'ordre plus ou moins grand qu'ils mettent dans leurs repas, une pareille manière d'agir serait souvent fatale aux personnes âgées et aux Dyspeptiques.

L'heure la plus favorable au principal repas est donc six heures de l'après-midi. En fixant ce repas à cette heure, on laisse à la digestion le temps de se faire avant que l'on se mette au lit.

Pour la plupart des Dyspeptiques c'est une mauvaise habitude que de souper. En effet, pendant le sommeil qui suit immédiatement ce repas superflu, toutes les fonctions de l'organisme sont ralenties; la température du corps s'abaisse, la respiration est moins fréquente; le travail de la digestion s'opère péniblement et lentement et réagit lui-même sur le sommeil, qui est lourd ou agité. Le manque d'appétit que l'on éprouve le lendemain indique bien l'inopportunité de ce repas.

Le premier repas de la journée ne doit être pris qu'environ trois ou quatre heures après le réveil. On réduit ainsi à deux le nombre des repas de la journée, ce qui est largement et amplement suffisant pour des personnes qui ne se livrent pas à des travaux manuels fatigants.

Cependant, lorsque l'on est obligé de sortir de chez soi de bonne heure, il vaut mieux faire une collation légère à sept ou huit heures du matin, et faire un léger repas trois ou quatre heures après, à onze heures. On attend, dans ce cas, le repas du soir pour satisfaire complétement son appétit.

En général, il ne faut ingérer de nouveaux aliments qu'alors que ceux du précédent repas sont déjà hors de l'estomac; celui-ci exige ordinairement quatre à six heures pour se débarrasser *complétement* des matières alimentaires qu'il contient.

Il faudra donc, autant que possible, mettre cet intervalle entre deux repas. Cependant cela n'est pas absolu, car la durée de la digestion varie suivant la nature des aliments ingérés, suivant la constitution individuelle, etc.

219. **Nombre.** — Dans les circonstances ordinaires, deux repas par jour suffisent à l'homme adulte en état de santé. Cependant l'habitude intervient encore ici. Ainsi dans les départements du nord de la France, on déjeune à huit heures, on dîne à midi, on goûte entre quatre et cinq heures, et l'on soupe entre huit et neuf heures.

Ce serait une manière de vivre très-pernicieuse que de ne faire qu'un seul repas par jour. En effet, si on laisse trop longtemps l'estomac dans l'état de vacuité et si on l'habitue pour ainsi dire à cet état, il se comporte comme tous les organes qui entrent peu souvent en exercice: il devient paresseux, et la digestion est laborieuse.

D'un autre côté, il est évident que la personne qui ne fait qu'un seul repas par jour, doit prendre une grande quantité d'aliments pour se soutenir jusqu'au lendemain. Or, l'estomac sécrète un liquide particulier, le suc gastrique, destiné à l'élaboration des aliments, et cette sécrétion n'a lieu qu'au moment où la substance ingérée arrive dans l'intérieur du viscère;

elle est d'autant plus abondante que la quantité d'aliments est plus considérable. On réveille donc là brusquement une fonction assoupie et on l'exagère. Dans de pareilles conditions, l'estomac s'épuise : de là des Gastrites rebelles.

Le nombre des repas doit varier suivant diverses conditions. Le convalescent, par exemple, qui a besoin de réparer les pertes que lui a fait subir la maladie, doit manger plus souvent que l'homme qui est en état de santé. Dans ce cas, si les repas doivent être fréquents, ils ne doivent pas être non plus trop abondants, pour éviter de fatiguer l'estomac.

Le nombre des repas ne peut pas être le même pour l'homme de cabinet que pour le manœuvre. Celui-ci, en effet, se livre à de violents exercices musculaires ; toutes ses sécrétions naturelles sont activées, et elles ne se font qu'aux dépens des éléments du sang ; il aura donc besoin d'une réparation plus énergique que l'homme de profession sédentaire. Aussi voit-on les individus qui se livrent habituellement à des exercices violents, digérer facilement leurs quatre repas par jour.

Les Anglais font cinq repas par jour : le déjeuner à neuf heures, le lunch à une heure, le dîner à sept heures, le thé à neuf heures et le souper à onze heures ou minuit. Les Français auraient de la peine à manger autant et aussi souvent. Les Arabes et tous les habitants des pays chauds ne le pourraient pas.

En résumé, et pour conclure, dans nos régions tempérées, deux ou trois repas par jour sont, en général, suffisants, et le principal de ces repas doit toujours se faire le soir à six heures ou six heures et demie.

220. Distribution des repas. — En France, on fait en général trois repas :

1° *Premier déjeuner.* — Ce *Premier déjeuner* se fait tout en se levant : il consiste le plus souvent en une tasse de café au lait ou de chocolat.

Je me suis déjà expliqué sur les qualités digestibles et nutritives du café au lait (152) et du chocolat (153). Je conseille aux Dyspeptiques de remplacer ces deux aliments par une des préparations suivantes :

Une assiettée de potage, ou de soupe grasse, ou même de soupe maigre ; une tasse de *bouillon instantané* (159) avec un peu de pain ou une biscotte ; une tasse de thé, pur ou avec un nuage de crème, accompagnée d'un peu de pain et de beurre frais, ou d'une biscotte ; une infusion de camomille, de tilleul, de feuilles d'oranger, etc.

Un peu de vin de Bordeaux sucré, chaud ou froid et avec un peu d'eau, dans lequel on trempera du pain grillé ou une biscotte.

Un ou deux œufs à la coque, suivis d'un peu de vin de Bordeaux.

2° *Déjeuner à la fourchette.* — Le *Déjeuner à la fourchette* doit avoir lieu à dix heures ; si on en recule l'heure, l'intervalle entre le dîner et le déjeuner se trouve réduit à cinq ou six heures, espace de temps insuffisant pour un estomac paresseux ou maladif.

Ce déjeuner ne doit pas être, comme quantité d'aliments, le plus important de la journée. Outre que l'élaboration de la digestion alourdit l'esprit et le rend impropre à tout travail intellectuel sérieux, elle n'a quelquefois pas le temps de s'accomplir entièrement dans l'espace de cinq à six heures.

Les inconvénients d'un déjeuner trop copieux deviennent plus manifestes lorsque c'est par exception qu'il a lieu. Quel est en effet le Dyspeptique, quelle est même la personne bien portante, qui n'aient observé que, à la suite d'un déjeuner en ville, toujours plus abondant et plus tardif que d'ordinaire, ils se sentent lourds et moins aptes à leurs occupations habituelles et ne se mettent à table pour le dîner qu'avec un mauvais appétit?

3° *Goûter.* — Le *Goûter*, consistant habituellement en pâtisseries, très-appétissantes mais souvent indigestes, est un repas intermédiaire dont les Dames sont très friandes et auquel la plupart cependant doivent des maux d'estomac. Je crois que les Dyspeptiques qui peuvent déjeuner, goûter et dîner font exception, et je conseille de s'en tenir à deux bons repas par jour, précédés, à la rigueur, d'un premier déjeuner.

4° *Dîner.* — Le *Dîner* doit avoir lieu à six heures ou six heures et demie. La plupart des Dyspeptiques se plaignent que c'est au dîner qu'ils ont moins d'appétit, qu'ils mangent le moins, et que c'est ce repas dont la digestion est la plus pénible. Cela est dû, le plus souvent, soit à ce que le déjeuner a été trop copieux, soit à ce qu'il n'a pas été suivi d'un exercice suffisant pour en faciliter le digestion, soit à ce qu'il a été pris à une heure trop tardive.

Je leur conseille donc de déjeuner de bonne heure, à dix heures ou dix heures et demie, de manger modérément et de prendre ensuite de l'exercice. Ils verront alors qu'ils auront faim à six heures et demie, qu'ils mangeront avec plaisir et que leur digestion se fera bien.

221. **Quantité des Aliments**. — La *quantité* des aliments que les Dyspeptiques doivent prendre à chacun de leur repas, varie suivant une foule de circonstances ; elle dépend de l'âge, du genre de vie, de la disposition journalière et des conditions particulières du Malade ; de la tolérance et du degré d'énergie de son estomac ; de la nature des aliments qui composent le repas, etc.

L'appétit ne doit pas toujours être pris pour guide dans la mesure de la quantité des aliments que l'on doit permettre aux Dyspeptiques ; car, chez eux, il est loin d'être toujours en rapport exact avec les aptitudes et la puissance digestive de l'estomac. Cette simple remarque est d'une très-grande importance.

En général, on mange *beaucoup plus qu'il ne le faut*, ce qui est une source de maladies et d'incommodités. Je ne saurais donc trop recommander d'être *très-sobre*, de manger *peu* d'aliments, mais des aliments nourrissants et surtout très-digestibles.

222. Quantité des Boissons. — La quantité des boissons doit être proportionnée à l'aptitude fonctionnelle de l'estomac, à l'état des sécrétions stomacales, et aux habitudes des Malades.

Les boissons sont en presque totalité absorbées par l'estomac; l'abondance des boissons impose donc à cet organe une suractivité qui le fatigue. De plus, si la quantité des liquides ingérés dépasse celle que l'estomac peut absorber, il se produit une sorte d'indigestion aqueuse; le surplus du liquide passe dans l'intestin et y produit de la diarrhée.

Prises en quantité *modérée*, au moment des repas, les boissons suffisamment aqueuses constituent d'utiles auxiliaires de la digestion : elles se mélangent dans l'estomac avec les aliments, elles pénètrent et imbibent la bouillie alimentaire et en dissolvent certaines parties. Elles contribuent ainsi, de concert avec les sucs digestifs, à l'élaboration du chyme, en même temps qu'elles favorisent les phénomènes de l'absorption (137).

Prises en *excès* pendant les repas, les boissons aqueuses déterminent un affaiblissement dans l'action du suc gastrique, qui, trop dilué, trop étendu d'eau, ne peut digérer les aliments ingérés : de là un ralentissement dans la digestion. — En outre, les diverses Sécrétions étant exagérées, l'espèce de courant aqueux dont je parlais plus haut étant trop abondant, cette eau des Secrétions entraîne avec elle une trop grande quantité de matériaux solides : de là un affaiblissement, insensible il est vrai, mais réel.

Dans le cas d'Atonie, une trop grande quantité de boissons dilue et affaiblit le suc gastrique chargé de la digestion stomacale, et augmente ainsi la paresse fonctionnelle de l'estomac.

Dans le cas d'Aigreurs, de pyrosis, au contraire, il est bon d'augmenter un peu la proportion des boissons dans le courant des repas.

Quelques Malades digèrent assez bien les aliments solides, mais ne peuvent digérer les boissons, lesquelles séjournent plus ou moins longtemps dans leur estomac et y déterminent un sentiment de gêne, de pesanteur, et surtout un bruit de clapotage que Chomel a signalé le premier (71). Ces Dyspeptiques ne devront boire que très peu et s'abstiendront de tout aliment un peu aqueux.

En général, les Dyspeptiques devront, pendant leurs repas, boire avec modération; ils boiront souvent, mais peu à la fois. Dans l'intervalle des repas, ils feront bien, autant que possible et à moins d'être réellement altérés, de s'abstenir de toute espèce de boissons, surtout de bière.

223. Température des Boissons. — La température des boissons n'est pas chose indifférente; elles doivent être prises chaudes ou fraîches, jamais tièdes : chaudes, elles stimulent les houppes nerveuses de l'estomac; froides, elles déterminent, par réaction, une activité plus grande dans la circulation; tièdes, elles sont lourdes et indigestes.

Chaque Dyspeptique supporte différemment les

boissons chaudes et les boissons froides : plusieurs digèrent mieux, en été en prenant leurs boissons fraîches et même glacées, et en hiver en les prenant chaudes : il faut toujours respecter cette tolérance de l'estomac.

Cependant, trop froides, les boissons exercent sur la muqueuse de l'estomac une action sédative qui peut, surtout si le corps est en sueur, se transformer en une sorte de réfrigération anesthésique, laquelle se propage au plexus gastrique et porte une atteinte plus ou moins profonde à ce centre de la vie végétative.

Aussi est-il préférable, dans les bals et les soirées, quand on a très-chaud, de faire usage de thé, de punch léger, de grogs, de sirops; si on se laisse aller à prendre des glaces, des sorbets, le mouvement et l'excitation de la danse peuvent seuls en contre-balancer les effets.

Dans le cas d'Atonie, les boissons devront être prises très-chaudes, à la condition toutefois qu'il n'y aura ni douleurs ni vomissements; s'il y a Flatulence, développement de gaz, on agira de même, afin de tarir la formation de ces gaz en combattant la torpeur atonique de l'estomac.

Si, au contraire, il y a des vomissements, les boissons froides devront être préférées ; elles exercent, en effet, une sorte d'anesthésie sur les houppes nerveuses de l'estomac en même temps qu'elles diminuent les spasmes de la tunique musculaire. Frappées de glace et prises par cuillerée à bouche, à intervalle de quatre à cinq minutes, les boissons acidules glacées suspendent quelquefois à elles seules des vomissements opiniâtres.

224. Mastication. — Pour être facilement digérés, les aliments doivent être préalablement divisés et broyés avec soin par les dents, humectés de salive, et brassés par les mouvements de la langue et des joues de façon à former une pâte molle, une sorte de pâtée, que les sucs digestifs de l'estomac puissent facilement pénétrer et transformer.

Si cette première opération de la digestion est insuffisante, si les aliments sont incomplétement divisés, il faut plus de temps au suc gastrique pour les dissoudre, et le travail de l'estomac en est augmenté d'autant.

Cette insuffisance de la mastication peut dépendre de l'absence d'une partie des dents, de douleurs ou de maladies diverses dont elles sont le siége, d'une altération des gencives, ou de quelques maladies de la muqueuse buccale.

Signaler la cause, c'est indiquer le remède : il suffira de remédier, soit par l'application de dents artificielles, soit par un traitement approprié, au mauvais état des dents ou de la bouche, pour que la mastication s'opère d'une façon aussi parfaite que possible.

Si l'insuffisance de la mastication tient à la mauvaise habitude d'avaler les morceaux sans presque les mâcher, il suffira de faire comprendre aux Dyspeptiques les conséquences fâcheuses de cette précipitation, pour qu'ils apportent quelque attention à cet acte en apparence insignifiant.

225. Entretien des dents. — Les soins ordinaires qu'exige le bon entretien des dents et des gencives se rapportent autant au Régime qu'aux habitudes de propreté.

On aura l'attention de promener tous les matins sur les dents une brosse douce, trempée dans de l'eau dégourdie. Après chaque repas, et le soir avant de se coucher, on doit se rincer la bouche avec de l'eau dégourdie et enlever, à l'aide d'un cure-dents en plume, les parcelles d'aliments qui se sont insinuées dans les intervalles dentaires.

Les frictions avec la brosse ne doivent pas être rudes, ni offenser le bord libre des gencives. Si elles ne suffisent pas pour détacher le tartre trop adhérent, on peut charger la brosse de poudres inertes, parfaitement porphyrisées, telles que celles de charbon et de magnésie calcinée, que l'on aromatise avec quelques gouttes d'huile essentielle de menthe.

Que l'on s'abstienne des opiats, des poudres dentifrices dont on ignore la composition ; que l'on rejette les acides qui ne blanchissent les dents qu'en attaquant leur émail et en ramollissant leur tissu.

Le quinquina et d'autres substances toniques, que l'on prodigue dans les préparations dont l'usage est journalier, ne doivent pas être appliquées sur les gencives saines; c'est une ressource qu'il faut réserver pour les états morbides où ils conviennent. On les emploie avec avantage lorsque les gencives sont molles, blafardes, engorgées, saignantes. Mais il ne faut pas abuser de ces préparations, qui finissent par échauffer la bouche.

Toutes les fois que le tissu des gencives sera chaud, douloureux, tendu, les décoctions émollientes devront les remplacer.

En résumé, les dentifrices agissent d'une manière mécanique, chimique ou médicinale. Les premiers, poudres dures et inertes, nettoient les surfaces par frottement, et l'on doit veiller à ce que leur action ne soit pas portée jusqu'à rayer et user l'émail; les dentifrices qui attaquent le tartre chimiquement finissent toujours par entamer l'émail. Quant aux substances dont on attend un effet thérapeutique, elles doivent nécessairement varier suivant l'état des parties.

Les cure-dents servent à enlever les corps étrangers et les débris alimentaires qui se logent entre les dents; il faut proscrire ceux qui ne sont pas faits de plume, de bois tendre, d'écaille ou de corne : leur emploi trop fréquent finit par irriter les gencives et les membranes alvéolaires. *(M. Lévy.)*

II

HYGIÈNE GÉNÉRALE

226. Atmosphère. — L'air, qui nous environne de tous côtés et qui forme autour de la terre une couche de 6 à 8 lieues d'épaisseur, est un mélange d'oxygène, d'azote et de gaz carbonique.

Le mélange de ces trois gaz se renouvelle et se reconstitue incessamment par mille échanges qui s'effectuent entre la respiration des végétaux et la respiration des animaux.

Nous avons vu (12) que l'air que nous respirons est décomposé dans nos poumons : nous prenons l'*oxygène* de l'air et nous produisons, à la place de ce gaz vivifiant, un gaz délétère et impropre à la respiration, le *gaz acide carbonique.*

Il en est de même de *tous* les animaux, qui *tous* respirent comme nous, les poissons eux-mêmes respirant l'air dissous dans l'eau.

Or, la Nature a pourvu, avec une infinie sagesse, à l'incessante purification de l'air incessamment vicié par la respiration des animaux.

Les arbres, les plantes, *tous* les végétaux respirent ce *gaz carbonique* (combinaison de carbone, ou charbon parfaitement pur, et d'oxygène) ; ils s'emparent du *carbone* qu'il renferme pour former leur bois, leur tige, leurs rameaux, leurs feuilles, leurs fleurs, et ils exhalent l'*oxygène* que l'homme et les animaux respirent à leur tour.

Remarquez que c'est avec ce *carbone*, fourni par le gaz carbonique qui sort de nos poumons, que les plantes et les arbres fabriquent le *charbon* que nous retrouvons en eux quand nous les brûlons.

Ainsi donc, tout ce que l'air donne aux plantes, les plantes le cèdent aux animaux, et les animaux le rendent à l'air. Ce qui se passe dans l'air se passe également dans la terre : la terre donne naissance aux plantes, aux graines, aux fruits, à l'herbe des champs; les animaux herbivores mangent ces plantes, ces graines, cette herbe, qui se changent ainsi en ces animaux; les animaux carnivores mangent les herbivores; l'homme mange les herbivores et les carnivores; les animaux et l'homme meurent, pourrissent et se changent en fumier et en poussière qui donne à son tour naissance à de la terre, et cette terre à l'herbe des champs.

La matière tourne donc incessamment dans un cercle éternel dans lequel la vie s'agite et se manifeste sous mille formes diverses, mais où la matière ne fait que changer de place d'après les lois éternelles de l'infinie Sagesse.

227. Air pur. — Je pourrais essayer de montrer

quelle heureuse influence l'air pur de la campagne exerce sur notre santé et même sur notre humeur; mais je préfère laisser la parole à J.-J. Rousseau, qui dira mieux que moi l'action bienfaisante de l'air pur des montagnes:

« Ce fut là que je démêlai sensiblement, dans la pureté de l'air où je me trouvais, la véritable cause du changement de mon humeur, et du retour de cette paix intérieure que j'avais perdue depuis si longtemps.

» En effet, c'est une impression générale qu'éprouvent tous les hommes, quoiqu'ils ne l'observent pas tous, que sur les hautes montagnes, où l'air est vif et subtil, on se sent plus de facilité dans la respiration, plus de légèreté dans le corps, plus de sérénité dans l'esprit; les plaisirs y sont moins ardents, les passions plus modérées. Les méditations y prennent je ne sais quel caractère grand et sublime, proportionné aux objets qui nous frappent, je ne sais quelle volupté tranquille qui n'a rien d'âcre et de sensuel.

» Il semble qu'en s'élevant au-dessus du séjour des hommes, on y laisse tous les sentiments bas et terrestres, et qu'à mesure qu'on approche des régions éthérées, l'âme contracte quelque chose de leur inaltérable pureté. On y est grave sans mélancolie, paisible sans indolence; content d'être et de penser : tous les désirs trop vifs s'émoussent; ils perdent cette pointe aiguë qui les rend douloureux; ils ne laissent au fond du cœur qu'une émotion légère et douce; et c'est ainsi qu'un heureux climat fait servir à la félicité de l'homme les passions qui font ailleurs son tourment.

» Je doute qu'aucune agitation violente, aucune maladie de vapeur pût tenir contre un pareil séjour prolongé, et je suis surpris que des bains de l'air salutaire et bienfaisant des montagnes ne soient pas un des grands remèdes de la médecine et de la morale. »

228. Air malsain. — L'air vicié par la respiration est un poison aussi délétère que les gaz malfaisants.

Par la respiration, nous enlevons à l'air l'élément vivifiant, l'*oxygène*, et nous exhalons, mélangé à l'air, un gaz délétère absolument impropre à la respiration, le *gaz carbonique* (12). Nous exhalons en moyenne 18 litres de gaz carbonique par heure (sur 500 litres d'air), ce qui donne presque un demi-mètre cube par vingt-quatre heures. On voit d'après ces chiffres quelle est l'importance de l'aération et de la ventilation des appartements.

Les grandes agglomérations d'individus, d'animaux, dans une même ville, vicient l'air par la même raison; si l'on ajoute à cela l'étroitesse des rues, leur malpropreté, les émanations méphitiques des égouts, etc., on comprendra aisément que l'air des grandes villes est toujours, quoi que l'on fasse, moins sain que l'air de la campagne.

229. Habitations. — L'habitation privée délimite une masse d'air atmosphérique dont on peut modifier à volonté la température, le degré d'humidité, la composition chimique. On retranche ainsi du milieu général une partie plus ou moins grande pour l'accommoder à ses besoins en l'isolant plus ou moins complétement des influences du dehors. L'atmosphère d'un appartement est donc, pour celui qui l'habite, ce que l'atmosphère d'une ville est à toute une population. Réfléchissez, en effet, au temps que votre sommeil, vos repas, vos occupations et les intempéries de la saison, vous font passer à la maison!

Les pièces qui constituent l'habitation seront aussi grandes que possible; rien n'est plus avantageux que de respirer librement une grande masse d'air.

Evitez surtout toutes les causes qui peuvent altérer la pureté de l'air. Ainsi les animaux agissent sur l'air exactement comme l'homme, par l'exhalation de l'acide carbonique et par le produit vaporeux de leur transpiration pulmonaire et cutanée. Leur présence est donc de trop dans l'intérieur de votre chambre, surtout pendant la nuit; ce sont au moins d'inutiles consommateurs de l'air qui suffit à peine à vos besoins, si même ils n'y versent pas encore des exhalaisons nuisibles.

Il en est de même des fleurs, dont l'odeur détermine souvent des maux de tête et des migraines.

A Paris et dans les grandes villes, les appartements tendent chaque jour à devenir de plus en plus en désaccord avec le besoin d'air et de soleil si indispensable à l'espèce humaine : la spéculation, en subdivisant les terrains, en entassant étage sur étage, en augmentant dans des proportions qui n'ont plus de limites le prix des loyers, semble vouloir réduire la famille à la plus minime portion d'air respirable.

Nous-mêmes encore, par notre vanité, nous augmentons le mal : nous avons des salons spacieux et splendides, mais nos chambres à coucher sont pour la plupart étroites, reléguées sur les cours, hermétiquement calfeutrées; souvent même nous dissimulons le lit dans une alcove, que l'on n'ouvre que le soir au moment de se coucher.

Est-ce ainsi que nous devrions agir, est-ce ainsi que nous devrions prendre soin de notre santé? Mais ce sont là, ainsi que pour les toilettes et le luxe des réceptions, les conséquences des goûts du jour, de cette envie de briller à laquelle nous sacrifions notre confortable et notre bien-être de tous les instants.

230. Lumière. — La lumière est indispensable à tout être organisé, et dès que cet élément disparaît, l'individu dépérit.

Cet effet est surtout remarquable dans le règne végétal. Lorsqu'une plante est plongée dans l'obscurité, elle ne tarde pas à languir, à s'étioler. Ses feuilles perdent leur couleur verte, ses rameaux sont moins valides, tous ses organes, en un mot, deviennent d'une faiblesse extrême.

L'influence de la lumière n'est pas moins sensible sur l'homme. Il s'étiole comme les végétaux, lorsqu'il est privé de la clarté du jour.

La circulation est plus active et la chaleur plus grande dans la peau, chez les habitants des campagnes et les ouvriers qui travaillent en plein air, que chez les individus qui passent une grande partie de leur vie dans des lieux privés de lumière.

Il résulte de la privation de la lumière que la circulation dans la peau se fait mal; cet organe se refroidit, se laisse imbiber de liquides, et le sang devient plus pauvre. De là ces terribles maladies chroniques que l'on observe surtout chez les jeunes enfants : la scrofule ou le rachitisme.

La lumière du soleil, l'exposition directe à ses rayons bienfaisants, agissent donc comme un fortifiant et conviennent aux individus atteints de faiblesse native ou acquise, aux femmes molles et délicates, aux enfants débiles.

On peut rapporter à l'absence de la lumière ces paroxysmes que l'on observe dans certaines maladies lorsque le soleil a abandonné l'horizon. Ainsi chez les Asthmatiques, les oppressions sont plus pénibles le soir et en hiver que dans les circonstances opposées.

Il faut donc donner aux enfants le plus d'air et de soleil que l'on peut, pour éviter les effets désastreux qui résultent de la privation de ces deux éléments; pour ne pas les voir devenir pâles, mous, sans énergie; en en un mot, pour ne pas les voir se nouer, suivant l'énergique expression vulgaire.

Il est de toute nécessité que, pour se soustraire aux inconvénients que j'ai signalés, les personnes que leur travail ou toute autre circonstance force à rester enfermées, prennent tous les jours une heure ou deux d'exercice en plein air.

231. Chaleur. — La chaleur produit le même effet sur tous les corps : elle les dilate.

L'exhalation de vapeur aqueuse qui se fait continuellement à la surface de la peau dans les conditions normales de température, se change lorsque celle-ci augmente, et alors au moindre mouvement, en sueur générale. Il en résulte une faiblesse extrême, une tendance au repos et au sommeil.

La respiration est plus fréquente lorsque la chaleur est grande que dans les autres températures. L'air, plus dilaté, contient moins d'oxygène. Aussi pour suppléer à cette rareté, l'inspiration et l'expiration se succèdent-elles plus rapidement.

L'exhalation aqueuse qui se fait à la surface du poumon est aussi plus abondante.

La combustion qui s'opère dans nos tissus, entre l'oxygène du sang artériel et le carbone, est moins active; et cela se conçoit : le corps cherche, par ce ralentissement dans les phénomènes chimiques de la Calorification (13), à corriger l'excès de température qu'il subit.

Pendant les journées les plus chaudes de l'été, l'air extérieur, dilaté par la chaleur, devient par cela même plus léger. La pression qu'il exerce sur nous devient moindre, et les divers fluides de notre corps, qui dans l'état ordinaire ont une tension qui contre-balance la pression atmosphérique, n'étant plus maintenus par cette pression diminuée, tendent à sortir des organes qui les contiennent. On éprouve alors un sentiment de gêne et d'oppression qui fait dire que l'air est lourd. L'expression contraire serait beaucoup plus juste, ainsi que le prouve le baromètre.

La transpiration qui se fait sur toute la surface du corps a pour but de détruire, au moins en partie, l'influence de la chaleur extérieure. En effet, l'évaporation de la sueur produit du froid (ainsi que cela a lieu pour les alcarazas, ou bien lorsque l'on verse de l'éther, ou de l'alcool sur la peau, ou même de l'eau de Cologne) et tend ainsi à abaisser continuellement la température du corps.

La sueur n'est sécrétée qu'aux dépens de la portion liquide du sang. Il s'ensuit que la digestion est pénible et la soif vive, car les organes qui sont chargés de l'absorption sont obligés de déployer une plus grande énergie pour réparer les pertes continuelles que fait subir au sang l'exhalation cutanée.

Dans le corps humain, les organes sont en général disposés de telle façon qu'ils puissent se suppléer, lorsqu'ils présentent une grande corrélation anatomique. C'est ainsi que les glandes sudorifères (qui sont répandues en quantité innombrable sur toute la surface du corps), le foie, la muqueuse des intestins et les reins sont tous quatre chargés d'éliminer du sang les éléments inutiles. Aussi, lorsque les fonctions de l'un de ces appareils sont surexcitées, celles des autres se ralentissent. C'est ce qui explique pourquoi, dans les chaleurs, alors que le jeu des glandes sudorifères est porté à son plus haut point, le ventre est resserré (à moins de diarrhée provoquée par l'abus des fruits ou des boissons), les urines très-peu abondantes et fortement colorées, la bile moins fluide.

L'énergie plus grande des organes chargés de l'absorption est une cause probable de la fréquence des maladies gastriques qui se manifestent sous l'influence des grandes chaleurs.

La circulation est moins active et moins rapide, car les pulsations des artères sont molles. Le sang est écumeux, vermeil; les vaisseaux capillaires sont dilatés. Cependant la nutrition est faible, les sensations sont peu énergiques. Le moral se ressent de cette situation : il y a tendance à la paresse; les idées sont confuses, les conceptions peu actives. Le sang se porte vers le cerveau et occasionne une petite congestion qui, jointe à la lassitude physique, porte au repos et au sommeil.

Ces effets expliquent très-bien la mollesse des mœurs des peuples qui habitent les pays chauds, tels que les Asiatiques et les Créoles.

D'après tout ce qui précède, il est facile de voir qu'une température élevée prédispose aux Maux d'Estomac, à la Constipation, aux congestions cérébrales et aux éruptions cutanées.

Il faut donc se garder, autant que faire se peut, des effets désastreux d'une chaleur trop intense.

232. **Humidité.** — L'air est en tout temps mélangé de vapeur d'eau, et la quantité de vapeur d'eau répandue dans l'atmosphère est relativement plus con-

sidérable à 20 degrés qu'à zéro; la Physique explique parfaitement ce fait.

Lorsque, par une cause quelconque, l'air se refroidit, la vapeur se condense et forme alors des brouillards, ou sature simplement l'atmosphère d'humidité.

L'humidité froide exerce une influence différente, suivant que l'homme y est habituellement ou accidentellement soumis.

1° *Influence habituelle.* — Lorsque l'action de l'humidité est longtemps prolongée, elle trouble l'organisme, dérange l'harmonie des fonctions, et par suite altère la santé.

L'impression du froid humide sur la peau amène une déperdition continue de chaleur, car cet air est beaucoup plus conducteur de la chaleur que l'air sec. Cette perte de chaleur, n'étant pas suivie de réaction, amène à la longue un notable affaiblissement des forces.

Chez l'individu soumis à une pareille influence, les digestions sont laborieuses, l'appétit diminue, les intestins remplissent mal leurs fonctions, les selles sont abondantes. La transpiration étant presque nulle, il est facile de concevoir, d'après ce que j'ai dit plus haut, que les urines doivent être très-abondantes.

Un pareil état de l'atmosphère est éminemment propre à la propagation des épidémies, à cause des troubles qu'il apporte dans l'économie et que je viens de signaler; il est très-nuisible aux organisations faibles et débiles, aux enfants et aux Malades.

Beaucoup d'affections graves, telles que les phthisies, les bronchites, les pleurésies, les croups et les angines ne reconnaissent pas d'autres causes. Elles sont la suite d'une imprévoyance fatale, qui a fait négliger les précautions les plus élémentaires.

Les maladies chroniques sont plus nombreuses dans les vallées profondes et humides que dans les lieux élevés.

Les individus prédisposés aux affections héréditaires devront donc se soustraire le plus possible à l'influence de cette redoutable source de maladies.

2° *Influence passagère.* — Lorsque l'individu est sain et robuste, l'humidité peut n'avoir aucune action sur lui, s'il n'y est resté soumis que peu de temps, et s'il prend les précautions nécessaires.

Il est évident, d'ailleurs, que les effets varieront avec la température du corps au moment où il s'est trouvé plongé dans l'humidité. Si le corps est en sueur, on observera les mêmes résultats que ceux qui sont produits par le froid dans les mêmes circonstances, et dont je vais m'occuper plus loin.

Il ne faut jamais laisser sécher sur soi, quelle que soit la température, les vêtements qui ont été mouillés par la pluie ou par la sueur : on s'exposerait alors à tous les accidents que j'ai énumérés plus haut.

233. Froid. — L'effet général du froid est de faire contracter ou resserrer tous les corps.

Les vaisseaux capillaires de la peau se contractant, se resserrant, les globules sanguins sont moins nombreux dans leur intérieur : c'est ce qui produit la pâleur de la peau, lorsque le froid est modéré.

Mais si le froid est excessif, les capillaires, après s'être contractés, se dilatent; les globules sanguins abondent alors dans leur intérieur, et la peau devient rouge. C'est un phénomène facile à observer: ainsi, lorsque le thermomètre est seulement à quelques degrés au-dessus de zéro, nous sommes pâles, tandis que nos mains rougissent lorsque nous venons à manipuler de la neige.

Cette rougeur, consécutive à l'action du froid, est due à la réaction.

Toutefois, il faut tenir compte de l'accoutumance. Les individus exposés continuellement aux intempéries de l'atmosphère, conservent leur coloration normale, comme cela s'observe chez les personnes qui travaillent habituellement en plein air.

Un froid vif, en provoquant la contraction des vaisseaux capillaires, arrête l'exhalation aqueuse qui se fait aux dépens du sang sur toute la surface du corps.

Le sang, trouvant un obstacle à son cours, se reporte vers les viscères intérieurs, où il s'accumule, surtout dans les poumons, qui sont spongieux et par cela même perméables. Aussi les inflammations de la poitrine et les maladies des voies respiratoires sont-elles fréquentes dans de semblables conditions atmosphériques.

Le froid agit non-seulement à l'extérieur dans la production de ces maladies, mais il irrite encore directement le poumon par sa qualité froide et par la plus grande quantité d'oxygène qu'il contient.

Ces causes expliquent suffisamment la fréquence des bronchites pendant l'hiver.

Chez les sujets forts, bien nourris et bien vêtus, la contraction des capillaires est suivie d'une réaction salutaire. Une douce chaleur succède au froid et vient fortifier l'organisme. La digestion se fait avec activité, l'appétit est vif, la soif peu prononcée. Les évacuations alvines sont plus compactes, moins abondantes, plus régulières.

Un accroissement manifeste dans la vigueur générale est donc l'effet d'une température froide.

Cette température convient donc aux individus faibles, peu énergiques, aux scrofuleux, et en général à tous ceux dont les fonctions s'accomplissent mal.

Il faut au contraire soustraire à son influence les convalescents, les enfants trop jeunes, les personnes dont la faiblesse est extrême, en un mot tous les individus qui ne peuvent trouver la réaction, en eux-mêmes par appauvrissement de l'économie, ou au dehors par dénûment.

Le froid produit de redoutables effets lorsque l'on y est soumis sans transition. La contraction des capillaires extérieurs se fait rapidement; le sang qu'ils contenaient est brusquement refoulé vers le centre; la transpiration cutanée est subitement arrêtée.

Les membranes muqueuses et séreuses sont alors obligées de suppléer aux fonctions suspendues de la peau; mais l'afflux imprévu d'une masse sanguine dans leur tissu les fatigue et les irrite; elles se congestionnent et s'enflamment : de là, des maladies dont la durée et l'évolution est variable, selon la nature de la maladie déclarée et selon l'état de celui qui la contracte.

Les affections graves des organes non exposés directement au refroidissement, sont les pleurésies, les bronchites, les pneumonies et les rhumatismes articulaires aigus.

Les affections plus légères des organes directement exposés au refroidissement sont le coryza, l'amygdalite, les angines sans formation de fausses membranes, la bronchite et l'hydropisie articulaire.

Après avoir parlé de ces maladies, je vais indiquer dans quelles circonstances on les contracte le plus facilement, afin qu'on puisse les éviter :

1° Variations brusques de température atmosphérique, au printemps et à l'automne, dans nos climats.

2° Différences de température du jour et de la nuit ; ces différences sont très-grandes dans les pays chauds.

3° Exposition à l'air, lorsque le corps est en sueur. Le corps d'un homme a été comparé avec raison à un alcarazas ; l'évaporation sera d'autant plus rapide que l'air sera plus sec ; le froid produit sera par conséquent beaucoup plus considérable. De là, le danger des courants d'air.

Il est donc prudent de ne jamais stationner dans un corridor, entre deux portes ouvertes, dans un appartement entre deux fenêtres, en un mot, dans tous les endroits où deux ouvertures opposées livrent un rapide passage à l'air.

4° Repos à l'air après un violent exercice.

5° Abandon inopportun d'un gilet de flanelle.

6° Une pluie continue quand on est en repos.

7° Ingestion trop abondante de boissons froides lorsque le corps est en sueur et qu'on ne fait pas d'exercice après avoir bu : danger des glaces dans les soirées, alors que l'on ne danse pas.

Le meilleur remède contre les indispositions dues au refroidissement est de rappeler dans l'épaisseur de la peau le sang qui a été refoulé par le froid dans les organes : il suffira donc de se mettre au lit, de bien se couvrir, et de boire une infusion de bourrache, afin de provoquer une sueur abondante.

Quand on a été exposé au froid, il faudra donc faire en sorte de se réchauffer le plus tôt possible, de rappeler le sang à la peau, afin de prévenir l'inflammation des organes dans lesquels le sang a été refoulé.

On se réchauffe, les extrémités surtout, à un foyer, ou mieux encore par la marche.

On s'habitue aux transitions brusques de température par l'Hydrothérapie : c'est un des moyens les plus puissants pour habituer le corps aux variations de température et le préserver ainsi des dangers du refroidissement.

Tout ce que je viens de dire sur le passage brusque du chaud au froid s'applique inversement au brusque passage du froid à une très-grande chaleur.

234. Vie champêtre. — Le séjour à la campagne nous offre toutes les conditions désirables pour jouir d'une bonne santé : un air pur et sain, une nourriture simple et frugale, les exercices du corps, de l'ordre dans toutes nos actions, le spectacle agréable de la Nature dans sa simplicité, enfin le repos, la sérénité, la gaieté, choses si nécessaires à l'accomplissement régulier des fonctions de nos organes.

Pour se convaincre de la réalité des bons effets de la vie champêtre sur notre organisation, il suffit de jeter les yeux sur ce qui se passe autour de nous. Nous voyons les habitants des campagnes, qui se livrent aux plus rudes travaux par les plus mauvais temps, qui se fatiguent beaucoup, qui se nourrissent d'aliments grossiers et mal préparés, et qui cependant jouissent d'une santé robuste.

Tandis que les habitants des villes, malgré une nourriture meilleure, un confortable ignoré des campagnes, sont sujets à une foule d'incommodités.

Cette différence tient à ce que les premiers respirent un air pur, constamment renouvelé, tandis que les autres vivent dans l'atmosphère empestée des villes.

Si donc vous tenez à votre santé, faites de fréquentes promenades dans la campagne, faites quelques voyages, livrez-vous à la chasse et à tous les exercices, et même, si vous le pouvez, habitez la campagne pendant l'été et ne venez à la ville que pour vos affaires.

D'ailleurs quelle est la personne qui n'a pas remarqué l'influence favorable du *changement d'air* et du séjour à la campagne sur le rétablissement de l'appétit et des fonctions digestives?

Les influences qui résultent du changement d'air sont multiples; mais qu'elles soient d'un ordre moral ou physique, elles se résument dans une augmentation de l'appétit et dans une activité nouvelle imprimée à la Nutrition.

Le séjour à la campagne, l'habitation des montagnes ou du bord de la mer, sont surtout les conditions les plus favorables à la production de ces heureux effets; l'air, pur et vif, est tout imprégné de ces essences florales d'une si fraîche senteur; la lumière est vive, stimulante; des bruits d'une douce monotonie, le mouvement des eaux, le bruissement du vent, les voix des êtres animés, caressent doucement l'oreille; là, les préoccupations s'envolent, les passions ardentes font trêve; on se sent plus calme, on vit d'une existence moins fiévreuse; la *bête*, comme dirait Xavier de Maistre, secoue le despotisme de l'intelligence et recouvre ses droits.

235. Voyages. — Les voyages sont de tous les moyens qui contribuent à fortifier notre santé, un des plus agréables.

Ils changent momentanément notre genre de vie; ils nous offrent un spectacle sans cesse varié et toujours nouveau, dont la vue nous réjouit; enfin, ils ornent notre esprit d'une foule de connaissances utiles.

On ne peut qu'applaudir à ce mouvement, à cette

tendance générale qui, depuis quelques années, s'est emparée de toutes les classes de la société, et qui pousse les habitants des villes à abandonner un instant leurs occupations pour aller passer la belle saison aux Bains de mer, ou aux stations d'Eaux minérales.

Quel que soit le but du voyage, il est certaines règles d'Hygiène qu'on ne doit pas négliger. Je vais les indiquer en quelques mots.

Que l'on voyage en voiture ou en chemin de fer, on doit éviter de rester trop longtemps assis dans la même position : ce précepte est surtout utile aux personnes sujettes à la Constipation.

De plus, l'ébranlement produit par le roulement de la voiture, joint à l'ennui d'une position gênante, fatigue à la fois le corps et l'esprit, et indispose fréquemment les personnes nerveuses. Il faut donc, autant que possible, couper son voyage en plusieurs sections, selon la distance à parcourir, et le faire en plusieurs étapes.

On ne doit voyager que pendant le jour, pour pouvoir dormir pendant la nuit dans un bon lit. Si cependant la chaleur est accablante, il est préférable de voyager la nuit.

Les personnes qui ne sont pas habituées à voyager souvent, doivent éviter de manger beaucoup avant de monter en voiture ; car la trépidation et surtout le roulement rapide des wagons de chemins de fer entravent le travail de la digestion.

On ne doit pas monter en wagon lorsque la peau

est en transpiration, ou il faut alors avoir soin de se bien couvrir, si l'on veut éviter les suites d'un refroidissement brusque. On sait en effet que, dans les wagons en marche, bien que les glaces soient fermées, on se refroidit très-vite, à cause de l'immobilité dans laquelle on est forcé de rester, et du courant d'air produit par la rapidité du train.

Les soins de propreté doivent être observés avec soin en voyage. En effet, la poussière de la route, la fumée de la locomotive, se collent à la peau, et forment un enduit visqueux qui empêche la transpiration. On doit donc, en arrivant au but du voyage, prendre un bain, autant pour se délasser des fatigues de la route, que pour débarrasser la peau des poussières qui s'y sont attachées.

Il est bien entendu qu'après un voyage à pied, ces soins de propreté sont encore plus nécessaires.

236. **Exercice.** — Dans l'état de santé, l'appétit s'éveille à des intervalles qui varient suivant la quantité et la nature des aliments qui composaient le dernier repas, suivant les dépenses auxquelles l'organisme s'est livré, et surtout suivant les habitudes individuelles. Mais chez les Dyspeptiques, l'appétit fait souvent défaut, et il est nécessaire de le stimuler par divers moyens.

L'absence d'un *exercice* journalier est une des causes les plus fréquentes du manque d'appétit et des mauvaises digestions; l'exercice est, tout à la fois, le meilleur apéritif et le meilleur digestif. C'est en effet par un exercice habituel, régulier, c'est par la dépense des forces qu'il occasionne, que se préparent une bonne digestion des aliments et une absorption plus complète de leurs sucs nutritifs. On digère avec ses jambes, disait Chomel, presque autant qu'avec son estomac.

Quel est l'homme, d'ailleurs, qui n'a pas remarqué sur lui-même les effets d'une promenade au grand air, à la campagne surtout ? Ce jour-là, il a meilleur appétit et il digère mieux. Il n'est pas de Dyspeptique qui ne convienne de ce fait, mais il n'en est malheureusement que très-peu qui se déterminent à consacrer, chaque jour, à une petite promenade un temps suffisant.

L'exercice est donc d'une très-grande importance; mais il ne doit pas être pris d'une façon inconsidérée : il doit être en rapport avec l'âge, les forces et les aptitudes personnelles de chaque sujet. Le moment où l'on doit s'y livrer n'est pas non plus indifférent.

Les simples promenades à pied pourront avoir lieu soit avant le repas pour éveiller l'appétit, soit presque immédiatement après pour faciliter la digestion ; et même alors fera-t-on encore mieux d'attendre quelques moments, de rester en repos quelques instants, avant de commencer la promenade ; ce n'est peut-être pas sans raison que nos pères restaient longtemps à table et chantaient au dessert !

Quant aux longues courses à pied, aux promenades à cheval, aux jeux un peu animés, aux exercices gymnastiques, on fera beaucoup mieux de s'y livrer avant le repas, pour lequel ils serviront même d'apéritif. Mais ils seraient nuisibles *immédiatement après;* ils troubleraient alors la digestion au lieu de la favoriser, et cela d'autant plus sûrement que l'estomac serait plus faible et le repas plus copieux. Un exercice un peu vif, pris immédiatement après le repas, affaiblit en effet le travail digestif, en appelant sur d'autres organes le sang et l'influx nerveux nécessaires à son accomplissement; en outre, les secousses brusques et réitérées du diaphragme pressent l'estomac, le compriment et l'exposent à se débarrasser des aliments qu'il contient.

Il est même des Dyspeptiques chez lesquels tout mouvement, même une simple promenade, en se levant de table, augmente les souffrances dont l'estomac est le siége; il faut respecter cet état, laisser le Malade dans un repos absolu pendant une heure au moins, puis lui faire faire une petite promenade.

237. **Exercices du corps.** — J'attache une si grande importance aux divers exercices du corps, que je crois devoir consacrer quelques détails à ce sujet.

Chez les Anciens, les exercices du corps entraient, comme partie essentielle, dans l'éducation de la jeunesse; arrivé à l'âge adulte et même à l'âge mûr, l'homme continuait à fréquenter les gymnases, et y entretenait sa vigueur musculaire.

Les Médecins d'alors, qui voyaient que les hommes qui s'exerçaient beaucoup devenaient robustes et jouissaient d'une bonne santé, qui étaient témoins que des indispositions ou des états maladifs se dissipaient au milieu des mouvements et de l'agitation qu'exigeaient la lutte, les jeux, etc., ces Médecins, dis-je, avaient une grande confiance dans l'emploi de ces moyens hygiéniques, et en faisaient la base de la plupart de leurs traitements.

Telle est d'ailleurs l'évidence de l'utilité de l'exercice pour le maintien ou le rétablissement de la santé, que c'est peut-être la seule chose que l'on n'ait jamais contestée en Médecine : dans tous les temps et tous les pays, les Médecins se sont plu à en célébrer les bienfaits.

238. **Effets généraux de l'exercice.** — Les divers mouvements que nos jambes, ou nos bras, ou même notre corps tout entier, exécutent quand nous marchons, quand nous courons, quand nous faisons de l'exercice ou de la gymnastique, ces divers mouvements, dis-je, mettent en jeu les muscles qui font mouvoir tous nos membres. Or, ces muscles sont étroitement liés avec tous nos organes; car, dans la machine humaine, tout se tient, tout forme un harmonieux ensemble. Aussi ne peuvent-ils se contracter, se mouvoir, se fortifier, sans imprimer à tous les autres organes une activité plus grande.

En outre, les secousses, les chocs divers déterminés par l'exercice se distribuent à tout notre corps, à tous nos tissus, à tous nos organes ; ils secouent leur masse, pénètrent jusque dans leur profondeur et ébranlent les fibres qui les constituent. Or ces succussions mécaniques qui se répètent à chaque pas, à chaque mouvement, agissent sur la disposition intime de nos organes, et déterminent en eux une contraction fibrillaire qui les rend, au bout de quelque temps, plus forts et plus robustes.

En effet, si nous prenons de l'exercice un peu plus que d'habitude, si nous faisons une longue promenade, si nous faisons de l'escrime ou de la gymnastique, la respiration devient plus fréquente, la circulation du sang plus active, la chaleur plus grande, l'appétit se développe, la machine entière fonctionne avec plus d'activité.

239. Effets de l'exercice sur le système nerveux. — Les Nerfs naissent tous du cerveau, ou de la moelle épinière qui peut en être considérée comme le prolongement.

Tous les nerfs ne remplissent pas les mêmes fonctions; on les divise en deux ordres : les nerfs affectés aux mouvements ou *nerfs moteurs*, et les nerfs affectés à la sensibilité ou *nerfs sensitifs* (15).

L'exercice met en jeu exclusivement les *nerfs moteurs* et, par eux, la portion du cerveau à laquelle ils correspondent, tandis que la portion *sensitive* de cet organe reste dans l'inaction. Il en résulte que la portion *motrice*, plus active, accapare toutes les forces vitales aux dépens de la portion *sensitive*.

On peut en déduire cette conséquence, importante au point de vue de l'Hygiène : c'est que l'on peut détruire les inconvénients produits par les excès intellectuels ou les passions, en faisant faire au Malade un exercice approprié.

C'est ainsi que l'on a obtenu beaucoup de guérisons dans les cas d'hystérie, d'hypocondrie, de maladies dues au développement exagéré du tempérament nerveux.

Les individus qui se livrent à des exercices pénibles et continus, les paysans, les terrassiers, sont très-peu sujets aux maladies nerveuses.

240. Gymnastique. — La Gymnastique était en grand honneur chez les Anciens, surtout chez les Grecs. Ils avaient remarqué qu'elle donnait à la constitution de la vigueur, au corps une forme plus gracieuse; qu'elle donnait une santé brillante, qu'elle endurcissait aux fatigues, et surtout qu'elle animait singulièrement le courage et éteignait toutes les passions, en exaltant, au contraire, l'amour de la gloire et de la patrie.

On peut s'expliquer ainsi les succès inouïs de ces mâles Spartiates qui combattaient, un contre dix, les Perses efféminés de Xerxès.

Et pourtant, nous avons laissé tomber dans une désuétude presque complète un exercice si précieux, sans que rien dans nos mœurs vienne le remplacer.

Les Anciens n'avaient pas notre indifférence à cet égard. Ils employaient tous les moyens pour la tenir en honneur Ils avaient institué de grandes solennités pour maintenir le goût de la Gymnastique. Le vainqueur aux Jeux olympiques voyait son nom proclamé par toute la Grèce ; la Peinture et la Sculpture reproduisaient ses traits; la Poésie célébrait sa victoire. Les premiers athlètes vainqueurs furent mis au rang des demi-dieux.

Platon, dans sa *République*, fait une large place à la Gymnastique.

Les exercices gymnastiques, convenablement dirigés et appropriés, produisent des effets heureux chez les enfants. Ils leur donnent de l'agilité, de la souplesse, contribuent au développement régulier et parfait du corps et les rendent robustes et vigoureux. De plus il est évident, d'après ce que j'ai dit sur les effets de l'exercice sur le cerveau, que la sensibilité et l'impressionnabilité, si grandes à cet âge, ne s'exalteront pas et ne se fausseront pas.

La Gymnastique fait une excellente diversion aux travaux intellectuels, et remplit utilement les heures de récréation : les jeunes gens sont ensuite mieux disposés au travail, et moins enclins aux pensées mauvaises, aux vains désirs et à toutes ces sensations vagues qui viennent assaillir la jeunesse.

Aussi serait-il à désirer que l'usage de la Gymnastique fût plus général, et que toutes les familles fussent bien pénétrées qu'il n'est point de meilleur dérivatif des désirs inassouvis qui font tant de ravages chez les jeunes gens, que de soumettre ceux-ci, chaque jour, à des exercices gymnastiques qui développeraient harmonieusement leur corps.

L'Administration des hôpitaux de Paris, qui compte

dans son sein nos plus grands Médecins, a parfaitement compris toute l'utilité de la Gymnastique : aussi a-t-elle fait établir des gymnases dans tous les hôpitaux d'enfants.

Développer les muscles, activer la circulation générale, amplifier le champ respiratoire, prévenir ou détruire les congestions vers les viscères, modérer l'irritabilité du système nerveux, tels sont les avantages que présente la Gymnastique aux personnes atteintes de névroses.

Une Gymnastique modérée augmente la force de résistance et développe les muscles des personnes bilieuses et maigres. La circulation abdominale est solicitée par elle, et les engorgements des divers organes du ventre, si fréquents chez les personnes trop grosses, sont également évités.

Tout le monde connaît les merveilleux effets que l'on a retirés de la Gymnastique, comme correctif de certaines affections morbides, telles que le rachitisme, les déviations de la colonne vertébrale, les gibbosités.

Elle a encore un autre effet, qui est de combattre cet état équivoque qui n'est ni la santé ni la maladie, et qui est caractérisé par la prépondérance viscérale et l'accumulation de la graisse.

Les personnes atteintes de faiblesse naturelle ou acquise voient bientôt renaître leurs forces et leur vigueur par l'emploi mesuré de la Gymnastique ; et l'histoire fournit de nombreux et illustres exemples d'hommes qui, nés débiles, lui durent plus tard une grande vigueur et une forte santé.

Il ne faut pas soumettre les enfants trop jeunes aux exercices gymnastiques. L'âge de sept ans paraît être l'époque la plus convenable, et encore, à cette période de la vie, il faut éviter les exercices trop violents : il ne faut alors permettre qu'une Gymnastique générale, propre à développer dans une égale mesure le squelette et les muscles.

241. **Grand Gymnase Paz.** — Puisque je viens de recommander la Gymnastique et que, dans une autre partie de cet ouvrage (268), je signale les avantages qui résultent d'un emploi judicieux de l'Hydrothérapie, je ne puis m'empêcher de dire un mot du magnifique Gymnase que M. Paz vient de créer rue des Martyrs et de l'Établissement d'Hydrothérapie qui en forme la dépendance naturelle.

Ce Gymnase, unique en son genre, est conçu dans les proportions les plus vastes, avec une intelligence et une entente parfaites de l'art de la Gymnastique appliqué au développement du corps, à l'augmentation progressive de la vigueur musculaire, au rétablissement de la santé.

Si j'en juge par le Gymnase Paz, l'art de la Gymnastique a fait de notables progrès depuis le colonel Amoros, le premier propagateur de la Gymnastique en France : celui-ci faisait des soldats ; M. Paz fait des hommes, des hommes sains, vigoureux, dégagés, et surtout bien portants.

Le Gymnase Paz mérite d'être visité. Nous voici dans une immense salle, ayant la forme d'un vaste carré long. Là, à droite et à gauche, suspendus le long des murs, sont de nombreux haltères (boulets reliés par une tige de fer): leur grosseur et leur poids, commençant aux plus petits, destinés aux très-jeunes enfants, parcourent par une gradation insensible toute la gamme ascendante des kilos.

Au fond, nous apercevons l'attirail complet de la haute école de Gymnastique: trapèzes, cordages de toute espèce, chevaux de bois, etc.

A gauche, nous entrons dans la salle d'armes, où les masques, gants, sandales, fleurets, attendent les amateurs de l'Escrime.

Puis, la salle de Boxe, exercice si populaire chez nos voisin d'outre-Manche.

Enfin la salle d'Orthopédie, réservée aux faibles, aux impotents, aux vieillards, aux malades, aux enfants difformes et contrefaits : là on traite, à l'aide d'ingénieux appareils, les difformités de la taille, les déviations de la colonne vertébrale, etc.

Si nous passons à droite, nous trouvons l'Établissement de l'Hydrothérapie: douches en pluie, douches en cercle, douches en colonne, douches verticales, horizontales, ascendantes; frictions, massage; en un mot un ensemble très-complet et très-bien installé des divers procédés hydrothérapiques. Tout cela est gratuit pour les élèves du Grand Gymnase.

Une entrée particulière a été ménagée pour les personnes qui suivent exclusivement le Traitement hydrothérapique. Le prix des douches est plus modéré que dans les divers établissements de bains.

Ici, là-bas, partout, des vestiaires et des cabinets de toilette.

Deux vastes calorifères entretiennent dans toutes les salles, pendant l'hiver, une chaleur douce et uniforme.

Un salon de lecture, pourvu d'une bibliothèque choisie et de nombreux journaux et revues, permet de se reposer et d'attendre que ses enfants, ses amis, aient pris leur leçon.

Tel est le Gymnase Paz. J'y ai déjà envoyé un grand nombre de mes Malades, soit pour y faire de la gymnastique, soit seulement pour y prendre des douches, et tous en ont été très-satisfaits.

Je suis donc heureux de trouver cette occasion de recommander, comme ami et comme médecin, le Grand Gymnase de M. Paz.

242. Équitation. — L'équitation est un exercice qui se compose de mouvements actifs et de mouvements passifs.

Les premiers comprennent les efforts que fait le cavalier pour se maintenir sur sa monture et la diriger. Ils sont d'autant plus considérables que le cavalier a moins l'habitude de l'équitation et que le cheval est plus fougueux ou plus rétif.

Les mouvements passifs se composent des secousses imprimées au cavalier par la progression du cheval. Ils varient suivant la vitesse et l'allure de ce dernier et suivant le terrain sur lequel il marche.

Les Médecins de l'antiquité n'avaient pas reconnu l'utilité de l'équitation. Il n'en a pas été de même des modernes, et Sydenham l'a fort préconisée.

Cet exercice ne peut être qu'extrêmement utile lorsqu'il est fait dans de bonnes conditions, comme lorsqu'on s'y livre au milieu des bois ou dans une belle campagne.

Il est évident que les allures du cheval influent sur les résultats de cet exercice. Le pas est une allure fort douce qui réussit très-bien aux personnes d'une faible santé. Le trot est ordinairement beaucoup plus fatigant.

Le galop au contraire est une allure extrêmement douce et agréable.

L'exercice du cheval devra être pris le matin et le soir pendant l'été, et au milieu du jour pendant l'hiver.

En résumé, la dépense de forces et l'ébranlement imprimé à l'organisme par cet exercice, affermissent l'économie et fortifient singulièrement le système nerveux en diminuant son excitabilité.

Toutes les fonctions de la vie nutritive, telles que la circulation, l'absorption, etc., sont activées : aussi l'équitation est-elle surtout utile aux personnes atteintes d'Atonie, à celles dont la constitution est molle et délicate, catarrhale, atonique, dont le système nerveux est très-excitable ; mais il n'en serait pas de même pour les personnes sujettes aux inflammations des intestins et du rein, aux maladies de vessie et aux hémorrhoïdes, aux diverses maladies de l'utérus.

Pour quelques personnes, il est prudent de porter une large ceinture, afin de soutenir le ventre et de diminuer ainsi les secousses imprimées aux organes abdominaux.

243. **Chasse.** — Dès la plus haute antiquité, la chasse a été regardée comme un exercice éminemment utile à la santé. Elle était considérée comme une petite guerre, qui préparait de robustes défenseurs au pays.

Le chasseur, exposé au soleil, au vent, à la pluie et au froid, s'aguerrit vite, et il ne craint plus les intempéries des saisons.

La chasse est un exercice violent qui développe dans tout l'organisme une grande activité. Aussi le besoin de réparation est-il grand : l'appétit est vif, la digestion se fait complétement et énergiquement. Toutes les autres fonctions de l'économie suivent nécessairement cette augmentation d'activité. Peu de vrais chasseurs sont gênés par l'embonpoint, car l'exercice qu'ils prennent ne permet pas à la graisse de s'accumuler dans l'épaisseur de leurs tissus.

Le sommeil du chasseur est un sommeil essentiellement réparateur ; il ne se fait jamais attendre et il n'est jamais agité.

Les passions ont peu de prise sur le vrai chasseur ; il ne connaît guère les tourments de l'amour. Le génie observateur des Anciens avait bien constaté ce fait : la chaste Diane était la déesse de la chasse, et Horace, dans sa première ode, nous représente le chasseur comme oubliant sa douce épouse, *teneræ conjugis immemor.*

L'habitude de l'isolement donne au vrai chasseur un caractère âpre et fier. Il dédaigne les mièvreries et les raffinements de la vie mondaine, auxquels il préfère les grands bois, les plaines giboyeuses, les péripéties et les fatigues de la chasse.

244. **Natation.** — La natation est non-seulement utile sous tous les rapports, mais c'est encore un exercice agréable. Tout concourt à son efficacité : aux modifications profondes imprimées à l'économie par le jeu de presque tous les muscles, s'ajoutent les effets salutaires du bain froid.

L'effet tonique de la natation se fait rapidement sentir. Au sortir du bain, on est plus fort, plus souple, plus agile, si l'on ne s'est pas fatigué par la vitesse des mouvements, ou par ce que les nageurs appellent les tours de force ; et encore, la fatigue qui en résulte disparaît-elle promptement pour ne laisser place qu'aux bons résultats que j'ai signalés plus haut.

En un mot, l'habitude de cet exercice développe les organes de la locomotion et active toutes les fonctions de l'économie, car les nageurs varient leurs mouvements à l'infini et mettent ainsi en jeu tous les muscles du système locomoteur.

A ces avantages vient s'en ajouter un autre : le bain froid combat d'une manière efficace l'influence débilitante de l'été, saison pendant laquelle on ne saurait trop fortifier l'économie.

A cette époque de l'année, la chaleur est assez grande; le moindre mouvement provoque d'abondantes sueurs qui ne se font, comme je l'ai déjà dit, qu'aux dépens du sang; de plus, on est paresseux, on évite de prendre de l'exercice, lequel amène cette transpiration.

Le bain froid détruit ces deux causes d'affaiblissement, car son action s'oppose à l'exhalation aqueuse, et d'un autre côté elle permet un exercice actif, sans que l'économie s'affaiblisse par la transpiration.

C'est un excellent moyen pour résister à l'action débilitante de la chaleur. Cependant les individus prédisposés aux congestions du côté du cerveau et des poumons, n'en devront user qu'avec modération.

245. Danse. — Dès la plus haute antiquité, les hommes se sont livrés à la danse, et, pour ne citer qu'un exemple fameux rapporté par l'Écriture, le roi David dansait devant l'arche sainte.

Quelque bizarre que puisse paraître la danse lorsqu'on n'y prend plus part, elle n'en est pas moins un utile exercice; c'est presque le seul exercice un peu actif auquel se livrent les femmes, condamnées par nos mœurs à une inaction à peu près complète.

Malheureusement on se livre à la danse dans des conditions telles, qu'au lieu d'être utile, elle devient souvent nuisible. Au lieu de danser entre amis, jusqu'à dix ou onze heures, on ne danse que la nuit, dans des appartements trop petits, où l'on entasse et où l'on étouffe le ban et l'arrière-ban de toutes les personnes que l'on connaît plus ou moins.

En outre, les lampes ou de nombreuses bougies absorbent en brûlant l'oxygène de l'air et dégagent du gaz carbonique, ce qui laisse très-peu d'air pur aux nombreux invités agglomérés dans les salons.

Enfin, malgré l'hiver, les vêtements sont légers, et lorsqu'on sort, on est exposé, sans aucune transition, à un air souvent très-froid.

Toutes ces conditions, très-peu hygiéniques, font que ces bals sont nuisibles à la santé, surtout quand on y va trop souvent et qu'on se couche trop tard.

246. Inaction. — L'homme a reçu de la nature un corps et des membres pour les exercer.

L'exercice est tellement naturel qu'un repos absolu, complet et prolongé, serait un supplice bien plus grand que les plus dures fatigues. Ce qui le prouve bien, c'est le funeste cortége que l'inaction traîne à sa suite.

Si l'exercice active toutes les fonctions, il n'en est pas de même du repos prolongé, qui ne peut que les troubler.

La digestion est lente, tardive, pénible. Les aliments séjournant longtemps dans l'estomac, occasionnent un sentiment de pesanteur. La stase prolongée des matières alimentaires dans ce viscère y détermine une espèce de fermentation acide; de là des aigreurs ou des éructations, de là surtout la perte de l'appétit.

Les matières intestinales sont moins abondantes,

moins molles; les selles sont rares; la contractilité des intestins s'émousse. Il en résulte des Constipations opiniâtres et rebelles.

La nutrition ne se fait plus, l'absorption étant presque nulle, puisqu'il n'y a pas de pertes à réparer.

L'absorption interstitielle est peu active, tandis que l'exhalation graisseuse du tissu cellulaire augmente. L'effet inévitable de cette situation est un embonpoint incommode et de mauvaise nature; ce phénomène est facile à observer chez les personnes très-sédentaires.

La circulation se ressent de ce fâcheux état : les contractions du cœur sont moins énergiques, et comme ce sont elles qui mettent le sang en mouvement dans l'appareil circulatoire, le cours du sang est ralenti; les capillaires reviennent sur eux-mêmes en vertu de leur contractilité; la chaleur animale est moins développée.

La respiration est plus lente; les phénomènes chimiques qui s'accomplissent dans les poumons sont eux-mêmes troublés. L'oxygène se combine dans nos tissus avec le carbone en moins grande quantité.

Les muscles, recevant moins d'éléments de nutrition, deviennent pâles, mous et lâches; leur pouvoir de contraction s'affaiblit; le moindre exercice les fatigue; ils finissent par s'affaisser sur eux-mêmes et s'atrophier.

L'inaction est donc essentiellement *débilitante*.

247. Sommeil. — Un sommeil paisible et profond, d'une durée convenable, est essentiellement réparateur; il repose les organes et leur permet d'agir de nouveau.

Il suspend l'action du cerveau ; il atténue par conséquent les peines physiques et les souffrances morales.

Un tel sommeil est toujours accompagné d'un sentiment de bien-être inexprimable. Au réveil, on est dispos ; les membres reposés sont plus aptes à remplir leurs fonctions. Les sens perçoivent mieux et plus agréablement toutes les sensations qui viennent du monde extérieur. Le cerveau lui-même, débarrassé de la surexcitation de la veille, a les conceptions plus nettes et plus rapides. Aussi le matin est-il l'époque de la journée la plus favorable aux travaux de l'esprit.

Le sommeil est un besoin impérieux qui ne perd jamais ses droits, qu'il faut satisfaire quand même.

La durée du sommeil, pour qu'il soit réparateur, ne peut être déterminée d'une manière précise, car elle varie nécessairement avec l'âge, le sexe, la santé, la constitution, etc.

Mais on peut formuler cette loi générale, que neuf heures de sommeil sont nécessaires pour les constitutions faibles et débiles, tandis que sept heures suffisent aux individus vigoureux et en bonne santé.

Lorsque le sommeil est trop court, il est suivi de lassitude ; si cette insuffisance de sommeil se prolonge pendant longtemps, elle cause de l'amaigrissement, une fièvre lente et tous les signes d'une vieillesse prématurée.

Si, au contraire, elle n'est que momentanée et accidentelle, la lassitude n'en existe pas moins pour être moins forte. Le cerveau fatigué ne peut se livrer à aucun travail ; les conceptions se font difficilement, les idées sont confuses; le caractère est d'une irritabilité excessive, par suite de l'excitation prolongée des facultés intellectuelles.

Il ne faut donc pas essayer de prolonger la vie aux dépens des heures consacrées au sommeil; on arriverait ainsi fatalement à se rendre malade.

Mais si le sommeil est trop prolongé, il a aussi des inconvénients. L'obésité survient ; la pensée est lourde comme les mouvements ; il y a paresse des facultés intellectuelles, laquelle produit une espèce d'hébétude; les conceptions sont lentes et difficiles; plus d'imagination ni de mémoire. La sensibilité générale diminue, et avec elle la contractilité musculaire; de là la fatigue qui survient après le moindre exercice.

En un mot, chez les grands dormeurs, la vie végétative l'emporte de beaucoup sur la vie intellectuelle.

Il n'est pas indifférent de se livrer au sommeil pendant le jour ou pendant la nuit. C'est la nuit que règnent le silence et l'obscurité, deux circonstances très-favorables au sommeil. Pendant la nuit, l'atmosphère est moins favorable à la santé; il est donc préférable de profiter de cette période du jour pour se livrer au repos. C'est une mauvaise habitude que de faire de la nuit le jour.

Les personnes qui se lèvent et se couchent de bonne heure sont celles qui jouissent ordinairement de la meilleure santé. Il serait utile que l'on se couchât régulièrement à onze heures du soir pour se lever à six heures du matin. On a dit que l'air du matin, au lever du soleil, n'était pas favorable à la santé: ce n'est là qu'un préjugé que les paresseux ont inventé.

Il faut, autant que possible, que la chambre à coucher ne soit pas au rez-de-chaussée; qu'elle soit vaste et bien aérée. Rien n'est plus funeste que de dormir dans une alcôve étroite ou dans un lit bien clos par des rideaux.

La raison en est facile à saisir : l'homme adulte respire en moyenne 500 litres d'air par heure (12); or, si l'appartement où il repose n'est pas assez vaste, où prendra-t-il l'air pur qui lui est nécessaire pendant la durée de son sommeil?

Les raffinements que l'on apporte dans le lit et ses accessoires sont souvent une cause d'incommodités et d'inconvénients. Une couche trop molle et trop chaude active la transpiration insensible : l'économie éprouve ainsi des pertes régulières qui ne tardent pas à affaiblir.

Beaucoup de maladies nerveuses, qui affectent principalement les femmes, ne reconnaissent pas d'autre cause que celle que je viens d'indiquer.

Un lit médiocrement dur et chaud, c'est ce qu'il faudra adopter. Les oreillers et les matelas de crin atteignent merveilleusement ce but; ils occasionnent rarement la transpiration, et de plus ils ne retiennent pas la sueur.

Il ne faut jamais chercher à se procurer, en dehors des prescriptions du Médecin, un sommeil factice au moyen de préparations opiacées ou de toute autre substance. Ces préparations peuvent causer d'ailleurs de sérieux accidents quand elles sont maniées par des personnes inexpérimentées.

Les seuls moyens hygiéniques de se procurer le sommeil, c'est d'apporter une grande régularité dans les heures où l'on s'y livre habituellement; d'être sobre et tempérant, et de bien proportionner l'alimentation du soir aux besoins de l'organisme.

Il faut éviter, si l'on ne veut pas avoir d'insomnie, et les lectures émouvantes, et les travaux intellectuels faits quelque temps avant de se mettre au lit, et surtout les excitants, tels que le café, le thé, etc.

Plus on se lève matin, plus le sommeil arrive aisément et naturellement le soir.

248. Propreté. — La santé est liée par des rapports très-étroits à la propreté.

Celle-ci doit être portée partout, sur nos aliments, nos boissons, nos meubles, et surtout sur les habits, linges, draps, etc., qui doivent recouvrir notre corps, et à plus forte raison sur notre corps lui-même.

Tous les objets qui doivent nous toucher peuvent déterminer des éruptions de toute espèce s'ils ne sont pas très-propres.

Quant à ce qui regarde notre corps, un mot sur les fonctions générales de la peau fera comprendre toute l'importance qu'on doit attacher à la propreté personnelle.

La peau est non-seulement l'organe du toucher, et une membrane protectrice, mais elle est encore, comme je l'ai dit en parlant de la chaleur, un des principaux émonctoires de l'économie.

En effet, c'est à sa surface que vient se répandre la partie la plus aqueuse du sang, qui se débarrasse ainsi d'un élément inutile. La quantité de liquide exhalé par jour à la surface de la peau est d'environ 300 à 500 grammes.

Cette exhalation se fait au moyen des glandes *sudorifères*, dont les canaux excréteurs viennent s'ouvrir au dehors et constituent les pores de la peau. Ces glandes sont très-nombreuses; elles sont répandues sur toute la surface du corps et on les évalue à un million, en chiffre rond.

Ce sont donc ces glandes qui sécrètent la sueur. Celle-ci s'épanche sous deux formes différentes : lorsqu'elle est peu abondante, elle s'évapore instantanément sans que nous en ayons conscience : c'est ce qu'on appelle la transpiration insensible. D'autres fois, elle est plus considérable, et comme elle ne peut plus s'évaporer immédiatement, elle forme de petites gouttelettes : c'est la sueur proprement dite.

Indépendamment de ces glandes *sudorifères*, qui sont logées dans l'épaisseur de la peau, il s'en trouve d'autres moins nombreuses, deux cent mille environ, qu'on appelle des glandes *sébacées*.

Celles-ci ont une fonction particulière qui consiste à verser constamment au dehors, par leurs conduits excréteurs, une matière huileuse qui a pour but d'assouplir la peau, de lui donner une certaine mollesse nécessaire à la délicatesse du toucher, et de la préserver du contact et de l'action des liquides irritants.

Ceci exposé, qu'arrive-t-il lorsqu'on néglige la propreté du corps? La sueur, en s'évaporant, laisse un résidu solide formé par des sels et une matière animale. Le linge de corps, par ses frottements répétés, n'en enlève qu'une partie qui le salit.

D'une autre part, les poussières qui sont continuellement en suspension dans l'air, traversent les vêtements en vertu de leur ténuité et viennent se mêler à la matière huileuse sécrétée par les glandes sébacées. Elles forment une espèce de couche ou d'enduit imperméable. A cette couche il s'en ajoutera bientôt une autre, et ainsi de suite. De sorte qu'il arrivera un moment où les conduits des glandes sudorifères et des glandes sébacées seront bouchés. Il en résulte deux ordres de maladies nettement tranchées pour chaque espèce de glandes :

1° Le sang ne pouvant plus éliminer les principes qui lui sont nuisibles ou inutiles par les glandes sudorifères, s'adressera aux organes qui sont chargés concurremment avec elles de cette élimination; c'est-à-dire aux poumons, au foie et aux reins. Leurs fonctions vont être exagérées; de là, les obstructions du côté des poumons, ainsi que les affections catarrhales; les néphrites, les hypertrophies du rein, du côté de l'appareil urinaire; les engorgements, du côté du foie.

2° L'orifice des glandes sébacées étant oblitéré, ces

glandes vont se dilater en se déformant, car elles produisent sans cesse un nouveau liquide qui s'accumule dans leur intérieur : c'est ainsi que se produisent de nombreuses variétés de maladies de peau, que l'on attribue souvent à d'autres causes, et dont la malpropreté est la source la plus fréquente.

Il y a un remède bien simple et à la portée de tous : ce sont les bains partiels et généraux. Outre les avantages que l'eau présente pour débarrasser la peau des matières qui empêchent ses sécrétions, elle est encore utile pour modérer la transpiration. Elle empêche ainsi le contact irritant de la sueur, et détruit la mauvaise odeur que celle-ci laisse toujours après elle.

C'est généralement avec de l'eau froide, surtout en été, que se font les ablutions. L'eau froide est plus tonique et relâche moins les tissus que l'eau chaude. Les Anciens y ajoutaient une très-petite quantité de sel.

Les Chefs de la religion juive et de l'islamisme ont admirablement compris les avantages hygiéniques des ablutions. Ils ont fait un devoir de conscience de pratiques avantageuses à la santé.

Il est à regretter, au point de vue de l'Hygiène, que l'Église n'ait pas cru devoir imposer des prescriptions analogues.

249. Vêtements. — Les vêtements sont destinés à garantir notre corps du froid et de la chaleur. Ceux qui remplissent le mieux ces conditions sont ceux qui emprisonnent autour du corps une couche d'air d'une certaine épaisseur, et dont le tissu jouit de la propriété de ne pas laisser passer la chaleur. De cette façon notre corps est enveloppé d'une atmosphère dont la température est assez uniforme et qui ne se refroidit que très-lentement. Par ce moyen on évite les rhumes, les pleurésies, les névralgies, etc.

Les tissus qui conservent le plus longtemps la chaleur sont les tissus de laine et de soie. Ceux de coton, de lin et de toile ne jouissent pas de cette propriété.

On a accusé les vêtements de flanelle d'une foule d'inconvénients qui, pour la plupart, sont imaginaires. On s'habitue aisément à porter de la flanelle sur la peau, et au bout d'un certain temps elle ne détermine aucune irritation.

Les personnes sujettes à s'enrhumer facilement feront bien d'en faire usage. Beaucoup de mes Malades, sujets à s'enrhumer tous les hivers, ont été préservés de cette incommodité depuis qu'ils font usage de la flanelle.

Personne n'ignore aujourd'hui que le meilleur préservatif contre les rhumatismes articulaires, c'est de se couvrir le corps entier de flanelle.

La flanelle est utile après toutes les grandes maladies, parce qu'alors on est bien plus sensible aux variations de l'atmosphère. Elle est utile à toutes les personnes qui sont très-sensibles au froid. Enfin elle est indispensable dans les climats chauds et humides tout à la fois, où la température passe brusquement d'une chaleur excessive à un froid assez vif.

Beaucoup de personnes hésitent à se couvrir la peau de flanelle, parce qu'elles croient qu'on ne doit jamais la quitter. Cela est vrai pour ceux qui habitent une contrée humide. Mais les personnes qui habitent un pays tempéré peuvent quitter leur vêtement de flanelle pendant la saison la plus chaude (juin et juillet), pour la reprendre aux premières fraîcheurs. — Pourvu qu'on ne s'expose pas, lorsque l'on est en transpiration, à se refroidir brusquement, on ne court aucun danger.

Je ne puis laisser passer l'occasion de m'élever contre la détestable habitude des corsets trop serrés. De toutes les inventions bizarres de la mode, celle-là est bien la plus pernicieuse pour la femme. Elle a pour effet de comprimer la poitrine, de gêner la Respiration, et de s'opposer aux actes mécaniques de la Digestion (29).

Cette déformation de la poitrine, cette gêne de la respiration, sont des causes fréquentes de Maux d'Estomac et même de maladies qui compromettent souvent la vie de la femme.

Je recommande donc, non pas de supprimer les corsets, qui ont souvent leur utilité, mais de les porter modérément serrés, de façon à soutenir et à maintenir et non pas à comprimer.

250. Tabac. — Un des faits les plus singuliers que présente l'histoire des peuples est la rapide introduction dans nos habitudes du tabac, qui était encore presque inconnu il y a un siècle et demi.

L'usage de cette herbe, usage que rien ne paraît justifier, ne fait que se répandre de plus en plus. Il paraît plutôt répondre au besoin impérieux de sensations nouvelles qui tourmente l'homme, qu'à une mode et à un caprice. Il est répandu dans toutes les classes de la société, depuis l'ouvrier des campagnes jusqu'aux élégants de nos grandes villes; chez tous les peuples, depuis les Esquimaux et les sauvages de l'Amérique jusqu'aux nations européennes les plus civilisées.

Le tabac à priser est d'un usage tout à fait inoffensif quand on le prend avec mesure et avec propreté : il est même quelquefois utile.

Les fumeurs se divisent en deux catégories distinctes : les uns ne cherchent que la sensation immédiate, tandis que les autres y puisent un agréable état de vague dans les idées qui berce l'esprit et l'endort dans une molle quiétude. Ce sont là des besoins impérieux que les fumeurs cherchent à satisfaire à tout prix. On a vu des malheureux employer les quelques sous destinés à leur nourriture, à acheter du tabac.

Le tabac est donc une espèce de modificateur moral. Cela atténue un peu tous les blâmes qu'on a dirigés contre lui.

Ce à quoi il faut s'opposer moralement, c'est l'usage immodéré et prématuré du tabac, car cette plante, qui est toxique, ne peut qu'exercer une funeste influence sur les adolescents qui fument le cigare et la pipe. En agissant ainsi, soit par esprit d'imitation, soit parce qu'ils croient acquérir par là les insignes de la virilité, ils fatiguent leur poitrine en voulant singer leurs aînés.

Il est assez difficile de comprendre qu'un besoin qui n'est nullement naturel, se transforme en une passion qui dégrade l'homme et le gouverne.

L'usage *immodéré* de la pipe et du cigare énerve l'intelligence, émousse l'attention, affaiblit la mémoire et finit par amener l'engourdissement des facultés et l'hébêtement.

En Europe, les excès de tabac se combinent presque toujours avec les excès alcooliques; alors l'abrutissement est bien plus rapide et plus complet.

Voilà pour le côté moral. Je vais examiner maintenant les désordres qui se produisent dans l'économie et démontrer qu'ils ne sont pas moins grands.

Chez les fumeurs acharnés, on remarque une altération profonde du teint, qui devient gris, terne, altération à laquelle les préparations ferrugineuses ont bien de la peine à remédier, même partiellement.

Ces effets sont précédés, chez les gens sédentaires, par un peu de pesanteur de tête. Cette congestion, souvent répétée, finit par amener des étourdissements dont la cause est souvent méconnue par les fumeurs. Puis, peu à peu, chez beaucoup d'individus, il y a sensation de mouches volantes devant l'œil; la conjonctive et même les joues sont atteintes de rougeurs permanentes. Les désirs sexuels, la facilité de parole et de geste, sont diminués.

La sécrétion salivaire est activée; sous l'influence de cette irritation continue, il survient quelquefois des inflammations des glandes salivaires.

Le frottement du tuyau de pipe contre les dents les use et les carie; de plus, celles-ci noircissent sous l'influence de la fumée. Ce frottement souvent répété est souvent l'occasion d'ulcères de la muqueuse des lèvres.

Le cigare n'a que les inconvénients ordinaires du tabac et n'use pas les dents, mais il les noircit; sa substitution à la pipe serait donc un progrès souhaitable.

Le cœur et les voies respiratoires, de leur côté, subissent des troubles lents et continus; il survient de la toux, la voix devient rauque; l'action du cœur est déprimée, ses battements sont faibles et irréguliers.

En résumé, l'habitude de fumer *beaucoup* compromet gravement la santé, et de plus elle est repoussante; la nécessité de cracher est dégoûtante. Enfin l'haleine contracte une odeur persistante bien autrement infecte que celle du tabac lui-même.

Je ferai remarquer que se sont là les tristes effets de l'*abus* et non pas de l'*usage modéré* du tabac : fumer un ou deux cigares par jour ne peut faire aucun mal, mais huit ou dix, c'est beaucoup trop.

TRAITEMENT

251. Mon traitement. — Les Maux d'Estomac, ainsi que la Constipation, ne peuvent guérir qu'à la condition expresse que les personnes qui en sont atteintes suivront rigoureusement et scrupuleusement un Traitement convenable pendant un certain temps.

Il est des personnes qui, — après avoir consulté une seule fois et suivi pendant deux ou trois jours les prescriptions ordonnées, — voyant qu'elles ne sont pas tout aussitôt guéries, se découragent et abandonnent le Traitement à peine commencé.

Ces personnes ont tort; il n'est au pouvoir de n'importe quel Médecin de faire disparaître, en quelques jours et par une seule ordonnance, un état maladif qui date de plusieurs mois et souvent même de plusieurs années.

C'est pourquoi je crois devoir prévenir les Malades atteints, soit de Maux d'Estomac, soit de Constipation, que je ne puis leur promettre de les guérir qu'à la condition expresse qu'ils suivront *pendant trois ou quatre semaines,* avec régularité et persévérance, les quatre ou cinq périodes du Traitement que je leur prescrirai.

Sinon, je préfère ne pas commencer à donner des soins qui ne pourraient être couronnés de succès.

252. Traitement par correspondance.— Les Malades qui n'habitent pas Paris et qui désirent me consulter par correspondance, sont priés de me donner les indications suivantes :

1° Age;

2° Constitution, tempérament, embonpoint;

3° Genre de vie, occupations, profession;

4° Nombre, heures, composition habituelle des repas; quantité et nature des boissons.

5° Malaises éprouvés avant, pendant ou après chaque repas;

6° Comment va-t-on à la garde-robe;

7° Comment sont les urines;

8° Depuis quelle époque existe la maladie;

9° A quelle cause peut-elle être attribuée;

10° Les dames indiqueront, en outre, tout ce qui est particulier à leur sexe.

Je prie les Malades de me donner toutes ces indications avec *clarté et concision*, et d'écrire aussi lisiblement que possible, leur nom et leur adresse surtout.

I

MÉDICAMENTS SPÉCIAUX

253. Mes Médicaments. — Les Médicaments que je prescris d'ordinaire pour combattre les diverses variétés de Maux d'Estomac et de Constipation, sont les suivants :

1° Élixir fortifiant;

2° Élixir digestif à la Pepsine;

3° Sirop calmant;

4° Élixir dépuratif.

La composition de ces Médicaments subit nécessairement quelques modifications selon l'âge, le sexe et le tempérament des Malades, et selon l'état de leur estomac et de leurs intestins.

Ces quelques modifications qu'il faut apporter dans cette composition, résultent de ce que les mêmes médicaments ne peuvent pas également convenir :

A de jeunes enfants, à des personnes dans toute la force de l'âge et à des personnes très-âgées;

A des hommes vigoureux, à des jeunes filles et à des jeunes femmes frêles et délicates;

A des constitutions robustes et à des constitutions faibles, chétives, souffreteuses;

Aux tempéraments sanguins, apoplectiques, bilieux, nerveux, lymphatiques, etc.

Tous les Pharmaciens peuvent préparer ces Médicaments; seulement j'engage les Malades à s'adresser aux meilleurs Pharmaciens du quartier ou de la ville qu'ils habitent.

1° ÉLIXIR FORTIFIANT.

254. Ses propriétés. — Cet *Élixir fortifiant*, essentiellement tonique et corroborant, augmente l'appétit et développe progressivement l'énergie vitale : il est apéritif et fortifiant.

Sa composition subit quelques modifications, selon l'âge, le sexe et le tempérament du Malade, et selon l'état de son estomac et de ses intestins.

Cet *Élixir* exerce deux espèces d'action : l'une immédiate et locale, *apéritive*, sur la membrane muqueuse de l'estomac; l'autre, consécutive et générale, *fortifiante*, sur l'ensemble de l'organisme.

1° *Action apéritive.* — Quand on prend cet *Élixir*, quinze minutes avant de se mettre à table, à la dose de deux ou trois cuillerées à café dans un verre à bordeaux rempli d'eau *froide* ordinaire, il agit comme *apéritif :* l'impression essentiellement tonique qu'il exerce sur la muqueuse de l'Estomac, détermine un développement de l'énergie vitale de cet organe : l'appétit augmente.

2° *Action fortifiante.*— Quand on prend cet *Élixir*, au milieu du repas, à la dose d'un ou deux verres à liqueurs, il agit comme *fortifiant :* les substances toniques et corroborantes qui entrent dans sa composition se trouvant amalgamées avec les aliments, se digèrent avec eux, se transforment avec eux en chyme, puis en chyle ; elles sont, en grande partie, absorbées avec le chyle par les vaisseaux chylifères (5), et transportées avec lui dans le sang ; elles viennent ainsi améliorer la constitution chimique du sang, et le rendre plus rouge, plus riche, plus réparateur.

On voit que ces deux genres d'action, les uns immédiats ou apéritifs, les autres consécutifs ou fortifiants, découlent de la même source : des propriétés toniques et corroborantes des substances qui entrent dans la composition de cet *Élixir*.

Si l'on continue pendant plusieurs semaines l'usage de cet *Élixir*, on constate :

1° Que l'on mange davantage et de meilleur appétit; que le sentiment de la faim revient à des heures plus fréquentes et plus régulières ;

2° Que le sang devient moins aqueux et moins pauvre; qu'il acquiert une composition plus riche en principes nourriciers et réparateurs ;

3° Que les palpitations, dues à la pauvreté du sang, sont moins fréquentes ; que l'état de langueur, que la paresse, que l'inaptitude au travail, dues à l'atonie et à la faiblesse de l'organisme, diminuent ; que les forces reparaissent peu à peu.

255. Cas où il convient. — Cet *Élixir fortifiant* convient :

I. Comme *apéritif*, dans tous les cas où il y a perte d'appétit ; — cependant si la langue est chargée d'un enduit jaunâtre, s'il y a des Saburres (60), il ne faut pas essayer de ramener l'appétit : il vaut mieux alors débarrasser l'estomac de la bile qui détermine cet enduit, ce malaise ;

II. Comme *fortifiant*, dans tous les états maladifs qui ont pour cause ou pour effet un appauvrissement du sang ; une atonie, une faiblesse, une débilité plus ou moins grandes de la constitution et, par conséquent, des troubles divers dans les fonctions digestives, c'est-à-dire :

1° Aux enfants dont la constitution est frêle et délicate, les masses charnues molles et peu développées, les forces plus ou moins faibles, la face pâle, etc. ;

2° Aux jeunes filles ou aux jeunes femmes chloro tiques, affectées de pâles couleurs ;

3° Aux jeunes filles surtout et aux femmes dont la menstruation offre des troubles divers, soit comme régularité, soit comme quantité, soit comme qualité ;

4° Enfin aux hommes dont la constitution est affaiblie, soit par des maladies antérieures, soit par des excès, soit par une vie trop sédentaire, etc.

Il ne convient pas quand les forces vitales sont naturellement trop développées, comme chez les sujets doués d'un tempérament sanguin exagéré.

Il ne convient pas non plus aux personnes atteintes, soit de Saburres (60), soit d'Aigreurs (63).

256. Comment faut-il le prendre? — On prendra cet *Élixir fortifiant* à des doses et d'une façon différentes, selon qu'on voudra le prendre comme *apéritif*, ou comme *fortifiant.*

1° Comme *apéritif*, on le prend *dix* ou *quinze* minutes avant de se mettre à table.

La dose varie selon la susceptibilité de l'estomac. En tout cas, on commence par *deux* cuillerées à café; au bout de huit ou dix jours, on en prend *trois* cuillerées; puis, huit ou dix jours plus tard, *quatre* cuillerées; on ne doit pas dépasser cette dose. Et même, si on trouve que *deux* cuillerées à café agissent suffisamment, surtout pour un enfant ou pour une personne très-délicate, on en reste à cette dose.

On verse donc deux, trois ou quatre cuillerées à café de cet *Élixir* dans un verre à bordeaux; on remplit le verre d'eau ordinaire *froide*, et on le boit *dix* ou *quinze* minutes avant chacun des principaux repas de la journée. L'Eau de Vichy est préférable à l'eau ordinaire.

2° Comme *fortifiant*, on le prend en mangeant, au milieu du repas, comme si on prenait du bon vin.

La dose varie également selon la susceptibilité de l'estomac. Pour les enfants et les personnes atteintes de Gastralgie, on commence par *un demi*-verre à liqueur ; au bout de huit à dix jours, on en prend *un* verre, puis *un* verre *et demi*, puis *deux* verres à liqueur : on ne doit pas dépasser cette dose. Et même pour les Enfants et les Gastralgiques, on s'en tiendra à *un* verre. En tout cas, on s'en tiendra à la dose qui semblera convenir le mieux.

2° ÉLIXIR DIGESTIF A LA PEPSINE.

La *Pepsine* est le principe actif du suc gastrique; c'est grâce à elle que notre estomac digère.

Je crois qu'il est utile, afin de bien comprendre les applications et le mode d'emploi de la *Pepsine* dans le traitement des Maux d'Estomac, de rappeler en quelques lignes le rôle qu'elle joue dans l'acte de la Digestion.

257. Rôle de la Pepsine dans la Digestion. — J'engage le lecteur à relire d'abord attentivement les paragraphes 23 à 35 de ce livre.

Il verra qu'en état de santé, à mesure que les aliments arrivent dans l'estomac, ils y rencontrent un liquide, le suc gastrique, qui possède la propriété de les digérer, de les transformer en *chyme*, c'est-à-dire en une sorte de bouillie qui se transformera elle-même en *chyle* dans les intestins. Cette propriété, le suc gastrique la doit presque tout entière à la *Pepsine*.

Tous les Savants sont unanimes aujourd'hui pour admettre ce fait.

Cette *Pepsine* (qui existe également, douée de propriété identiques, dans le suc gastrique d'un très grand nombre d'animaux) s'extrait de ce liquide digestif sous forme d'une poudre blanchâtre, d'une odeur et d'une saveur peu agréables, poudre très-facilement soluble dans l'eau.

Elle possède la propriété de digérer la viande, la chair des poissons, le jus et le bouillon, le lait et le fromage, les œufs, le gluten du pain et la légumine des légumes, en un mot tous les aliments azotés ou réparateurs (126); — elle est sans action sur les aliments féculents et sur les aliments gras, qui sont digérés par la salive, le suc pancréatique et la bile.

258. Histoire de l'emploi de la Pepsine. — C'est en s'appuyant sur ces faits, d'ailleurs parfaitement démontrés et admis dans tout le monde savant, que le docteur L. Corvisart, Médecin de S. M. l'Empereur, proposa le premier, en 1854, d'administrer de la *Pepsine* aux Malades dont l'estomac ne peut plus digérer, dont les digestions sont lentes, pénibles, douloureuses, laborieuses.

Prétendre que la *Pepsine*, une fois extraite du suc gastrique des animaux, conserve toute sa puissance digestive; qu'elle peut, introduite dans l'estomac de l'homme, suppléer à celle qui y manque et accomplir à sa place le travail digestif, — évidemment l'idée était hardie !

Beaucoup de Médecins refusèrent d'y croire et rejetèrent cette idée comme une utopie. Mais d'autres, plus versés dans la connaissance des fonctions de l'estomac, virent là au contraire un progrès considérable dans le traitement des maux d'estomac ; au lieu de discuter, ils soumirent la *Pepsine* à la pierre de touche de l'expérience, de la pratique.

En voici les résultats :

Ce fut en 1854 que le docteur Corvisart, Médecin de l'Empereur, présenta à l'Académie des Sciences un mémoire dans lequel il indiqua les propriétés de la *Pepsine*, la forme, le mode d'emploi, les doses de ce nouvel agent digestif et les cas dans lesquels il convient.

En 1855, le docteur Longet, membre de l'Académie de Médecine et de l'Académie des Sciences, emploie avec succès la *Pepsine* pour aider la digestion chez une jeune fille convalescente d'une fièvre typhoïde grave.

Le docteur Huet, Médecin de la Maison impériale de la Légion d'honneur, à Écouen, guérit une jeune fille atteinte d'une Gastralgie très-douloureuse.

Le docteur Rilliet, de Genève, constata les bons effets de la *Pepsine,* et il concluait qu'elle « pouvait et devait être essayée dans tous les cas où l'estomac fonctionne mal. »

En 1855, le docteur Fleury, Médecin de S. M. l'Empereur, et professeur à la Faculté de Paris, présente plusieurs cas heureux de l'emploi de la *Pepsine.*

En 1857, le docteur Ballard, Médecin de l'hôpital Saint-George à Londres, disait « qu'il croyait de son devoir de porter les résultats qu'il avait obtenus de l'emploi de la *Pepsine*, à la connaissance de la profession en Angleterre. » Les docteurs Tood, Protheroe Smidt, James Roos, d'Edimbourg, et William Moore, de Dublin, publiaient plusieurs cas de succès obtenus par ce digestif naturel.

En 1858, le docteur Barthez, Médecin de l'hôpital Sainte-Eugénie, à Paris, constata l'efficacité de la *Pepsine* dans le traitement de l'insuffisance de la digestion chez les jeunes enfants.

En 1862, le docteur Nonat, Médecin de l'hôpital de la Charité à Paris, et le docteur Fonssagrives, Médecin en chef de la Marine impériale à Brest, faisaient le plus grand éloge de la *Pepsine,* et ce dernier confrère disait « qu'il n'est pas aujourd'hui de Médecin qui ne lui ait dû des succès. »

Le professeur Trousseau, Médecin de l'Hôtel-Dieu de Paris, en recommande également l'emploi.

Outre ces Médecins, dont le nom fait autorité, un très-grand nombre d'autres l'ordonnent très-souvent à leurs Malades.

259. Cas où la Pepsine convient. — La *Pepsine* convient dans tous les cas où l'estomac ne peut digérer, c'est-à-dire :

1° Dans la Gastrite, la Gastralgie, l'Ulcère et le Cancer de l'estomac, l'Atonie et la Flatulence; en effet, dans ces diverses espèces de Dyspepsie, il y a un symptôme essentiel et principal : la lenteur et la difficulté de la digestion, symptôme qui dépend de ce que le suc gastrique est sécrété en quantité insuffisante, ou de ce que la muqueuse de l'estomac est douloureuse ou ulcérée.

Or, quand la sécrétion du suc gastrique est insuffisante, la *Pepsine* opère elle-même la digestion et remplace ainsi le suc gastrique; quand la muqueuse de l'estomac est ulcérée et le suc gastrique altéré, la *Pepsine* agit de même.

Quand la muqueuse est douloureuse, la *Pepsine*, en faisant elle-même le travail digestif, repose l'estomac et lui donne le temps de se guérir.

2° Dans certains cas de maladies de longue durée, dans les convalescences de fièvres typhoïdes ou de maladies graves, alors qu'une diète prolongée a épuisé l'économie : dans ces cas, il arrive souvent que l'estomac vomit tous les aliments, parce qu'il n'a pas encore recouvré toutes ses facultés digestives; cependant il est absolument nécessaire de nourrir le Malade, afin qu'il puisse réparer ses forces affaiblies par la maladie.

Il est alors tout naturel de donner à l'estomac de ce Malade la *Pepsine* qui lui manque pour pouvoir digérer.

3° Dans les maladies incurables elles-mêmes, Cancer, Phthisie, etc., car alors le défaut de la digestion hâte la mort ; c'est donc un bienfait de soutenir ou de prolonger la vie, en rendant la digestion plus facile, en rendant la besogne de l'estomac aussi peu pénible que possible, en se passant presque de lui.

Elle ne convient pas quand l'estomac est le siége d'une irritation plus ou moins vive, quand il y a des Saburres (60) ou des Aigreurs (63).

La digestion dans ce cas est également pénible et laborieuse ; mais il est alors préférable de débarrasser l'estomac des Saburres qu'il contient, ou de tarir les Aigreurs, ou de calmer l'Irritation.

260. Préparation de la Pepsine. — La *Pepsine* se trouve non-seulement dans le suc gastrique de l'homme, mais aussi, et avec des propriétés identiques, dans celui d'un très-grand nombre d'animaux.

On l'en extrait et on la conserve par une série de préparations longues, minutieuses et fort délicates : aussi est-il très-difficile de se procurer de la *Pepsine* parfaitement pure. Plusieurs pharmaciens vendent sous ce nom de la râclure d'estomac, ou même de l'estomac de divers animaux desséché, pulvérisé, ou bien réduit en sirop ou en élixir ; d'autres, simplifiant encore davantage la préparation, vendent à la place des substances encore moins actives.

Ces sophistications, ces fraudes sont extrêmement blâmables et sont très-fâcheuses sous tous les rapports : outre que le Malade est indignement trompé, il perd confiance en la vertu de l'agent thérapeutique et ne veut plus en faire usage.

C'est pour prévenir ces inconvénients que je conseille aux Malades de s'adresser pour la préparation de cet Élixir, ainsi que pour les autres médicaments, aux meilleurs pharmaciens de leur ville.

261. **Emploi.** — La *Pepsine*, telle qu'on la prépare, a une odeur et une saveur si désagréables que, pour vaincre le dégoût et la répugnance si ordinaires chez les Malades, je prescris un *Élixir* qui n'altère en rien les propriétés digestives de la *Pepsine*, qui masque autant que possible son odeur et sa saveur, et qui est même d'un goût agréable.

En outre cet *Élixir*, en modifiant un peu sa composition, s'adapte plus facilement aux divers états maladifs de l'estomac.

On le prend à la fin du repas, à des doses qui varient selon l'âge, le sexe et le tempérament du Malade, et selon l'état de son estomac.

Comme pour les autre Élixirs, il faut débuter par de petites doses et les augmenter progressivement selon la sensation qu'en ressent l'estomac, et selon le besoin qu'en éprouve le travail digestif. On commence par deux cuillerées à café, puis un demi-verre à liqueur, puis un verre à liqueur entier, puis un verre et demi, puis deux verres, dose que l'on ne doit pas dépasser.

Il peut se prendre pur, en guise de liqueur; mais il vaut mieux le mêler à une petite tasse de thé noir ou de camomille bien chaude.

3° SIROP CALMANT.

262. Ses propriétés. — Ce *Sirop calmant* possède la propriété de modérer et de calmer les douleurs de nature diverse ayant leur siége dans l'estomac, dans les intestins, ou dans les organes abdominaux.

Sa composition subit quelques modifications selon l'âge, le sexe et le tempérament du Malade et selon la nature de la maladie.

Ce *Sirop calmant* exerce d'abord une action calmante et adoucissante sur la membrane muqueuse de l'estomac; à cette action locale, ne tarde pas à succéder une action générale, qui résulte de l'impression sédative ressentie par le système nerveux.

1° *Action locale.* — Souvent l'estomac est le siége de sensations douloureuses, chaleur, cuisson, brûlures, crampes, tiraillements, etc. Ces sensations sont dues à trois ordres de causes : ou bien la muqueuse est plus ou moins irritée, ou bien sa sensibilité nerveuse est exaltée, ou bien ses sécrétions sont altérées.

Si alors on prend une ou plusieurs cuillerées à café de ce *Sirop calmant*, pur ou mélangé avec quelque boisson appropriée, les substances qui entrent dans la composition de ce *Sirop* adoucissent la muqueuse de l'estomac, amoindrissent sa tonicité, affaiblissent sa vitalité, calment son excitabilité, diminuent la sécrétion du suc gastrique, et modèrent ainsi l'irritation ou les douleurs nerveuses dont l'estomac est le siége.

2° *Action générale.* — Pour se rendre compte des effets généraux produits par les substances calmantes qui entrent dans la composition de ce *Sirop*, je crois devoir rappeler que les intestins, ainsi que les divers organes contenus dans l'abdomen, reçoivent un grand nombre de Nerfs qui émanent du Plexus gastrique (26).

Lors donc que l'on prend trois ou quatre cuillerées à café de ce *Sirop calmant*, l'impression sédative et calmante ressentie par la membrane muqueuse de l'estomac, ne tarde pas à se propager au réseau nerveux qui constitue le *Plexus gastrique*, et par eux aux nombreux Nerfs qui se distribuent dans les intestins et dans tous les organes de l'abdomen.

Cet effet général consécutif se constate d'autant plus aisément qu'il existe des douleurs de nature diverse, soit dans les intestins, soit dans l'appareil biliaire, soit dans l'appareil urinaire, et cela d'autant plus sûrement que le système nerveux est le siége de douleurs névralgiques.

263. Cas où il convient. — Ce *Sirop calmant* convient dans tous les cas où il faut calmer l'excitabilité nerveuse, modérer l'irritation, ou apaiser la douleur; alors que ces symptômes douloureux ont leur siége soit dans l'estomac, soit dans les intestins, soit dans les divers organes contenus dans l'abdomen.

Il agit d'ailleurs comme toutes les potions calmantes que les Médecins ordonnent pour calmer les maux d'estomac, les crises gastralgiques, les coliques hépatiques ou néphrétiques, ou les douleurs nerveuses diverses qui se développent dans un des organes abdominaux.

Il convient donc :

1° Dans les cas de Gastrite, de Gastralgie, d'Aigreurs, de crampes ; de sensations de pincements, constriction, cuisson, brûlure, pyrosis, etc. ;

2° Dans les cas de Coliques intestinales, de Coliques hépatiques, de Coliques néphrétiques.

264. A quel moment faut-il le prendre ? — Quand le fait même de manger, quand les aliments déterminent un sentiment de douleur au moment même où ils arrivent dans l'estomac, ainsi que cela existe dans la Gastrite (48), — il faut prendre ce Sirop une demi-heure *avant* de manger, afin de calmer l'irritation de la muqueuse gastrique et lui faire tolérer plus facilement les aliments.

Quand la douleur d'estomac n'apparaît que plus ou moins longtemps après avoir mangé, c'est-à-dire une demi-heure, une heure ou davantage après, ainsi que cela existe dans la Gastralgie (52), — il faut prendre ce Sirop *après* avoir mangé, cinq minutes avant le moment où la douleur a l'habitude d'apparaître et au moment même où on la ressent.

Quand on fait usage de ce Sirop pour calmer des Coliques, des Douleurs nerveuses diverses, on le prend *au moment même* où l'on souffre ; mais il faut, autant que possible, que ce ne soit pas pendant le repas et pendant les deux heures qui suivent le repas, c'est-à-dire pendant la période d'activité du travail digestif.

265. **Emploi.** — Ce *Sirop calmant* se prend à la dose de *une* à *six* ou *huit* cuillerées à café; cette dose varie d'ailleurs selon l'âge, le sexe et le tempérament du Malade, et surtout selon la nature du mal.

Quand on le prend pour combattre les Coliques néphrétiques ou hépatiques, les Crises gastralgiques, les Douleurs nerveuses diverses, etc., on le prend *pur*, à la dose de *une* cuillerée à café toutes les cinq minutes; ne pas dépasser six ou huit cuillerées.

Dans les cas de Gastrite, de Gastralgie, crampes, pincements, brûlures, etc., on le prend mélangé avec une décoction d'orge perlé, ou, si on ne peut aisément se préparer cette tisane, avec de l'eau chaude ou froide ordinaire très-peu sucrée; mais la tisane est de beaucoup préférable.

Tisane d'orge. — On met dans une cafetière, avec un litre d'eau, une poignée (25 grammes environ) d'*orge perlé*; quand l'eau bout, on laisse bouillir à petit feu pendant deux heures; puis on verse le tout sur un linge, et on recueille la tisane dans un vase placé au dessous.

Cette tisane se prend chaude ou froide par tasses à café, très peu sucrée ; on verse dans chaque tasse une, deux ou trois cuillerées à café du *Sirop calmant*.

Cette tisane se prend toujours à jeun, deux heures avant ou trois heures après les repas.

Dans les cas d'Aigreurs, le *Sirop calmant* se prend à la dose d'*une* cuillerée à café, mélangé à *un* verre d'Eau de Vichy (Hôpital), que l'on boit alors immédiatement après chaque repas, ou bien dans *deux* ou *trois* verres peu pleins que l'on prend le matin comme à Vichy.

4° ÉLIXIR DÉPURATIF

266. Ses propriétés. — Cet *Elixir dépuratif* possède la double propriété d'entretenir la liberté du ventre et de purifier le sang, d'être évacuant et dépuratif. Il est *purgatif* dans toute l'étendue de ce mot ; car il débarrasse les intestins des matières fécales qu'ils contiennent, et il *purge* l'économie des humeurs qui altèrent la pureté du sang.

Sa composition varie selon l'âge, le sexe et le tempérament du Malade.

Lorsque l'on prend cet Elixir, il détermine deux espèces d'effets : les uns locaux et immédiats, l'évacuation des matières fécales; les autres généraux et secondaires, la dépuration, la purification du sang.

Si l on veut bien comprendre ces effets, j'engage à relire l'histoire des Fonctions des Intestins, ainsi que celle de l'Assimilation (9), de la Désassimilation (10) et des Sécrétions (11).

Sous l'influence de cet *Élixir dépuratif*, la membrane muqueuse des Intestins éprouve un surcroît de vitalité : le sang y afflue en plus grande quantité; les glandules chargées de sécréter le suc intestinal, recevant davantage de sang, travaillent avec une plus grande activité et fournissent une sécrétion liquide plus abondante.

Ce surcroît de vitalité se propage de la muqueuse intestinale au canal biliaire et au canal pancréatique qui s'ouvrent dans les Intestins et qui y amènent la bile et le suc pancréatique; cette activité vitale se propage ainsi au foie et au pancréas, dont les fonctions sécrétantes augmentent : alors la bile et le suc pancréatique sont sécrétés en plus grande abondance et viennent se verser dans l'intérieur des Intestins.

La membrane musculaire des Intestins, dont les mouvements vermiculaires font cheminer les matières fécales, est également aiguillonnée par cet Élixir : ses mouvements deviennent plus fréquents, plus énergiques, et les matières cheminent plus rapidement; il en résulte même quelquefois des coliques, dont il ne faut pas d'ailleurs s'inquiéter, car elles sont un mal nécessaire.

Le produit commun de toutes ces sécrétions (suc

intestinal, bile et suc pancréatique) parcourt le tube intestinal, se mêle avec les matières qui y existaient déjà, les ramollit et en facilite ainsi la progression dans le gros Intestin et finalement leur expulsion.

Ainsi donc cet Élixir agit comme dépuratif et comme évacuant :

1° Il stimule la sécrétion des innombrables petites glandes chargées de sécréter le *suc intestinal*, ainsi que celles du foie et du pancréas chargés de sécréter la *bile* et le *suc pancréatique:* or, j'ai montré (11) comment ces organes sont spécialement chargés d'extraire du sang les matériaux vieillis et usés, ainsi que les humeurs qui rendent ce liquide impur ;

2° Il aiguillonne la membrane musculaire des Intestins et augmente la puissance et la fréquence de ses *contractions*, de ses mouvements vermiculaires (de là des coliques) ;

3° Les matières fécales — *ramollies* par une plus grande quantité de suc intestinal, de bile et de suc pancréatique, et *entraînées* par des mouvements vermiculaires plus énergiques — seront plus facilement expulsées.

267. Cas où il convient. — Cet *Élixir dépuratif* convient donc dans plusieurs cas :

1° Pour combattre la Constipation et pour en prévenir le retour ; cet Elixir agit, en effet, autrement que les lavements et que les Eaux minérales purgatives.

Les lavements émollients, à la graine de lin, à

l'eau tiède, à l'eau de guimauve ou de son, outre qu'ils occasionnent quelquefois des coliques flatulentes très-incommodes, ont l'inconvénient de perpétuer la Constipation. L'Intestin s'habitue à ce lavage journalier; sa tunique musculaire perd de sa tonicité et de sa contractilité, et il finit par ne plus pouvoir agir par lui-même. Aussi plus le Malade prend de lavements, plus il est forcé d'en prendre, et il finit par ne presque plus pouvoir s'en passer.

Les Eaux minérales purgatives (Sedlitz, Pullna, Friedrickshall, etc.) ont l'inconvénient de constiper après avoir purgé; cela est dû à ce qu'elles irritent la muqueuse des Intestins, et que l'irritation des muqueuses a pour propriété d'y déterminer tout d'abord un afflux de liquides, puis, par une sorte de réaction, un état de sécheresse;

2° Pour augmenter et modifier la sécrétion des reins et rendre l'urine abondante, aqueuse, claire et limpide, ainsi que cela est nécessaire chez les personnes atteintes d'*engorgements des reins*, ou de *catarrhe vésical*, ou bien chez celles qui ont de la *gravelle* ou des *calculs urinaires*. Dans ces deux cas, il est important de modifier les fonctions des reins et de rendre les urines abondantes et aqueuses, afin qu'elles puissent entraîner les graviers et toutes les saletés qui en altèrent la pureté;

3° Pour augmenter et modifier la sécrétion de la bile, ainsi que cela est nécessaire chez les personnes atteintes d'*engorgement du foie* ou de *coliques hépatiques*, afin que la bile, étant plus fluide et plus abondante, dépose moins de graviers et entraîne ceux qui se sont déjà formés;

4° Pour déterminer une dérivation utile, par l'afflux de sang que l'Élixir appelle momentanément dans les Intestins, et par le surcroît de vitalité qu'il y développe. En concentrant ainsi les forces vitales pour quelques instants dans le tube intestinal, cet Élixir modère notablement les *douleurs goutteuses* ou *rhumatismales*. C'est d'ailleurs ainsi qu'agissent les divers Élixirs antigoutteux et antirhumatismaux.

5° Enfin il convient surtout pour purifier le sang; — c'est de cette propriété essentielle et spéciale que découlent les divers effets que je viens de signaler.

268. Cas où il ne convient pas. — Il ne convient pas lorsque l'Estomac ou les Intestins sont le siége d'une irritation plus ou moins vive : il faut alors, avant de s'en servir, attendre que les symptômes les plus aigus de l'irritation soient passés, et le prendre mélangé, par parties égales, avec le *Sirop calmant.*

Les Femmes, à certaines époques, ne doivent pas en faire usage. Les Femmes enceintes ne devront s'en servir qu'à très-petites doses et mélangé par moitié avec le *Sirop calmant.*

269. Comment faut-il le prendre? — La plupart des dépuratifs, les purgatifs surtout, sont désagréables à prendre. Or celui-ci se prend très-aisément, et si on veut le donner à un Enfant sans lui dire qu'il prend une médecine, il l'avalera sans s'en apercevoir.

Il est plusieurs manières d'administrer cet *Élixir dépuratif :*

1° Dans un verre d'eau sucrée, dans lequel on ajoute un peu de sirop d'orgeat, ou de sirop de gomme, ou de l'eau de fleur d'oranger;

2° Dans un verre d'*Eau minérale* alcaline (Vichy, Vals, Royat, Ems, Mont-Dore, Néris, Plombières, Bussang, Condillac, etc.) ou d'Eau minérale ferrugineuse (Spa, Pyrmont, Forges, Contrexéville, etc.), soit que ces Eaux se prennent à la Source même, ou qu'on les prenne transportées chez soi.

Si l'on prend plusieurs verres d'Eau minérale à la Source, ainsi que cela a lieu dans ces diverses Stations thermales, on divise la dose de cuillerées à café que l'on doit prendre entre les un, deux ou trois verres d'Eau minérale que l'on a l'habitude de prendre.

Ainsi, si l'on ne prend qu'*un* verre d'Eau, on verse dans ce verre les une ou deux cuillerées d'Élixir; si l'on prend *deux* verres, on met moitié de la dose dans le premier verre d'Eau et l'autre moitié dans le second;

3° Enfin, dans une tasse de chocolat, ou une tasse de café au lait, accompagnées de pain, ou dans une assiettée de soupe ou de potage; — on prend le matin, comme d'ordinaire, son café au lait, ou son chocolat, ou sa soupe, après y avoir versé une ou deux cuillerées à café d'Élixir, et celui-ci agit parfaitement bien.

Donc, rien de plus facile et de moins désagréable.

270. A quelle dose faut-il le prendre? — Il est très-difficile d'établir des règles positives, car l'appareil digestif et l'organisme tout entier de chaque personne sont doués de susceptibilité et d'impressionnabilité différentes : ces différences, quelquefois inexplicables, dépendent le plus souvent du sexe, de l'âge, de la constitution, du tempérament, etc.

Il faudra donc *toujours* commencer par *une* cuillerée à café et s'en tenir à cette dose un ou deux jours de suite; s'il ne se produit pas d'effets suffisants, on en prendra *deux* cuillerées à café, et l'on s'en tiendra à cette dose un ou deux jours de suite; s'il ne se produit pas d'effets suffisants, on en prendra *trois*, *quatre* ou *cinq* cuillerées à café. Mais il est très-rare que *deux* ou *trois* cuillerées ne suffisent pas, surtout si l'on en prend pendant plusieurs jours.

271. Pendant combien de temps faut-il en prendre? — Cela dépendra du résultat que l'on veut obtenir.

1° Si l'on veut purement et simplement faire disparaître une Constipation *accidentelle*, une fois l'évacuation obtenue, ce sera fini. — Dans ce cas, il faut prendre *deux* ou *trois* cuillerées à café.

2° Si l'on veut déterminer une simple révulsion sur le tube digestif, dans le cas de douleurs rhumatismales ou goutteuses, on prend également *deux* ou *trois* cuillerées à café de l'Élixir — et l'on s'en tient là.

3° Si l'on veut faire disparaître une Constipation *habituelle*, il faudra en prendre tous les matins *une* ou *deux* cuillerées à café et continuer ainsi pendant *quinze jours* ; puis rester huit jours sans en prendre ; puis recommencer une nouvelle *quinzaine.*

4° Si c'est pour modifier la vitalité du *foie* ou des *reins,* pour augmenter la quantité de la *bile* ou de l'*urine* et améliorer leurs qualités et leur nature, on prendra *une* cuillerée de cet Elixir le matin en se levant, *une* avant dîner et *une* en se couchant, en tout *trois* cuillerées d'Élixir.

Dans ce cas, je conseille de prendre chaque dose dans un verre d'infusion de *pensée sauvage* (faites infuser 10 gr. de pensée sauvage dans *un* litre d'eau).

On continuera ce traitement pendant *quinze* jours ; puis on se reposera huit jours ; puis on recommencera une nouvelle *quinzaine.*

5° Si c'est pour *purifier* le sang, comme dans le cas de maladies de peau ou dans *certaines* maladies, on se comportera exactement de même : trois tasses d'infusion de *salsepareille*, une le matin, une le tantôt et une le soir, et dans chaque tasse *une* cuillerée à café d'*Elixir dépuratif ;* continuer pendant quinze jours, se reposer huit jours, recommencer pendant quinze.

II

HYDROTHÉRAPIE

L'Hydrothérapie constitue une médication dont on comprend aisément la puissance et la multiplicité de ses influences, si l'on considère qu'elle exerce, — sur les deux grands systèmes qui président à toutes les fonctions de l'économie, sur la circulation du sang et sur le système nerveux, — une action directe et énergique qui n'appartient à aucun agent, et au moyen de laquelle elle modifie profondément la Calorification, l'Absorption, les Sécrétions, la Nutrition et l'impressionnabilité nerveuse.

Les limites que je me suis imposées dans cet ouvrage ne me permettent pas d'entrer dans de grands détails sur l'Hydrothérapie, d'en décrire ou d'en apprécier les divers procédés; cependant, je crois qu'il est nécessaire d'en donner une idée générale, afin d'en faire mieux apprécier l'utilité; de décrire et d'expliquer les méthodes les plus usuelles; enfin de parler de l'Hydrothérapie de chambre, de celle que l'on peut aisément installer au domicile même du Malade.

272. **Douches.** — Il en est deux espèces principales, qui agissent chacune d'une façon différente :

1° *Douches ascendantes.* — Elles consistent en un jet d'eau ordinaire, ou minérale, ou chargée de substances médicamenteuses diverses, dont on se sert en guise de lavement ou d'injection.

Une canule, percée d'un seul orifice pour les douches rectales ou lavements, ou percée de plusieurs trous *latéraux* (je dis latéraux avec intention, toute autre perforation étant dangereuse pour les douches vaginales ou injections), est introduite, alors que le Malade est assis sur le siége d'une cuvette à bascule : il peut ainsi, sans se déranger, laisser écouler l'eau introduite dans les organes.

Les douches *vaginales* (que l'on peut également prendre dans une baignoire, pendant le bain) s'appliquent à plusieurs affections de l'utérus, dans le cas d'engorgement, de catarrhe, de flueurs blanches.

Les douches *rectales* conviennent dans les cas d'atonie et d'inertie du gros intestin, dans les catarrhes de la vessie et les engorgements de la prostate.

La nature du liquide qui sert aux douches ascendantes varie avec la nature de l'affection qu'il s'agit de combattre.

2° *Douches en colonne.* — C'est un gros jet d'eau horizontal, vertical, ascendant, que l'on dirige à volonté sur les diverses parties du corps. A l'impression de l'eau froide sur la peau, que je vais analyser bientôt, s'ajoute le choc de l'eau, qui agit plus profondément et fait subir aux muscles et aux viscères une sorte de massage qui active en eux la circulation. Ces douches sont souvent suivies, le lendemain surtout de leur application, d'un sentiment de courbature, qui d'ailleurs disparaît bientôt, dans les parties qui ont été frappées par le jet d'eau.

L'action de ces douches est essentiellement tonique et stimulante.

3° Les *douches en pluie*, les plus fréquentes et les plus utiles, produisent deux ordres d'effets : des effets physiques, qui résultent de l'action propre de l'eau froide employée (l'eau des douches doit avoir 12 à 15°); des effets physiologiques, qui sont l'expression de la résistance vitale : ces derniers sont les plus importants et constituent l'action thérapeutique.

273. **Effets des douches.** — Le premier effet de la douche (l'eau marquant 12 à 15°) est de déterminer un tressaillement général, un ébranlement nerveux; la circulation capillaire de la peau ne se suspend pas, mais la peau pâlit légèrement et se refroidit.

Si la douche ne dure que 2 à 4 minutes, presque aussitôt le cours du sang reprend une nouvelle activité et devient même plus rapide qu'auparavant : la peau devient rouge et plus chaude. La résistance vitale se montre ici dans toute sa force et donne naissance à une *réaction* (287) plus ou moins vive.

Donc, une douche d'eau à 12 ou 15°, appliquée 2 à 4 minutes, exerce sur l'organisme une action stimulante, excitante, fortifiante.

Mais si l'application de la douche se prolonge pendant 8, 10 minutes, la circulation capillaire s'arrête; la peau pâlit et se refroidit; la réaction vitale ne se produit plus spontanément, mais réclame le secours de moyens artificiels : la force de résistance a été dépassée. — Donc, la douche, pour être tonique, pour être suivie d'une réaction franche et spontanée, ne doit pas durer plus de 2 à 4 minutes.

Si la douche est donnée avec de l'eau à 24 ou 26°, le corps n'éprouve plus ni saisissement, ni impression pénible; dans ce cas, elle peut et doit même être continuée pendant 4 à 8 minutes. On constate alors : un faible abaissement de température; un léger ralentissement du cours du sang; un peu de décoloration de la peau; *pas de réaction;* une action sédative, calmante, tempérante, modératrice.

Cette différence dans les effets de l'eau froide et de l'eau tiède dépend du degré différent de sollicitation exercée sur la résistance vitale : cette réaction, ou ce ressort organique, réagit avec toute sa force contre une température de 12 à 15°; elle est difficilement mise en jeu par une température de 24 à 26°.

A part ces effets physiques et physiologiques immédiats de l'application d'une douche froide, il se produit des effets consécutifs.

La fréquence de la stimulation de la peau par l'eau froide ne tarde pas à réagir sur le reste de l'économie : il en résulte bientôt plus d'ensemble et d'harmonie dans les fonctions d'Assimilation (9) et de Désassimilation; la Calorification (10) devient plus active; l'appétit augmente; la Digestion s'exécute plus librement, plus aisément, à l'insu du Malade; la Nutrition devient plus parfaite; l'impressionnabilité et l'excitabilité du système nerveux en diminuent d'autant; la santé enfin reparaît.

274. Conseils pour bien prendre les Douches. — Pour que les douches froides produisent de tels résultats, il faut qu'elles soient *bien* administrées.

Les Douches doivent être précédées d'un peu d'exercice afin que, en se présentant à l'action de l'eau froide, le corps soit *un peu* échauffé : il faut éviter cependant qu'il soit en sueur.

Le Malade doit mettre une coiffure quelconque sur sa tête, afin de la préserver de l'action de la douche et empêcher ses cheveux de se mouiller.

Pendant la douche, le Malade doit se frictionner avec force la poitrine et les bras.

La Douche froide ne doit pas durer plus de 4 minutes pour les sujets les plus robustes, et plus de 30 à 60 secondes pour les sujets faibles, nerveux, vivement impressionnables; prolongée davantage, la douche perd ses effets toniques et peut être suivie de malaise.

En sortant de dessous la douche, le Malade doit être immédiatement enveloppé dans un grand drap de toile un peu rude, avec lequel les gens de service le sécheront et le frictionneront : le tout *très-rapidement*.

Le Malade pourra alors se réhabiller et faire une petite promenade au grand air.

275. **Grand Bain.** — Il se prend dans de grands bassins, alimentés par un courant continu d'eau froide (12 à 15°). Le Malade ne doit pas entrer peu à peu, progressivement, dans ce bain, mais s'y jeter brusquement, résolûment; une fois dans l'eau, il doit s'y remuer constamment, s'y frictionner avec force. La durée du grand bain froid est de 1 minute, ou 2 minutes pour les sujets robustes, et 20 à 40 secondes pour les sujets délicats. En sortant de l'eau, mêmes précautions, mêmes procédés qu'après la douche.

Ce bain est essentiellement tonique; cependant, à cause de la vive impression de froid qu'il produit, on ne devra n'y soumettre que les Malades qui seront déjà habitués à l'action des douches. Les sujets atteints de quelque maladie de cœur ou de l'appareil respiratoire, ou offrant quelques dispositions aux congestions cérébrales, devront s'en abstenir.

276. **Sudation.** — La provocation des sueurs est employée dans le cas où l'on croit devoir accélérer le double mouvement d'assimilation et d'élimination et modifier l'état de la peau.

On l'obtient par plusieurs procédés :

1° Par l'enveloppement ou maillot sec : le Malade est enveloppé dans une chaude converture de laine, puis recouvert d'un lit de plume, d'édredons; la sueur commence, en moyenne, deux heures après; on ouvre alors les fenêtres et on donne au Malade, toutes les 15 minutes, 1/4 de verre d'eau fraîche;

2° Par l'enveloppement ou maillot humide : le Malade est enveloppé dans un drap mouillé, puis emmaillotté comme ci-dessus; la sueur ne survient que 2 ou 3 heures après; on agit de même.

3° Par l'étuve sèche : le Malade est assis sur un escabeau et enveloppé de deux couvertures de laine qui tombent à terre : on allume sous l'escabeau une lampe à alcool à 4 becs; l'atmosphère de cette cage monte bientôt à 45°, 55°, et détermine la sueur en 15 ou 20 minutes; on agit alors comme ci-dessus.

L'étuve sèche est le procédé le plus expéditif, mais ne doit être employée que si l'on veut obtenir un effet sudorifique simple, spoliatif et dérivatif; l'enveloppement humide est réservé pour les cas où la peau est sèche et aride; l'enveloppement sec est employé quand on veut exciter la peau, répartir plus également la chaleur animale et provoquer la sueur.

Le Malade étant en sueur, par un de ces moyens, on le débarrasse rapidement de ses couvertures, et il se jette *immédiatement* dans le bain froid (eau à 12 ou 15°), ou se place sous la douche en pluie froide. Cette pratique, qui est complétement inoffensive, quoi qu'il paraisse, dissipe l'excès de chaleur dont le corps est pénétré et fortifie la peau; elle permet de soumettre les Malades à des sueurs abondantes, sans les épuiser, sans les débiliter.

Ces sudations seront donc très-utiles aux Maladies de l'estomac liées à une maladie de peau, à ou une affection du foie, à une fièvre intermittente ancienne, à des rhumatismes, à la syphilis, à la scrofule.

277. Hydrothérapie de chambre. — Il est quelquefois utile et même nécessaire pour le Malade de pouvoir profiter chez lui, dans son appartement, des bénéfices de l'Hydrothérapie, soit parce qu'il n'existe pas dans la ville qu'il habite d'Établissement hydrothérapique, soit parce qu'il lui répugne de se livrer nu à des mains étrangères, soit parce qu'il ne peut pas faire le sacrifice de temps ou d'argent qu'exige la fréquentation de ces Établissements.

Or, il est très-facile et peu dispendieux d'installer chez soi un appareil très-complet d'Hydrothérapie.

Tout le monde a déjà pu voir depuis longtemps, chez les grands quincailliers, des appareils hydrothérapiques de chambre; ils sont très-bons, et je ne saurais trop les recommander.

278. Douches chez soi. — Voici comment doit être prise une douche chez soi, dans son appartement. L'appareil est déjà installé dans la chambre à coucher, sur un grand drap étalé sur le parquet.

Au moment de se lever, on fait apporter un seau d'eau bien froide (12 à 15°); l'aide monte sur un escabeau et vide dans l'appareil le seau apporté; on se lève, on se met *complétement* à nu, et on se place sur le plateau de l'appareil; l'eau froide tombe en pluie, qui ruisselle sur le corps; la douche finie, on quitte le plateau et, avec le secours de l'aide, on s'essuie, on se frictionne *vivement* et *fortement* avec des linges rudes, de façon à faire rougir un peu la peau. Puis on s'habille *rapidement* et on procède aux soins ordinaires de sa toilette.

Les personnes qui se réchauffent difficilement feront bien, si la saison le permet, d'aller faire immédiatement une petite promenade dehors, ou sinon de se promener un peu dans leur appartement.

Il est un point essentiel, sur lequel je ne saurais trop insister : tout cela doit être exécuté *très-rapidement*, très-promptement, très-vivement : le tout, depuis le moment où l'on quitte son lit jusqu'à la fin de l'essuyement, ne doit pas durer plus de *cinq minutes*. Les douches ne sont bonnes qu'à cette seule condition : transition rapide de la chaleur du lit au froid de la douche, et retour non moins rapide de ce froid, de cet ébranlement général, à une *réaction* (287) bonne, franche et *rapide* (je ne saurais trop le répéter); tout est là!

279. Drap mouillé. — Voici encore un moyen d'Hydrothérapie très-facile à appliquer : l'appareil consiste simplement en un grand drap de toile, et, comme accessoires, un drap que l'on fait étendre sur le parquet, et un seau d'eau froide.

Au moment de se lever, on fait apporter un grand seau d'eau froide (12 à 15°); on y fait plonger le drap, puis on le retire bien trempé; on se lève aussitôt, on se met complétement à nu, et un aide jette rapidement le drap mouillé sur le corps, de façon à l'envelopper du premier coup; aussitôt l'aide frictionne vivement toutes les parties; *une* minute après, on quitte vivement le drap mouillé, et on se fait essuyer et frictionner avec des torchons de cuisine, puis on s'habille *rapidement.*

Ce que j'ai dit des douches s'applique complétement au drap mouillé, tel que je le comprends. Les effets en sont à peu près les mêmes : le drap mouillé est mieux supporté, mais il produit des effets moins énergiques; il est moins efficace.

280. Effets généraux. — Comment agit l'Hydrothérapie, et quels sont les avantages de son application au traitement des Maux d'estomac et de la Constipation?

L'eau froide, appliquée méthodiquement sur la peau, agit sur le réseau capillaire sanguin, sur le réseau nerveux et sur l'appareil glandulaire cutanés. Il en résulte : pour le système sanguin, une réaction plus ou moins intense; pour le système nerveux, un ébranlement plus ou moins profond; pour l'appareil glandulaire, une activité plus grande.

L'Hydrothérapie est donc, en définitive, un procédé énergique de révulsion cutanée et de sudation, et un excellent agent fortifiant. Elle convient dans presque tous les cas de Dyspepsie; mais elle sera appelée à jouer dans le traitement de ces affections un rôle plus ou moins important.

Tantôt ce sera le premier, et alors on emploiera les procédés les plus énergiques : dans les cas d'Atonie, de Gastralgie, dans les cas de Dyspepsies symptomatiques de la Chlorose ou de l'Anémie; ou dans celles qui sont symptomatiques de maladies de longue durée, qui ont appauvri l'économie.

Tantôt son rôle sera secondaire, et alors on n'emploiera que le drap mouillé ou des douches peu froides et de courte durée : dans les cas d'Aigreurs, de Gastrite, et dans les cas d'affection organique de l'estomac.

281. Bains de rivière. — Ces bains ont des effets analogues à ceux des douches et des bains de mer.

A la suite de bains pris dans une rivière, pendant quinze jours ou un mois, on éprouve un sentiment de bien-être général. Chez les personnes frileuses, la peau se réchauffe, la sueur est moins facilement provoquée par la chaleur ou l'exercice : elles sont moins impressionnables aux variations de température. La force musculaire s'accroît, les membres semblent acquérir plus de souplesse. Les personnes délicates prennent goût à la promenade à pied, et font sans fatigue des courses dont elles se seraient crues incapables. L'appétit augmente, et, avec lui, le goût pour une nourriture substantielle; la digestion est plus facile; le sommeil est plus régulier et plus profond.

III

BAINS DE MER

Il existe une certaine analogie entre l'Hydrothérapie et les Bains de mer : la principale vertu de ceux-ci consiste en effet dans la réaction qui résulte de l'immersion du corps dans l'onde amère; mais ici, nous trouvons de nouveaux éléments d'action. Le Baigneur à la mer est soumis, d'une part, à l'influence de l'air marin qu'il respire et, d'autre part, à l'action du bain de mer lui-même.

Étudions donc successivement chacun de ces agents, leur mode d'action sur l'économie et les applications thérapeutiques dont ils sont susceptibles.

282. Air marin. — L'air qu'on respire en pleine mer, et même sur les côtes, diffère sous plusieurs rapports de l'air des continents. Il n'est pas chargé des effluves qui se dégagent sans cesse des détritus de matières animales et végétales, des eaux stagnantes, des innombrables foyers d'infection qui abondent dans nos villes; de plus, il est tous les jours renouvelé, purifié, rafraîchi par la brise de la mer.

Mais, outre sa pureté plus grande, l'air marin est

chargé de principes salins, que le vent enlève à la poussière aqueuse que produisent les vagues en se brisant sur la plage. Enfin, il offre une pression barométrique habituelle maxima, puisque les côtes de la mer se trouvent à une altitude minima.

Le Malade se trouvera donc, au bord de la mer, plongé dans une atmosphère riche de lumière, ventilée presque incessamment par les brises, pure de toute espèce d'émanation, toujours saturée d'une humidité saline. Il en résultera une excitation notable des fonctions digestives et respiratoires : l'appétit sera augmenté, la digestion s'opérera d'une façon plus régulière et plus rapide; la respiration sera plus active, plus ample, plus complète. Le système nerveux sera également plus ou moins surexcité.

283. Eau de mer. — Au point de vue de sa *composition chimique,* l'eau de mer doit être rangée à la tête des Eaux minérales, car elle est de toutes la plus riche en sels minéraux. Un litre d'eau de mer, puisée dans la Manche, contient 34 à 38 grammes de sels, parmi lesquels le chlorure de sodium (sel marin) figure pour 25 à 27 grammes; le chlorure de magnésium, pour 2 à 3 grammes; les sulfates de chaux, de soude, de magnésie, pour 3 à 6 grammes. Cette salure est moindre dans la Baltique, plus grande dans la Méditerranée et sous l'Équateur.

Cette composition chimique des bains de mer leur communique des propriétés excitantes, qui se traduisent par la stimulation du réseau vasculaire et des papilles nerveuses de la peau, d'où résultent des picotements. Si le bain est suffisamment prolongé et si, surtout, il est pris dans une baignoire à une température de 30 à 32°, on constate une absorption assez notable de sels minéraux.

La *température* de la mer sur les côtes de France, pendant les mois de juillet, août et mi-septembre, est, en moyenne, de 15 à 17° pour la Manche, 18 à 20° pour l'Océan, 22 à 24° pour la Méditerranée.

D'après les meilleurs Médecins de nos stations maritimes, le froid est l'élément essentiel de l'action des bains de mer : ce qui le prouve, c'est la supériorité thérapeutique de la Manche et de l'Océan sur la Méditerranée, malgré la richesse plus grande de celle-ci en principes minéralisateurs.

L'*agitation* de la mer, le va-et-vient continuel des flots, constituent une sorte de massage, de douche intermittente et variée de toutes les manières, que le corps, aux prises avec les vagues, essuie incessamment par leur chute et leur ascension alternatives. Le mouvement incessant des flots, le choc de la lame, nécessitent en outre chez le Baigneur, pour se maintenir en équilibre, un déploiement de forces, une sorte de lutte à poses infiniment variées qui constituent, surtout avec la natation, une véritable et utile gymnastique.

284. Océan, Méditerranée. — Les phénomènes physiologiques que déterminent, sur les côtes de France, la Manche et la Méditerranée, sont de nature différente.

Dans la Manche, saisissement plus ou moins pénible, sensation de légers picotements, refroidissement et décoloration de la peau, engourdissement de sa sensibilité, spasme périphérique, chair de poule, refoulement du sang à l'intérieur; impossibilité de prolonger longtemps la durée du bain.

Dans la Méditerranée, le contact du flot est moelleux et velouté (M. Lévy) ; la sensation qu'on y éprouve est agréable; le refroidissement n'est plus qu'une douce sensation de fraîcheur; la vague berce mollement le Baigneur; le séjour dans l'eau peut être bien plus longtemps prolongé.

Il ne sera donc pas indifférent de conseiller les bains de mer sur telle ou telle plage.

Les bains de la Manche seront ordonnés aux personnes chez lesquelles les fonctions de la respiration et de la circulation s'exécutent largement, dont la réaction vitale est puissante.

Les bains d'Arcachon, de Biarritz ou de la Méditerranée seront conseillés aux Malades nerveux, facilement impressionnables, à ceux qui sont sujets à s'enrhumer, à ceux chez lesquels la réaction est difficile à solliciter ; on y enverra aussi les jeunes enfants , les jeunes filles chlorotiques, les personnes âgées.

285. Bain de mer. — Le *mode* de bain le plus usité est l'immersion, soit que le Baigneur se livre au plaisir de la natation, soit qu'il se fasse porter dans la mer jusqu'à une certaine distance par le guide qui le plonge la tête la première et le fait parcourir un certain espace entre deux eaux; ou bien le Baigneur, faisant la planche, est immergé à plusieurs reprises.

Le bain à la lame consiste à présenter le Baigneur, par la partie latérale ou postérieure du tronc, aux vagues qui se ruent sur lui et passent au-dessus de sa tête.

Dans tous les cas, il faut avoir soin de mettre sa chevelure à l'abri, sous une coiffure imperméable, car l'eau de mer lui est tout à fait nuisible.

Les *heures* les plus favorables pour le bain de mer sont celles de la matinée, de 7 heures à 11 heures; mais pour les personnes faibles, délicates, pour celles qui sont quelque peu sujettes à s'enrhumer, il est préférable d'attendre le tantôt; car alors l'air est plus tiède et l'eau de la mer s'échauffe de 2 à 4 degrés.

La *durée* du bain est une question importante en pratique: elle varie selon les états morbides à combattre; elle est proportionnelle à la force des constitutions, à l'impressionnabilité des sujets, à la promptitude et à l'énergie de leur réaction nerveuse et circulatoire, à l'âge, au sexe, etc. Elle varie aussi selon la température de l'eau et de l'atmosphère, selon la localité. A Dieppe, la durée moyenne du bain est de cinq minutes, quelquefois même une ou deux immersions suffisent; à Biarritz, à Arcachon, dans la Méditerranée, elle peut être de dix à quinze minutes, et même davantage pour quelques sujets.

La durée excessive du bain entraîne des accidents divers, suivant l'état antérieur de ceux qui commettent cet abus : maux de tête, étourdissements, bronchites, douleurs de reins, palpitations, etc.

Une *saison* de Bains de mer se compose de 20 à 25 bains : on en prend un par jour, rarement deux, afin que les effets primitifs du second bain ne viennent pas empiéter sur les effets consécutifs du premier.

286. Effets physiologiques. — Lorsqu'on se plonge dans la mer, les premières impressions que l'on éprouve sont un frisson, une oppression, un resserrement douloureux à la tête ; il y a refroidissement, chair de poule, spasme, refoulement du sang dans les organes de l'intérieur.

Après quelques instants, l'anxiété et l'oppression se dissipent, le thorax exécute largement ses mouvements, le pouls se relève, la réaction s'opère, et des sensations relativement agréables succèdent à l'impression pénible du début.

Si l'immersion se prolonge au delà d'une durée convenable, le frisson reparaît avec anxiété et oppression et s'accroît jusqu'à l'issue du bain. Il importe de ne pas attendre le retour de ce second frisson et de sortir de l'eau avant qu'il ait eu le temps de se produire.

Au sortir du bain, l'organisme réagit de nouveau

et, avec l'aide de l'exercice ou, s'il est nécessaire, de frictions, de bains de pieds chauds, la circulation et l'innervation, les actes fonctionnels de toute espèce se raniment; une vive chaleur se répand dans toute l'économie, ressentie surtout à la peau et, sauf un peu de fatigue, un sentiment de force et de bien-être nous pénètre : la réaction s'opère.

Les effets physiologiques *primitifs* du bain de mer peuvent donc être définis par le refroidissement, la stupeur du système nerveux, le refoulement du sang des parties superficielles vers les parties profondes.

287. Réaction. — A ces effets *primitifs* succède un effet secondaire, la *réaction :* c'est là le phénomène principal que l'on cherche à obtenir et duquel dépend le succès de la médication. Le docteur Constantin James en a parfaitement décrit les phases successives :

« La réaction, c'est le réchauffement du corps par ses seules ressources de calorique, après qu'il a été mis en contact avec un liquide froid. La circulation capillaire, qui avait été ralentie ou même partiellement suspendue par le fait du refroidissement, reprend son cours dès l'instant où la réaction commence; ce qui a lieu quelquefois dans le bain, mais plus souvent quand on en est sorti.

» La peau se colore; on dirait que le sang y afflue avec d'autant plus d'activité que son passage y a été plus subitement interrompu. Les battements du cœur redeviennent libres, à mesure que le retour de la chaleur diminue les obstacles apportés par le froid à l'élasticité des vaisseaux et à leur perméabilité.

» Aux phénomènes physiques de la réaction, se lient inséparablement les phénomènes vitaux correspondants, dont le rôle est plus important encore.

» En effet, la vitalité, qui préside à l'admirable équilibre des fonctions, a pour but et pour résultat de nous protéger contre les causes de destruction qui nous entourent, et de remédier aux atteintes que celles-ci nous auraient déjà fait subir. C'est ainsi qu'au moment où le froid semble devoir paralyser tout notre être, elle accroît chez le Baigneur la force du cœur, répare les pertes du calorique et même, en l'absence de tout excitant extérieur, suffit pour déterminer la réaction.

» Une condition pour que la réaction se fasse bien, c'est que le corps ait été préalablement échauffé par la marche ou tout autre exercice; c'est surtout que l'immersion dans l'eau froide ne dure pas longtemps. Je citerai à l'appui de ce dernier précepte une observation vulgaire. Lorsque, pendant l'hiver, les pieds ont séjourné dans une chaussure humide, on les réchauffe très-difficilement, parce que les tissus se sont refroidis peu à peu et couche par couche, jusqu'à une certaine profondeur. Si, au contraire, vous vous frottez les mains dans la neige, le froid vous saisira plus vivement, mais il n'aura pas le temps de pénétrer. Aussi la réaction, lente dans le premier cas, est-elle rapide dans le second.

» Rien de plus aisé, maintenant, que de faire

l'application de ces données physiologiques à la question qui nous occupe. La réaction va nous servir de thermomètre. S'établit-elle difficilement ? le bain devra consister simplement dans quelques immersions. S'établit-elle facilement? on peut le prolonger davantage, surtout si le Malade sait nager. Il est rare que la durée du bain doive dépasser dix minutes à un quart d'heure; on est presque toujours averti par une sensation de froid, ou un commencement d'horripilation, de l'instant où il convient de quitter l'eau. Quelques personnes prennent, sans en être incommodées, jusqu'à trois ou quatre bains par jour: c'est beaucoup trop, et l'impunité ne justifie point ici l'imprudence. Un seul bain suffit d'habitude; deux me semblent être le maximun que, dans quelques cas, on puisse se permettre.

» On reconnaît une bonne réaction à deux caractères essentiels : d'une part, à la promptitude avec laquelle elle s'opère; d'autre part, à la coloration vive de la peau. Quand l'empreinte du doigt s'efface rapidement, c'est une preuve que la circulation capillaire est active, et que le retour du sang n'est pas uniquement dû aux lois d'équilibre et d'égalité de pression.

» La promenade facilite et achève la réaction d'autant mieux que le cours du sang se trouve stimulé également dans tout l'appareil vasculaire. Qu'on ne soit pas surpris de cette influence des mouvements sur la circulation. Chacun a vu le jet de la saignée s'échapper avec force ou couler avec lenteur, suivant que le malade fait mouvoir les doigts ou les tient immobiles. C'est que les muscles, en se contractant, pressent sur les vaisseaux, tant profonds que superficiels, et communiquent une impulsion notable aux fluides qu'ils contiennent.

» Les bains de mer déterminent, à température égale, une réaction plus vive, plus franche et plus prompte que les bains d'eau douce ; car les particules salines et le choc des vagues agissent sur la peau à la manière des rubéfiants, au point même de développer quelquefois à sa surface de véritables exanthèmes. Aussi les personnes faibles et délicates supportent-elles, en général, beaucoup mieux les bains de mer que les bains de rivière. »

Ces phénomènes physiologiques, qui sont le résultat immédiat du bain de mer, sont suivis de phénomènes consécutifs. La chaleur et la lumière de la plage, au bout d'un certain temps, ajoutent des effets remarquables à ceux que le bain et la réaction de l'organisme produisent ; ils sont surtout fort sensibles sur les Malades affaiblis et étiolés : leur peau brunit, leurs yeux brillent ; ceux qui sont lymphatiques maigrissent, c'est-à-dire que la mollesse atonique et la bouffissure blafarde des tissus, dues à l'excès des fluides blancs, disparaissent ; ceux qui sont pâles, maigres, affaiblis, engraissent.

288. Effets thérapeutiques. — Les Bains de mer constituent donc un agent thérapeutique essentiellement tonique, fortifiant, dont l'action est très-vive et en même temps très-intime, par suite de la perturbation momentanée qu'ils exercent sur l'organisme, et par suite des qualités médicamenteuses inhérentes au bain lui-même et à l'atmosphère marine. Ce seront donc des modificateurs efficaces pour tous les états de l'économie dont le signe principal est l'atonie, soit qu'elle résulte du défaut d'équilibre entre le système nerveux et lymphatique, soit qu'elle dépende du défaut d'action d'un organe.

Les Bains de mer devront donc être ordonnés dans tous les cas où il faut : — rendre à la peau son énergie et sa coloration, en y déterminant une vascularité qui ne lui était plus habituelle; — renforcer et régulariser l'action musculaire; — exciter l'absorption interstitielle, pour amener la fonte d'un faux embonpoint que produit la vie sédentaire; — activer la nutrition et la croissance des Enfants lymphatiques, strumeux, rachitiques; — remédier aux différentes formes de l'affection scrofuleuse; — ramener au type normal les fonctions du sytème nerveux, ou la sensibilité d'un organe; — réconforter les convalescents affaiblis par une maladie de longue durée.

On voit par là quel rôle important les Bains de mer jouent dans le traitement des Maux d'estomac et de la Constipation, dont plusieurs espèces sont dues à l'un de ces états maladifs.

IV

UNE SAISON A VICHY

1° MODE D'ACTION DES EAUX DE VICHY.

Les Eaux minérales de Vichy, quand elles s'adressent aux maladies auxquelles elles conviennent spécialement, guérissent *très-souvent*, soulagent *toujours*. C'est là le *fait* indiscutable qui a établi la renommée des Eaux de Vichy.

Il s'explique d'une façon très-simple et très-naturelle par le mode d'action des Eaux de Vichy; ce mode d'action est le résultat complexe de plusieurs influences directes ou indirectes; je vais le mettre en lumière et le faire très-aisément comprendre.

289. **Action générale**. — Les Eaux de Vichy agissent : en boisson, sur la muqueuse de l'estomac et du tube digestif; en bains et en douches, sur la peau. Elles stimulent ces deux membranes, activent leurs fonctions et modifient leur vitalité.

Les Eaux, prises en boissons ou absorbées par la peau dans le bain, sont entraînées avec le sang dans le torrent de la circulation et pénètrent avec lui tous les organes, tous les tissus de l'économie : elles leur communiquent un nouveau mouvement, une nouvelle vie, d'où résulte une *excitation* plus ou moins marquée de tout l'organisme.

Vers le cinquième ou le sixième jour de la cure, il survient assez souvent de la lassitude, un léger dégoût, un peu d'insomnie, quelquefois même quelque fréquence du pouls; il n'est pas rare alors de voir les anciennes douleurs se réveiller, les affections chroniques, telles que les rhumatismes, les névralgies, les maladies de peau, passer à un état momentanément aigu, transformation le plus souvent favorable à leur guérison.

Le Malade ne doit pas s'inquiéter de ces recrudescences, qui se dissipent ordinairement en peu de jours, même en continuant l'usage des Eaux.

C'est donc dans l'excitation de l'organisme et de la partie malade que réside l'action *générale* des Eaux minérales; lorsque cette excitation est lente, modérée, elle facilite la guérison des maladies chroniques.

290. Action dépurative. — Lorsque l'on suit régulièrement le Traitement thermal à Vichy, on se baigne tous les jours, on boit beaucoup d'eau, souvent trop.

On évalue à 2 ou 3 litres, en moyenne, la quantité d'Eau minérale absorbée par jour, soit en boisson, soit dans le bain par la peau.

Mise en contact avec la peau par les bains, avec l'estomac et les divers tissus de l'économie par les boissons, l'Eau minérale les humecte, les imbibe, les pénètre comme une éponge, les traverse comme un filtre.

Elle agit comme émollient, comme antiphlogistique, comme dissolvant et résolutif. C'est une sorte de tisane, de boisson mucilagineuse, un topique, un véritable cataplasme intérieur qui humecte, détend, calme et adoucit.

Absorbée par les membranes de l'estomac, du tube digestif, ou par la peau, l'Eau minérale passe dans le sang, se mêle avec lui, le fluidifie, le rend plus liquide, plus aqueux. En circulant avec le sang, elle pénètre dans l'épaisseur des tissus, des organes ; elle les lave, les nettoie, les déterge ; elle dissout et entraîne les substances hétérogènes, morbides, anormales, qui s'y trouvaient déposées.

Reprise ensuite par les organes sécréteurs, l'eau est rejetée hors de notre corps :

Ou avec les *urines*, rendues plus abondantes, plus aqueuses, moins acides, plus alcalines ;

Ou avec la *bile*, rendue plus fluide, moins visqueuse, plus abondante et plus alcaline.

En un mot, l'Eau de Vichy, transportée par le sang et disséminée dans l'épaisseur de tous nos tissus, de tous nos organes, les soumet à une espèce de *lavage* qui déterge les tissus et les organes engorgés.

Mêlée à toutes les humeurs, à toutes les sécrétions, à la bile, à l'urine, elle les *délaye*, les rend plus aqueuses ; elle dissout et fond les concrétions, les petits graviers, et en favorise ainsi l'expulsion.

Outre ce *lavage* et ce *délayement,* l'Eau de Vichy, par le fait même de sa nature *alcaline,* neutralise chimiquement les acides qui se développent dans l'économie en quantité surabondante. Or, il est parfaitement démontré et il est admis par tous les Médecins éclairés que cet excès d'acidité, cette *diathèse acide* est le plus souvent l'origine et la cause des affections *goutteuses* et *rhumatismales*, ainsi que de la *gravelle* et des *calculs urinaires.*

En résumé, l'Eau de Vichy (quand on suit le Traitement ordinaire de Vichy) soumet l'intérieur de notre corps à une espèce de *lavage*, en même temps qu'elle *délaye* et liquéfie les humeurs et le sang, et les rend plus *alcalins.*

291. **Action hygiénique.** — A l'action *dépurative* de l'Eau minérale, *lavant, délayant* et entraînant au dehors de l'économie les produits hétérogènes et viciés; à l'action *chimique*, qui modifie la composition du sang, des humeurs et les rend plus *alcalins ;* à l'action *générale*, excitante, mais cependant toute spéciale, il faut encore ajouter l'influence heureuse des circonstances *hygiéniques* auxquelles les Malades sont soumis pendant leur séjour à Vichy.

En effet, le Malade est soustrait aux influences de

nature très-diverse, qui sont souvent la cause principale de son état maladif ou, tout au moins, qui l'ont entretenu et même aggravé.

Le Malade, à Vichy, se trouve placé dans les conditions *hygiéniques* les plus favorables à l'action salutaire des eaux :

Le repos intellectuel et moral; l'oubli momentané des affaires, des soucis, des chagrins; la suspension des travaux, des études, des occupations journalières.

S'il aime le repos et la tranquillité, il trouve là une vie calme et paisible, le spectacle d'une belle nature, de charmantes promenades.

S'il aime le monde, il y rencontre une nombreuse et brillante société; tous les jours, l'après-midi, un concert sous les platanes du Parc; puis, le soir, une représentation théâtrale, un concert ou un bal, au Casino; très-souvent, des bals très-brillants et fort animés dans les grands Hôtels; des parties de plaisir, des cavalcades, des excursions en commun dans les environs.

Toutes ces circonstances, plus importantes qu'on ne le croit généralement, secondent puissamment l'action bienfaisante des Eaux.

En outre, tous les jours, le Malade absorbant une notable quantité d'eau minérale, nous avons vu que le corps est soumis, de la part de cette eau minérale, à une espèce de lavage.

Or, le corps éprouve bientôt le besoin de réparer les pertes assez considérables qu'il éprouve par ces évacuations abondantes; l'appétit se fait sentir : une alimentation saine et variée satisfait à ce besoin ; les digestions se font plus facilement; la nutrition et la réparation s'opèrent avec une énergie et une activité nouvelles.

Ainsi, tandis que, d'un côté, l'économie se débarrasse par des évacuations abondantes des produits viciés, morbifiques et nuisibles, de l'autre, elle se recompose et se reconstitue.

On comprend facilement qu'un tel Traitement, continué pendant plusieurs semaines, à plusieurs reprises, apporient à la constitution intime de nos organes de profondes modifications, de salutaires améliorations.

Aussi, après un certain temps de l'usage des Eaux de Vichy, on aperçoit dans l'organisme, dans l'état extérieur du corps, dans la fermeté et la tonicité des tissus, des signes qui révèlent d'une manière évidente que l'Eau minérale a imprimé une modification profonde à l'assimilation. La constitution intime du sang et des tissus a été modifiée; le corps entier a pris une autre constitution organique : il a subi une sorte de rénovation.

Il existe certains cas où il faut, au contraire, s'abstenir de prendre les Eaux de Vichy : c'est ce qu'on nomme les *contre-indications ;* mais c'est l'affaire du Médecin.

Je ne saurais, à ce sujet, trop prémunir les Malades

contre la petite économie que chacun croit pouvoir faire facilement. L'usage des Eaux de Vichy n'est pas inoffensif; de graves accidents ont été souvent la conséquence non-seulement d'un abus, mais d'une application intempestive. Le Médecin seul peut guider, doit guider.

2° MALADIES TRAITÉES A VICHY

Voilà, en quelques pages, l'explication naturelle et très-vraie des effets salutaires et incontestables des Eaux de Vichy.

Voilà pourquoi ces Eaux peuvent guérir et guérissent réellement plusieurs maladies qui semblent n'avoir entre elles aucun rapport, aucune parenté.

Voilà pourquoi les *maux d'estomac*, les *engorgements du foie* et les *coliques hépathiques*, la *gravelle* et les *calculs urinaires*, la *goutte* et les *rhumatismes*, le *diabète*, la *chlorose*, etc., trouvent à Vichy, soit une guérison radicale, soit tout au moins une amélioration très-notable.

1° MAUX D'ESTOMAC

292. Action sur l'Estomac. — Les Eaux de Vichy doivent être considérées comme la médication minérale la plus active et la plus sûre contre plusieurs formes de Maux d'Estomac : leur supériorité est aujourd'hui constatée par les plus nombreux et les plus authentiques témoignages.

Mais, pour que l'Eau de Vichy produise sur l'estomac et sur tous les autres appareils de l'organisme les meilleurs effets possibles, il faut d'abord choisir la Source la mieux appropriée à l'état du Malade, puis fixer la dose à laquelle il devra y boire, surveiller les effets que cette Eau produira, les corriger ou les modifier selon qu'il sera nécessaire.

J'indiquerai un peu plus loin les qualités spéciales de chacune des Sources, et je dirai à quels troubles fonctionnels de l'estomac chacune d'elles convient le mieux.

La Source choisie, quelle quantité d'eau faut-il boire, à quelle dose à la fois, à quels intervalles?

La dose varie selon la température et la composition chimique de la Source, selon la forme de la Dyspepsie, selon l'état général du Malade et selon la façon dont il supporte cette Eau.

Il est donc difficile d'établir une règle générale; c'est pourquoi les Malades demanderont l'avis de leur Médecin. Cependant presque toujours, il faut prendre de l'Eau de Vichy *à petite dose*; à haute dose, elle fatigue l'estomac, irrite les voies d'élimination, c'est-à-dire l'appareil urinaire et l'appareil biliaire, surexcite le système nerveux cérébral et sympathique, et détermine souvent un mouvement fébrile, auquel on donne le nom de *fièvre thermale.*

Le moment où l'on doit boire varie selon les formes de Dyspepsie.

1° Dans le cas d'Atonie, on boira un ou deux demi-verres, une heure ou une demi-heure avant chaque repas : M. Cl. Bernard a démontré que les alcalins, pris à jeun et à petite dose, augmentent la sécrétion du suc gastrique, lequel fait précisément défaut dans la Dyspepsie atonique.

2° Dans le cas de Flatulence, liée à un état d'atonie des voies digestives, on agira de même.

3° Dans le cas d'Aigreurs, on ne boira pas d'Eau de Vichy à jeun (nous venons de voir qu'on augmenterait ainsi les sécrétions acides de l'estomac), mais on la boira soit en mangeant, soit immédiatement après avoir mangé, pour neutraliser l'excès du suc gastrique sécrété.

En mangeant, on ne mêlera pas l'Eau de Vichy et le vin, mais on aura devant soi deux verres, et on boira alternativement, dans l'un de l'Eau minérale, et dans l'autre du vin pur, ou étendu de très-peu d'eau ordinaire.

Après avoir mangé, on ira à la Source boire un demi-verre ou un verre entier d'Eau minérale.

4° Dans le cas de Gastralgie, le plus souvent l'Eau de Vichy est mal tolérée en boisson, surtout à jeun : aussi, dans la plupart des cas, se trouve-t-on mieux d'en ordonner l'usage en mangeant.

2° MALADIES DU FOIE

Si l'on veut bien relire (90) la description des fonctions du Foie, on se rendra parfaitement compte de la façon dont les Maladies du Foie et les Coliques hépatiques se produisent, et de l'action efficace des Eaux de Vichy contre ces maladies.

293. Causes de la maladie. — Ainsi que je l'ai indiqué précédemment (11), le sang se purifie en traversant une série de filtres naturels, le Foie, les Reins et les Intestins : les innombrables molécules dont l'ensemble constitue le Foie, semblables à des ouvrières intelligentes, fabriquent de la *bile* avec toutes les saletés et les impuretés que ce sang (9, 10, 11) ramène de toutes les parties du corps. — Les molécules des reins, ou les Reins eux-mêmes, fabriquent avec toutes ces impuretés de l'*urine*. — Les molécules des intestins, ou les Intestins eux-mêmes, fabriquent avec toutes ces humeurs du *mucus* et du *suc intestinal*.

La *bile*, ainsi sécrétée par les innombrables glandules microscopiques dont l'ensemble constitue le Foie, s'écoule dans le Duodénum (87, 90) par les *canaux biliaires* : ces canaux prennent naissance dans l'épaisseur du Foie par d'innombrables racines creuses, qui finissent, comme celles d'un arbre, par se réunir en un tronc ou un seul canal, qui arrive au Duodénum.

Or, il peut arriver que la bile, — au lieu d'être

limpide, liquide, légèrement visqueuse, et chargée d'une quantité normale de *sels* minéraux et de *cholestérine*, — devienne trop épaisse et trop visqueuse, ce qui est dû à ce qu'elle contient une trop grande quantité de cholestérine, ainsi que d'acide cholique et d'acide choléique.

Alors cette bile, trop épaisse, circulera difficilement dans les canaux biliaires, s'écoulera lentement dans le Duodénum, et déterminera ainsi un *Engorgement du Foie.*

Si cet état persiste pendant quelque temps, toute la cholestérine et tous les acides cholique et choléique ne peuvent se dissoudre, se fondre en totalité dans la bile (absolument comme du sel dont on ne pourrait faire fondre une quantité indéfinie dans un verre d'eau) ; alors, ce qui ne peut pas se dissoudre, ce qui est en excès, se dépose et forme d'abord de très-petits *graviers,* puis des *calculs biliaires.*

Comme les canaux biliaires sont très-ténus et très-étroits, ces calculs, en y cheminant, entraînés par la bile, déterminent d'atroces douleurs, auxquelles on donne le nom de *Coliques hépatiques*, douleurs qui ne cessent que lorsque le calcul est arrivé dans le Duodénum.

294. **Traitement.** — Le Traitement consistera donc à empêcher la formation des *graviers* et des *calculs*, à dissoudre et à expulser ceux qui sont déjà formés. Pour cela, il faudra rendre la bile plus fluide et plus liquide, moins épaisse et moins visqueuse.

Or, l'Eau de Vichy, — en soumettant l'intérieur du foie à une espèce de *lavage*; en *délayant* la bile et en la rendant plus aqueuse, plus fluide, moins visqueuse; en neutralisant chimiquement et en dissolvant par sa nature *alcaline*, les graviers formés d'acides et de sels acides (290), — atteint parfaitement ce but.

On empêchera, ou tout au moins on diminuera la formation des *graviers* et des *calculs biliaires* par un Régime convenable, et on en facilitera encore la dissolution et l'expulsion par l'usage de la térébenthine et d'autres agents médicamenteux.

3° GRAVELLE ET CALCULS URINAIRES

La gravelle et les calculs urinaires se développent par un mécanisme analogue à celui qui donne naissance aux graviers et calculs biliaires.

295. Causes de la maladie. — Les Reins, semblables pour la forme et la disposition aux rognons de mouton, sont des espèces de filtres chargés par la Nature d'opérer, concurremment avec le Foie et les Intestins, le filtrage et la dépuration du sang.

L'urine est donc un résidu (ainsi que la bile et le suc intestinal), et représente les saletés qui restent sur un filtre quand on clarifie un liquide : ces saletés sont ici de l'*acide urique* et divers autres *sels* minéraux que la Nature a eu le soin de diluer et de fondre dans une suffisante quantité d'eau, au fur et à mesure qu'ils se déposent dans l'épaisseur du filtre ou des Reins.

Grâce à cette ingénieuse précaution, cet acide urique et ces sels minéraux, fondus ainsi dans de l'eau qui constitue alors l'urine, sont facilement évacués par les canaux urinaires qui vont des Reins à la vessie, et de la vessie au dehors.

L'urine, incessamment sécrétée par les deux Reins, s'écoule goutte à goutte et incessamment par de très-étroits tuyaux (les uretères) dans la vessie, où elle s'accumule comme dans un réservoir; quand ce réservoir est suffisamment plein, un pylore, analogue à celui de l'estomac et surtout à celui de l'anus, s'ouvre et laisse écouler l'urine.

Or, il peut arriver que le sang soit plus chargé que d'habitude des résidus dont les Reins ont mission de le débarrasser; alors les urines seront plus rouges, plus foncées, plus *chargées* d'acide urique et de sels minéraux.

Si cet état du sang persiste pendant quelque temps, si l'urine contient plus d'acide urique et de sels qu'elle ne peut en dissoudre, alors tout ce qui ne pourra pas se fondre, se déposera dans l'épaisseur des Reins et sera entraîné dans la vessie, puis de la vessie au dehors. — Ce dépôt d'acide urique et de sels, ce sera la *Gravelle*.

Si cet état persiste, le dépôt d'acide urique dans les Reins devenant plus abondant, constituera des petits *graviers*; ces petits graviers, en passant par les uretères pour se rendre dans la vessie, distendront et déchireront les délicates parois de ces étroits canaux, et l'on aura des *Coliques néphrétiques.*

Si cet état persiste encore, il arrivera que quelques-uns de ces graviers, au lieu d'être immédiatement expulsés hors de la vessie, séjourneront dans les replis de ce réservoir : là, baignés continuellement dans une urine saturée d'acide urique et de sels minéraux, ils deviendront le noyau de *Calculs* qui grossiront insensiblement par le dépôt incessant de nouvelles couches d'acide urique et de sels; — et l'on aura la *Pierre* ou des *Calculs urinaires,* qui ne pourront plus sortir de la vessie par le canal naturel.

296. Traitement. — Le Traitement consistera donc :

A prévenir la maladie, en faisant en sorte que le sang ne contienne pas une trop grande quantité d'acide urique : un Régime convenable atteindra ce but;

Plus tard, à augmenter la proportion d'eau de l'urine, afin que l'acide urique et les sels minéraux en excès puissent s'y fondre, ne pas s'y déposer sous forme de *gravelle* ou même de *calculs;* — et à dissoudre chimiquement cette gravelle et ces calculs en rendant l'urine (qui est alors chargée *d'acide urique* et de *sels acides*) plus *alcaline* et plus *aqueuse.*

Or le traitement par l'Eau de Vichy atteint parfaitement ce double but (290) : on absorbe tous les jours, en boisson et en bain, une notable quantité d'*eau* qui rend le sang et les urines plus *aqueux*; et comme cette eau est *alcaline*, elle rend le sang et les urines plus *alcalins* et dissout chimiquement les *acides* dont ils sont chargés.

Un Régime convenable facilite encore l'action des Eaux.

4° GOUTTE

Pour bien faire comprendre la façon dont la Goutte prend naissance et comment elle se développe, qu'il me soit permis de résumer en quelques lignes ce que j'ai dit en plusieurs parties de cet ouvrage, sur la composition chimique du sang, sur les modifications que lui impriment les divers genres d'alimentation, et sur le rôle des Sécrétions à son égard.

297. Formation de l'acide urique. — Le sang est un liquide qui sert d'intermédiaire entre les aliments et notre corps (7); tous les aliments se changent et se métamorphosent en sang pour pouvoir subvenir aux pertes incessantes (1) qui résultent de la respiration, de la transpiration, des sécrétions diverses, de l'usure des divers rouages de la machine, et aux dépenses de forces et de calorique que nécessite le fait même de la vie.

Mais si nos aliments servent à nous nourrir, à réparer tous les jours ces pertes et ces dépenses, nous avons vu (123) que tous n'ont pas la même destination.

Les aliments *réparateurs* (126) — viandes, poissons, lait, fromages, œufs, gluten, légumine des légumes, — se transforment, dans notre organisme, en albumine et en globules (127, 7), substances *azotées* qui représentent la partie la plus riche et la plus réparatrice de notre sang. Ces substances azotées subissent ensuite dans notre corps une série de modifications qui les transforment en cholestérine et en acide urique.

La *cholestérine* qui se trouve dans la *bile*, et l'*acide urique* qui se trouve dans l'*urine*, sont donc les *résidus* de la viande, des poissons, des œufs et des autres aliments *azotés* que nous avons mangés.

L'*acide urique* est une matière solide, rouge, *très-peu soluble* dans l'eau ; c'est elle qui constitue cette poussière ou ce sable rouge que l'on observe si souvent dans le fond du vase quand les urines sont chargées.

L'*urée* est la transformation de l'acide urique en une matière *très-soluble* dans l'eau, transformation qui est le résultat d'une combustion intérieure (13) plus complète.

L'acide urique, très-peu soluble, se transforme donc normalement, dans l'état de santé, en urée, substance très-soluble.

Mais si l'on mange trop, si l'on fait un usage trop abondant (163) d'aliments réparateurs, ou bien si l'on ne prend pas assez d'exercice, si l'on n'utilise pas et si l'on ne brûle pas l'acide urique qui résulte d'une alimentation ordinaire, et qui ne serait pas excessive si l'on menait une vie active, — alors la quantité d'acide urique contenue dans le sang augmente, et cela d'autant plus que l'on mange davantage et que l'on prend moins d'exercice.

Voilà donc, dans deux cas différents, le sang chargé d'une quantité plus ou moins grande d'acide urique.

298. Solubilité des sels minéraux. — Il est parfaitement démontré que :

Une certaine quantité de sels minéraux se dissout parfaitement dans une quantité donnée de liquide; mais si cette quantité de sels augmente, tout ne pourra pas se fondre, et une partie se déposera, non fondue, dans le fond du vase. — Par exemple, si vous versez du sel ordinaire dans un verre d'eau par petites pincées, les premières pincées se fondront parfaitement; mais si vous continuez à en ajouter toujours, il arrivera un moment où l'eau sera *saturée*, où elle ne pourra plus fondre de sel, et celui que vous continuerez à ajouter se déposera dans le fond du verre.

C'est ce qui arrive pour le sang des Goutteux, pour l'urine des Graveleux, pour la bile des Malades qui ont des Coliques hépatiques.

299. Causes de la Goutte. — Chez les gens bien portants, le sang contient une *petite quantité* d'acide urique qui se fond et se dissout parfaitement bien dans le sang : le sang se débarrasse régulièrement de cet acide au moyen de diverses Sécrétions (11) et surtout au moyen des urines.

Si des gens bien portants font bonne chair pendant quelques jours, leur urine se chargera d'une plus grande quantité d'acide urique. Nous avons vu, en effet (163, 123), que les aliments réparateurs (viandes, poisson, œufs, etc.) se métamorphosent en acide urique et en cholestérine. La preuve qu'il en est ainsi, c'est qu'à la suite de quelques jours de bonne chair, l'urine devient plus rouge, plus foncée, plus *chargée* que d'ordinaire, et si on l'analyse, on y trouve une plus grande quantité d'acide urique qu'elle ne doit en contenir.

Il est des personnes qui sont douées d'un tempérament sanguin, qui ont bon appétit, qui mangent habituellement beaucoup, qui sont fortes et vigoureuses et d'une luxuriante santé. Malgré ces apparences, si ces personnes ne prennent pas suffisamment d'exercice pour utiliser et pour brûler intérieurement tout ce qu'elles mangent, il arrivera que :

1° Leur sang se chargera d'une quantité de plus en plus grande d'acide urique, résidu des aliments réparateurs (126) pris en excès;

2° Leur urine sera souvent un peu rouge, un peu chargée, et même laissera déposer dans le fond du vase un peu de sédiment rougeâtre : si elles font analyser cette urine, elles verront qu'elle contient une notable quantité d'acide urique;

3° Leur urine pourra même contenir soit de la *gravelle,* soit des *calculs.*

4° Mais les reins étant impuissants à dépurer le sang, à le débarrasser de tout l'acide urique qu'il contient, cet acide se déposera, sous l'influence d'un refroidissement, autour des articulations ou des jointures, et donnera lieu ainsi à la Goutte,

5° Si un traitement convenable n'arrête pas la maladie, il se formera, à chaque attaque de Goutte, de nouveaux dépôts d'acide urique autour des articulations, dépôts qui finiront par constituer des grosseurs, des *tophus*.

300. Traitement. — Le Traitement rationnel de la Goutte consistera donc :

1° A diminuer et à restreindre dans les plus étroites limites la formation de l'*acide urique*, cause première du mal : il faudra donc, dans le Régime habituel, diminuer autant que possible la quantité proportionnelle des viandes et autres aliments réparateurs ou azotés (126, 163) ;

2° A faire tout son possible pour que l'acide urique, que notre organisme fabrique tous les jours, soit utilisé, soit converti tous les jours en *urée*, substance très-soluble dans l'urine et facilement expulsée par les Reins : il faudra pour cela *prendre de l'exercice* autant que l'âge, les forces et les occupations le permettront; ce sera là le *meilleur moyen*, le plus certain, le plus efficace et celui sur lequel il faudra le plus compter;

3° A dissoudre et à fondre l'acide urique qui existe en grande quantité dans le sang et à prévenir ainsi son dépôt autour des articulations ; pour cela, il faudra venir passer une ou plusieurs Saisons à Vichy ou suivre, chez soi, le Traitement par l'Eau de Vichy (Célestins). J'ai montré déjà (290) comment l'Eau de Vichy rend le sang plus *aqueux*, plus fluide, plus *alcalin*, et comment elle dissout ainsi l'excès d'acide urique qu'il peut contenir;

4° Au moment des crises ou des attaques de Goutte, en atténuer les douleurs : 1° en agissant directement sur les parties malades, par des onctions de baumes sédatifs et adoucissants; — 2° en modérant l'excitabilité du système nerveux par des potions calmantes; — 3° enfin et surtout en rappelant, en dérivant sur d'autres parties les forces vitales, alors concentrées par l'accès dans les parties douloureuses : l'*Élixir dépuratif* a toujours parfaitement réussi dans ce cas.

5° DIABÈTE

Le *Diabète* ou *Glycosurie* est une maladie caractérisée par une sécrétion très-abondante d'urine, contenant toujours une proportion plus ou moins grande de matière sucrée ou *glycose*, sécrétion accompagnée d'une augmentation notable de l'appétit, d'une soif ordinairement très-vive et d'un amaigrissement progressif.

301. Causes du Diabète. — En faisant l'histoire des métamorphoses subies dans notre appareil digestif par les aliments combustibles (128), et surtout par les aliments féculents (130) et sucrés (131), j'ai montré comment se forme le *glycose*. J'engage beaucoup à relire attentivement ces paragraphes.

Le *glycose* (132) est une espèce de sirop de sucre qui résulte soit de la digestion des aliments *féculents*, soit de la digestion du *sucre* en nature ou de celui que renferment nos aliments et nos boissons.

Quand on se porte bien, ce glycose se transforme en *graisse*, en se combinant chimiquement avec les substances *alcalines* qu'il rencontre dans le sang : une fois transformé en graisse, il est brûlé (135) et il sert à produire de la chaleur ; c'est pour cela qu'on n'en trouve ordinairement pas trace dans les urines.

Mais si, par suite d'un état maladif, et surtout le sang ne contient pas assez de substances *alcalines* pour subvenir à la transformation du glycose en graisse, — alors tout le glycose, qui ne peut pas subir cette transformation ou cette métamorphose, est éliminé par les urines.

C'est alors que les urines deviennent *sucrées*, et d'autant plus sucrées qu'elles contiennent davantage de glycose.

La présence du glycose ou du sucre dans nos urines signifie donc que notre organisme est impuissant à compléter les métamorphoses qu'il doit faire subir aux aliments féculents et aux aliments sucrés, impuissance qui est due à ce que le sang n'est pas suffisamment alcalin.

302. Traitement. — Le Traitement rationnel du Diabète consistera donc, ainsi que je l'ai déjà dit autre part (133) :

1° A diminuer la fabrication du *glycose* ou du sucre dans notre organisme en supprimant autant que possible l'introduction des matières premières de cette fabrication, c'est-à-dire les aliments *féculents*, ainsi que le *sucre* en nature ou les aliments et boissons qui en renferment.

C'est donc surtout par un Régime convenable que l'on pourra atteindre ce premier but : on trouvera dans cet ouvrage des indications suffisantes pour se guider dans le choix des aliments qui conviennent ;

2° A faciliter la transformation ou la métamorphose du *glycose* en graisse, en rendant le sang plus *alcalin*.

C'est par l'usage méthodique de l'Eau de Vichy que l'on parviendra à ce but ; j'ai montré en effet (290) que l'Eau de Vichy ne tarde pas à rendre le sang, ainsi que toutes les sécrétions, plus riches en sels *alcalins* ;

3° A fortifier l'organisme ; à lui donner du ton, de la vigueur, de l'énergie ; à développer les forces vitales affaiblies ; à augmenter la proportion des aliments réparateurs (126) et fortifiants, pour venir en aide à l'organisme affaibli et appauvri.

C'est surtout par un Régime fortifiant (209) que l'on pourra combattre cet affaiblissement ; c'est également par l'exercice, par des promenades au grand air, par le séjour à la campagne, par l'Hydrothérapie et les Bains de mer, si l'on a encore assez de forces pour les supporter, que l'on arrivera peu à peu à rétablir la régularité des fonctions organiques.

3° SOURCES

303. Qualités spéciales de chacune d'elles. — Toutes les Eaux minérales de Vichy sont claires, limpides, presque incolores, chargées d'une notable quantité de gaz acide carbonique qui leur communique un goût piquant et aigrelet assez agréable, et qui masque la saveur fade et légèrement lixiviative qu'elles doivent à leur thermalité et aux sels alcalins qu'elles contiennent.

Les différentes Sources présentent toutes une composition analogue, assez semblable pour que les propriétés générales de l'Eau de Vichy soient communes à chacune d'elles ; cependant chaque Source présente en même temps des conditions particulières de composition et de thermalité plus ou moins prononcées, plus ou moins faciles à définir, mais qui, dans la pratique, leur assignent des appropriations spéciales.

La totalité de l'eau fournie par les Sources est de 500,000 litres par jour.

304. Célestins. — Il y a deux Sources aux Célestins ; l'ancienne, qui a une température de 12° centigrades et donne 400 litres par jour ; la nouvelle, dont la température est de 14° centigrades et qui produit 7,000 litres environ.

L'ancienne Source et la nouvelle sont situées à l'extrémité de l'ancien Vichy, en amont du pont de l'Allier, au milieu du jardin des Célestins. On y arrive, soit par le beau parc de la rive droite de l'Allier, soit par la route de Nîmes.

La nouvelle Source, captée en 1858, est située à gauche de la première. Elle jaillit d'une masse de rochers d'aragonite, sous une galerie d'un aspect imposant. Ses eaux s'appliquent aux mêmes maladies que la Source ancienne.

Une superbe grotte, d'un effet grandiose, et une élégante galerie soutenue par des colonnes et des pilastres, forme, avee son joli jardin, un lieu de distractions et d'abri pour les Malades.

En outre, des salons de conversation, des salles de billard, un pavillon en plein air, y sont installés pour la commodité des Buveurs qui s'y rendent en foule.

Ces Sources sont les plus riches en sels, en bicarbonate de soude, et les plus chargées de gaz carbonique latent. Elles contiennent par litre 5 gr. 10 centigr. de bicarbonate de soude, 1 gr. 25 centigr. d'autres sels alcalins, 29 centigr. de sulfate et 4 centigrammes de phosphate de soude, 2 milligrammes d'arséniate de soude et 51 centigrammes de chlorure de sodium ou sel marin.

Elles sont fraîches, pétillantes, agréables au goût.

Ce sont de toutes les Sources de Vichy, excepté peut-être Hauterive, les plus énergiques et les plus stimulantes.

Leur action excitante se porte surtout sur le cerveau et sur les organes urinaires ; aussi déterminent-elles souvent chez les sujets sanguins, surtout s'ils en boivent plusieurs verres, des maux de tête, des étourdissements, des battements aux tempes, de légers éblouissements et même, s'il y a abus, des congestions cérébrales. Elles augmentent notablement la sécrétion de l'uriné : aussi, pour peu qu'il y ait quelque disposition à la néphrite, à la cystite, elles exaspèrent presque toujours ces symptômes.

Elles stimulent vivement l'estomac, en augmentant la vascularité, les sécrétions et l'excitabilité nerveuse, surtout si on les boit à jeun.

Les Sources des *Célestins* conviennent surtout aux Malades atteints de *goutte*, de *gravelle*, de *calculs urinaires*, car, plus que toute autre, elles activent la sécrétion urinaire : leur efficacité contre cet ordre de maladies est généralement admise, principalement par les Malades qui viennent depuis longtemps à Vichy.

Elles conviennent également aux Malades atteints d'*Atonie*, à ceux dont la constitution est molle, appauvrie ; à ceux qui réagissent difficilement et dont il faut stimuler vivement les fonctions digestives; aux Malades dont les digestions sont lentes, pénibles, laborieuses, et à peine terminées à l'heure du repas suivant.

Elles ne conviennent nullement aux Malades nerveux, faibles, délicats, vivement impressionnables ; aux femmes nerveuses, affectées de pâles couleurs ; aux Malades atteints soit de *Gastralgie*, soit d'*Aigreurs*, soit de *Saburres*, soit de *Gastrite* aiguë ou chronique.

305. Grande-Grille. — La Source de la *Grande-*

Grille, connue de temps immémorial et la plus fréquentée, est située à l'angle nord-est de la galerie des Sources du grand Établissement thermal, en face l'hôtel du Médecin-inspecteur, la pharmacie Jaurand et l'hôtel des Bains.

Son débit est de 98,000 litres d'eau par vingt-quatre heures : une partie de ses eaux est affectée aux Buveurs, l'autre à alimenter les Bains,

La température est de 40° : c'est par conséquent une des plus chaudes de Vichy.

La proportion de gaz carbonique dont elle est chargée est assez faible. Elle contient par litre 4 gr. 88 centigr. de bicarbonate de soude, 1 gr. 38 centigr. d'autres sels alcalins, 29 centigrammes de sulfate et 13 centigrammes de phosphate de soude, 2 milligrammes d'arséniate de soude, 53 centigrammes de sel marin, et extrêmement peu de matière organique.

Elle a une saveur lixiviative, à laquelle on s'habitue assez vite : on la digère en général sans peine; cependant certains estomacs susceptibles la supportent difficilement; elle détermine rarement les symptômes de pesanteur et de plénitude de l'estomac, phénomènes qu'on observe quelquefois auprès des autres Sources.

Elle détermine parfois de légères purgations.

C'est une eau très-stimulante et qui agit vivement sur tout l'organisme.

Elle convient surtout dans les cas d'*engorgement du foie*, de *coliques hépatiques*, d'*ictère* ou *jaunisse*, alors qu'il s'agit de rendre la bile plus fluide et de favoriser son cours; dans les cas d'*engorgement de la rate* et de *cachexie paludéenne* à la suite de *fièvres intermittentes.*

Elle est également employée avec succès dans le cas de *perte d'appétit*, d'*Atonie*, alors que la digestion est lente, pénible, laborieuse; de *Flatuosités*, symptôme qui dépend souvent de l'atonie du tube digestif.

Elle convient aux sujets mous, débilités, affaiblis, qui ont besoin d'être plus ou moins stimulés.

Mais elle ne convient pas aux malades nerveux, dont l'estomac est doué d'un certaine susceptibilité : elle est trop stimulante pour eux. Elle ne convient pas dans les cas de *Gastrite*, d'*Aigreurs*, de *Gastralgie* ; c'est-à-dire quand l'estomac est le siége soit d'une irritation plus ou moins vive, soit d'un excès de sécrétion de suc gastrique, soit d'une excitabilité nerveuse plus ou moins prononcée.

306. Source du Puits-Carré. — La Source du *Puits-Carré* est située au milieu de la galerie nord du grand Établissement, en contre-bas du sol, et ne peut être vue qu'en visitant les galeries souterraines.

Son débit est de 212,000 litres par jour ; sa température de 42°. Ses eaux, qu'on prescrivait autrefois aux personnes maigres et nerveuses, sont employées exclusivement aujourd'hui au service des Bains.

307. Source Chomel. — La Source *Chomel* est située au milieu de la galerie nord du grand Établissement, près des bureaux de l'administration.

Son débit n'est que 2,600 litres par jour ; elle provient de la même nappe d'eau minérale que la Source du Puits-Carré : ses eaux arrivent au moyen d'une petite pompe aspirante. C'est certainement une dérivation du Puits-Carré.

Sa température est de 44° : c'est la plus chaude des Sources de Vichy, mais c'est aussi la moins chargée de gaz acide carbonique. Son caractère distinctif est d'être douée d'une odeur d'hydrogène sulfuré qui lui donne un goût désagréable et qui détermine, chez certaines personnes, des renvois nidoreux assez incommodes; mais on évite facilement cet inconvénient en laissant l'eau s'évaporer dans le verre pendant quelques secondes avant de la boire.

Cette Source est la plus douce, la plus anodine de toutes celles de Vichy, y compris même celle de l'*Hôpital :* ce qu'elle doit à sa température élevée et à la faible quantité de gaz acide carbonique qu'elle contient.

Elle convient surtout aux Malades *nerveux*, affaiblis, très-délicats, très-impressionnables, qu'il faut stimuler le moins possible; dans les cas de *catarrhe* pulmonaire et d'affections de l'appareil respiratoire, à cause de l'hydrogène sulfuré dont elle est chargée; dans les cas de *Gastralgie,* à cause de son action anodine et sédative.

308. Source de Mesdames.— La Source de *Mesdames* est située à l'extrémité nord-ouest de la galerie nord du grand Établissement ; elle fait pendant à la Source de la *Grande-Grille.*

Elle jaillit sous cette galerie; mais elle sort de terre à 1,500 mètres de Vichy, sur la route de Cusset, près du Sichon, dans l'allée dite de *Mesdames*. Elle arrive en conduites forcées à l'Établissement thermal, sous une pression de 3 atmosphères de gaz carbonique; aussi sa composition n'est-elle modifiée en rien.

Son débit est de 20,000 litres par jour: sa température est de 16°.

Elle est très-gazeuse et surtout excessivement *ferrugineuse;* elle contient, par litre, 4 grammes de bicarbonate de soude, 1 gr. 22 d'autres sels alcalins, 2 centigrammes de bicarbonate de *fer*, 25 centigrammes de sulfate de soude, 3 milligrammes d'arséniate de soude et 35 centigrammes de sel marin.

Elle a une composition chimique et des propriétés médicales qui se rapprochent beaucoup des Sources ferrugineuses de Spa, Forges, Pyrmont, Orezza.

Son émergence a lieu dans une vasque en étain. Ce métal empêche le dépôt du sédiment ocreux de carbonate de fer qui se produisait jadis dans la vasque en Volvic.

Elle exhale, comme la Source *Chomel*, une faible odeur d'hydrogène sulfuré. Elle est pétillante; sa saveur est légèrement atramentaire et styptique, en rapport, d'ailleurs, avec la grande proportion de fer qu'elle contient.

Elle exerce sur tous les organes de l'économie une excitation très-vive, ce qu'elle doit, en partie, à la grande quantité de gaz carbonique dont elle est chargée.

Elle stimule vivement les fonctions digestives, ce qu'elle doit au gaz carbonique et très-probablement aux *trois* milligrammes d'arséniate de soude qu'elle contient; elle est légère à l'estomac et se digère très-aisément.

La Source de *Mesdames* convient surtout aux Femmes atteintes de troubles divers de la *menstruation* ou de diverses affections de l'*utérus*; aux jeunes filles atteintes d'anémie, de *chlorose*, de pâles couleurs.

Observation essentielle : débuter par de très-petites doses, surveiller attentivement l'action et n'augmenter que progressivement; sinon, on s'exposera à déterminer des troubles dans les fonctions de l'estomac et du système nerveux, si susceptibles et si excitables chez les Chlorotiques.

Cette Source ne convient pas aux Gastralgiques; presque toujours elle augmente lès troubles nerveux dont leur estomac est le siége.

309. Source de l'Hôpital. — La Source de *l'Hôpital* est située sur la place qui s'étend derrière le Casino, devant l'Hôpital civil; elle jaillit dans une vasque de pierre, exhaussée de plusieurs marches au-dessus du sol, et abritée par une élégante coupole en fer. Prochainement, l'émergence sera descendue au niveau du sol et la Source entourée d'un square.

Son débit est de 60,000 litres par jour; une grande partie de ses Eaux se rend dans les citernes du petit Établissement, situé à côté, et qui doit être reconstruit quand la Source sera aménagée.

Sa température est de 30°.

Elle est plus gazeuse que celle de la *Grande-Grille.* Elle contient par litre : 5 gr. 02 de bicarbonate de soude, 1 gr. 24 d'autres sels alcalins, 29 centigrammes de sulfate et 7 centigrammes de phosphate de soude, 2 milligrammes d'arséniate de soude, 54 centigrammes de chlorure de sodium, et une *notable quantité* de matière organique qui forme une légère écume verdâtre à la surface de l'eau.

L'*Hôpital* est, avec la Source *Chomel,* la moins excitante des Eaux de Vichy. Elle doit à la matière organique qu'elle contient en assez grande quantité, certaines propriétés adoucissantes et même certaines qualités spéciales qu'il est imposible d'expliquer théoriquement, mais que la pratique force d'admettre. Moins chaude que la *Grande-Grille,* elle a une saveur plus douce, peut-être même un peu fade et légèrement nauséeuse pour quelques Malades.

Le peu de saveur qu'elle possède, le peu d'excitation qu'elle détermine, la rendent moins digestible que plusieurs autres Sources pour certains estomacs, pour ceux surtout qui sont frappés d'*Atonie* et qui ont besoin d'une certaine stimulation pour accomplir l'acte de la digestion.

Mais elle est très-bien supportée et convient à merveille aux estomacs qui sont le siége, soit d'une irritation vasculaire plus ou moins vive, soit d'une hypersécrétion de suc gastrique, soit d'une excitabilité du système nerveux.

Elle convient donc surtout aux Malades atteints de

ces *Maux d'estomac* nommés *Gastrite, Saburres, Aigreurs, Gastralgie*, c'est-à-dire aux Malades dont l'estomac affaibli, irritable, réclame une médication locale aussi douce et aussi peu stimulante que possible.

310. Source du Parc. — Elle émerge dans le Parc, sous les magnifiques platanes du vieux Parc, entre les Bains et le Casino. Elle est abritée par un kiosque élégant.

Elle jaillit, d'une profondeur de 48 mètres, par un puits artésien foré en 1846 : son jaillissement, intermittent et irrégulier, est aujourd'hui régularisé par un système spécial.

Son débit est de 48,500 litres par jour ; sa température est de 22°. Presque toute l'eau est conduite dans les citernes de l'Établissement ; une petite pompe aspirante fait le service de la buvette.

Elle est très-riche en gaz carbonique ; elle contient par litre : 4 gr. 85 de bicarbonate de soude, 50 centigrammes d'autres sels alcalins, 31 centigrammes de sulfate et 14 centigrammes de phosphate de soude, 2 milligrammes d'arséniate de soude et 55 centigrammes de sel marin.

Elle convient surtout dans les cas d'*Atonie*, quand les digestions sont lentes, pénibles, laborieuses ; de *catarrhe* pulmonaire et d'affections de l'appareil respiratoire.

Sa température moyenne et sa richesse en gaz carbonique la rendent très-propre à l'*exportation*, et son usage a notablement augmenté depuis quelques années.

311. Source d'Hauterive. — La Source d'*Hauterive*, située à 6 kilomètres de Vichy, est aussi du domaine de la concession de la Compagnie fermière de l'Établissement thermal de Vichy.

Son débit est de 30,000 litres par jour: température 14°.

C'est, de toutes les Eaux de Vichy, la plus chargée de gaz carbonique : sa composition chimique se rapproche beaucoup de celle des *Célestins*, dont elle possède d'ailleurs les propriétés et les qualités.

Ce que j'ai dit de la Source des *Célestins* s'applique parfaitement à la Source d'*Hauterive*.

Elle convient surtout: dans les cas de *goutte*, de *gravelle*, des *calculs urinaires*, car elle active notablement la sécrétion urinaire; dans le cas de *diabète*; dans le cas de paresse et d'*Atonie* de l'estomac.

Cette Source, par la prédominance du gaz carbonique, est la plus propre à remplacer à distance l'Eau de Vichy pour les Malades qui ne peuvent venir à Vichy; elle supporte admirablement le voyage et ne s'altère pas par le transport.

A ces Sources, exploitées par la Compagnie fermière de Vichy, il faut ajouter les deux Sources *Lardy* et *Larbaud* : ce sont des propriétés privées. Toutes les deux sont sur la route de Nîmes. La première, forée en 1848, est ferrugineuse et très-estimée; la seconde est d'un forage plus récent (1857).

Toutefois, je ne puis m'empêcher de regretter que certaines difficultés, intervenues entre la Compagnie de l'Établissement thermal et les héritiers Lardy, aient privé cette Source du magnifique Parc qui l'entourait jadis, et qu'une rue soit venue morceler un enclos si ombreux et si tranquille. Des bains ont été construits récemment. C'est un petit établissement, bien aménagé, bien situé, composé de 30 baignoires environ.

La Source Larbaud, sur la route de Nîmes, a fait certains essais pour extraire, par congélation, les sels des eaux minérales. Ces essais sont, je crois, momentanément abandonnés.

4° CONSEILS POUR BIEN PRENDRE LES EAUX

Les Eaux de Vichy, comme toutes les Eaux minérales, comme tous les médicaments, doivent être employées avec beaucoup de prudence et de discernement, si l'on veut en retirer tout le bien qu'on est en droit d'en attendre. Si quelques Malades se sont plaints du peu d'efficacité des Eaux de Vichy, ce n'est souvent que parce qu'ils les avaient mal prises.

Je vais donc donner quelques instructions claires, précises, essentiellement pratiques, pour bien prendre les Eaux.

212. Conseils aux Buveurs. — En général et sauf avis contraire du Médecin, voici les règles que l'on doit observer en buvant les Eaux de Vichy.

I. — On va boire aux Sources deux fois par jour : 1° le matin, avant ou après le bain, selon l'heure ; 2° le tantôt, à trois heures et demie ou quatre heures, après le Concert.

II. — On boit un, deux ou trois verres le matin, puis autant dans l'après-midi. Chaque verre contient 150 à 200 grammes d'eau. Les Sourcières vendent des verres et en prennent soin.

III. — Les premiers jours du Traitement, ne boire qu'*un* verre le matin et *un* verre le tantôt ; puis en augmenter progressivement la dose jusqu'à deux ou trois verres, jusqu'à la quantité supportable sans en être incommodé.

IV. — Il ne faut pas boire les deux ou trois verres coup sur coup. Laisser entre chaque verre l'intervalle d'un quart d'heure ou d'une demi-heure, que l'on consacre à la promenade. — Il vaut mieux se promener que rester assis ; l'exercice favorise la digestion et l'action bienfaisante de l'Eau minérale.

V. — Avaler d'un trait, afin que l'Eau ne perde ni son gaz, ni sa chaleur ; le gaz est très-utile à la légèreté de l'Eau pour l'estomac.

VI. — Cependant si l'on trouve trop pénible de boire d'un seul trait *un verre entier*, on peut sans inconvénient boire *deux demi-verres* en ne laissant que quelques instants d'intervalle entre chacun d'eux ; dans ce cas, bien entendu, mettre toujours une demi heure d'intervalle entre chaque dose de deux demi-verres.

VII. — Si le genre de maladie, si la pluie, le brouillard, le froid, ne permettent pas de se rendre à la Source, envoyer chercher l'Eau. Dans ce cas, pour que celle-ci perde le moins possible de ses propriétés, on la puise à la Source et l'on remplit complétement le verre ; on pose sur ce verre une assiette et on retourne le tout prestement sens dessus dessous ; l'Eau se maintient parfaitement, le peu d'eau tombée du verre faisant occlusion ; le liquide peut impunément être ainsi transporté.

VIII. — L'Eau minérale passe bien, quand elle ne *pèse* pas sur l'estomac, qu'elle n'excite pas d'envie de vomir, qu'elle ne cause ni gêne, ni douleur de tête, et qu'au bout d'un quart d'heure, d'une demi-heure, on se sent disposé à boire un second verre.

IX. — C'est à tort que les Malades se persuadent que les Eaux ne *passent pas*, lorsqu'ils n'urinent pas presque immédiatement. On ne les rend quelquefois que quatre ou six heures après les avoir bues.

X. — L'excès des meilleures choses nuit ; n'imitez pas les Malades qui, dans l'intention de hâter la guérison et d'abréger leur séjour à Vichy, boivent 8 ou 10 verres d'Eau dès les premiers jours de leur arrivée. Cette imprudence occasionne des pesanteurs d'estomac, des douleurs générales, des dyspepsies, des fièvres inflammatoires, des maux de tête, etc.

XI. — Les Eaux de Vichy ne sont pas un remède pouvant produire en peu de jours les effets attendus.

Vingt litres d'eau, pris en trois ou quatre jours, ne feront pas le même effet que la même quantité prise en vingt ou vingt-cinq jours. C'est par un grand nombre de petits effets, augmentés de jour en jour, qu'on obtient les plus parfaites guérisons.

XII. — En général, les Femmes, à certaines époques, doivent suspendre pendant quelques jours le Traitement minéral, souvent alors trop excitant.

XIII. — Il ne faut manger, en général, qu'une heure après avoir cessé de boire; lorsque l'on sent l'estomac entièrement libre et que l'Eau est entièrement digérée. Je dis en général, car il est des cas où il convient de boire un demi-verre d'Eau quelque temps avant de se mettre à table.

XIV. — Si les Eaux ne produisent pas tout d'abord le bien qu'on en attend, ne pas se décourager : il est des tempéraments difficiles à émouvoir et des maladies opiniâtres.

XV. — Il ne faut pas terminer l'usage des Eaux d'une manière brusque; mais, sur la fin, diminuer progressivement la dose et revenir à la quantité par laquelle on a commencé. En effet, l'organisme humain supporte difficilement les changements brusques et subits. (Pâtissier.)

XVI. — Les personnes qui viennent à Vichy pour leur plaisir ne doivent pas boire les Eaux; défiez-vous des médicaments les plus simples, quand ils ne sont pas nécessaires.

XVII. — Beaucoup de Malades ne s'aperçoivent que quelques jours après le retour au régime habituel de la famille des heureux effets des Eaux de Vichy. D'autres, au contraire, quelques jours après leur arrivée à l'Établissement thermal, éprouvent une sorte de recrudescence de la maladie dont ils sont atteints : tels sont surtout les *Goutteux* et les Malades atteints de *coliques hépatiques*.

Il ne faut accuser les Eaux ni de cet effet tardif ni de cette recrudescence du mal, mais prendre patience et leur laisser le temps d'agir.

313. Constipation. — Beaucoup de personnes, pendant le traitement thermal, sont affectées d'une Constipation plus ou moins grande, soit que cet état leur soit habituel, soit qu'il dépende de l'action des Eaux.

Ces personnes pourront aisément faire disparaître cet état de malaise, en faisant usage de l'*Élixir dépuratif* (266), que je prescris d'ordinaire à mes Malades. Cet Élixir, loin de nuire à l'action bienfaisante des Eaux de Vichy, ne fait que l'augmenter en lui ajoutant des effets *laxatifs* et *dépuratifs*.

314. Conseils aux Baigneurs. — Je vais essayer d'indiquer quelle est la meilleure manière de prendre le bain, et quelles sont les règles hygiéniques à observer *avant*, *pendant* et *après*, pour que le bain produise toute son action bienfaisante, tous ses effets thérapeutiques.

I. — Les Baigneurs doivent avoir grand soin, en allant au bain et en en revenant, de se vêtir chaudement, surtout si le temps est froid et pluvieux. Ils feront bien de s'abstenir, à ce moment de la journée, de leurs vêtements d'été.

II. — On ne doit jamais se baigner lorsque le corps est en sueur ; il faut attendre, dans ce cas, quelques moments avant de se plonger dans l'eau : cette précaution est importante.

III. — C'est ordinairement le matin, à jeun, que l'on va au bain ; c'est l'heure la plus commode. On peut cependant s'y rendre à une autre heure de la journée, mais trois ou quatre heures au moins après la fin du repas; et même est-il nécessaire de ne pas sentir alors de pesanteur d'estomac; l'oubli de cette précaution a causé beaucoup d'accidents.

IV. — Pendant certaines époques, les Femmes doivent s'abstenir de bains.

V. — Avant d'entrer dans le bain, assurez-vous de la température de l'Eau : des thermomètres sont placés, à cet effet, dans tous les cabinets.

La meilleure température est celle de 30 à 32° centigrades.

VI. — On peut se mettre au bain, si on le préfère, revêtu d'un peignoir; les parties du corps qui ne sont pas dans l'Eau sont ainsi à l'abri du froid.

VII. — Je conseille aux dames de mettre sur leurs cheveux un serre-tête en toile cirée ou tout au moins un bonnet. Les vapeurs aqueuses du bain sont mauvaises pour la chevelure, qui perd de sa souplesse, de son brillant, de son soyeux.

VIII. — Ne pas dormir dans le bain. La lecture peut faire passer agréablement l'*heure de prison cellulaire* à laquelle on est condamné.

IX. — On peut boire dans le bain l'Eau minérale que l'on a envoyé chercher aux Sources; l'estomac les digère facilement. C'est là une habitude qui existe auprès de certaines Stations thermales et qu'il est regrettable de ne pas voir se développer davantage à Vichy.

Dans certains cas de Dyspepsie, où les bains de vapeur sont prescrits, un excellent moment pour boire les Eaux est dans la vapeur. La sudation provoque l'altération, et par suite le besoin de boire.

X. — En général, ne pas manger dans le bain; cependant, si le Malade éprouve de la faiblesse, une défaillance, on peut lui donner un bouillon.

XI. — La durée du bain tempéré est, en général, d'une heure; chez quelques Malades, atteints d'affections inflammatoires, d'irritation, ou doués d'un tempérament très-nerveux, il est quelquefois utile d'en prolonger davantage la durée.

XII. — Avant de sortir du bain, on vous apporte du linge sec et bien chaud. Il faut avoir soin de se bien essuyer, bien sécher, bien frictionner, et ensuite de s'habiller rapidement.

XIII. — Souvent, pour réveiller la vitalité des tissus, il est utile de se faire frictionner, avant ou après le bain, avec un gant de crin ou plutôt de flanelle.

XIV. — Après être sorti du bain, il est fort utile de faire une courte promenade, à moins que le temps ne soit humide et froid, qu'il pleuve ou qu'il fasse beaucoup de vent. Et encore! Bien couvert et les pieds bien secs, la promenade est excellente à la suite du bain.

XV. — Le nombre des bains varie habituellement entre 20 et 25; mais ce nombre n'a rien d'absolu, car il augmente ou diminue selon l'effet ressenti, selon le résultat obtenu. Le Médecin peut seul apprécier.

315. **L'Hydrothérapie à Vichy.** — L'Établissement thermal de Vichy, et surtout celui de première classe, possède des appareils très-nombreux, très-complets et parfaitement installés pour donner toutes espèces de douches.

Des employés des deux sexes, très au courant de ce service spécial et fort habiles, donnent ces douches aussi bien que dans les Établissements hydrothérapiques de Paris, de Bellevue, de Divonne, d'Aix, etc.

Je renvoie le lecteur à l'article consacré spécialement à l'Hydrothérapie, pour le mode d'action des diverses espèces de douches et pour la façon dont on doit les prendre.

FIN.

TABLE

I. — HISTOIRE DE LA VIE.

Nutrition, ou Vie intérieure.................... 15
Vie extérieure, Vie cérébrale.................... 34

II. — MAUX D'ESTOMAC.

Fonctions de l'Estomac.................... 37
Causes des Maux d'Estomac.................... 57
Dyspepsies.................... 63
Indigestion.................... 63
Gastrite.................... 65
Gastralgie.................... 69
Ulcère de l'Estomac.................... 79
Cancer de l'Estomac.................... 82
Saburres.................... 87
Aigreurs.................... 89

Pituite 93
Atonie.. 96
Flatulence 99
Vomissements.. 103
Douleurs d'Estomac.. 108
Coliques.. 112
Diarrhée.. 116

III. — CONSTIPATION.

Fonctions des Intestins.. 122
Causes de la Constipation.. 137
Symptômes 154

IV. — RÉGIME.

Métamorphoses des Aliments.. 165
Aliments réparateurs.. 169
— combustibles.. 171
— aqueux 180
— minéraux 183
Aliments et boissons.
Boissons.. 185
Laitage, beurre, œufs.. 197
Potages.. 208
Viandes.. 211
Poissons, coquillages.. 218
Légumes 221
Fruits.. 229
Pain, pâtisseries.. 235

Préparation des aliments........................... 238
Préparation des viandes 240
— poissons 244
— légumes 246
— fruits 249
Assaisonnements........................... 251
Régimes divers........................... 259
Diète absolue 260
— modérée 262
Régime adoucissant........................... 263
— fortifiant........................... 266
— relâchant 268

V. — HYGIÈNE.

Hygiène alimentaire 273
— générale........................... 288

VI. — TRAITEMENT.

Médicaments spéciaux 339
Élixir fortifiant........................... 340
Élixir digestif à la pepsine........................... 344
Sirop calmant........................... 351
Élixir dépuratif........................... 355
Hydrothérapie........................... 363
Bains de mer 374
Une Saison à Vichy........................... 385
Mode d'action des Eaux de Vichy........................... 385
Maladies traitées à Vichy........................... 391
Maux d'Estomac 391

Maladies du Foie........................ 394
Gravelle et Calculs urinaires.............. 396
Goutte...................................... 399
Diabète..................................... 404
Sources 407
Conseils pour bien prendre les Eaux............ 418

IMPRIMERIE CENTRALE. — A. CHAIX ET Cᵉ, RUE BERGÈRE, 20, A PARIS. — 3426

LA

BIBLIOTHÈQUE DES FAMILLES

COLLECTION FORMÉE PAR M. NAPOLÉON CHAIX.

Composée de 40 Volumes in-octavo

D'ENVIRON 500 PAGES CHACUN.

Cette collection forme la tête de la vaste encyclopédie que MM. Napoléon Chaix avait fondée, et qui eût été une des œuvres les plus remarquables du siècle, s'il lui eût été donné de l'accomplir.

Mettre sous la main du peuple de bons livres qui puissent éclairer et fortifier son intelligence, tel était le but qu'il s'était proposé, et dont il avait préparé la réalisation pendant plus de quinze années.

M. Chaix voulait créer un grand monument littéraire, destiné à remplacer ces anciennes collections estimées, aujourd'hui la possession du petit nombre, et qui ne sont plus accessibles aux fortunes modestes.

Il désirait aussi seconder le mouvement qui s'est produit, depuis quelques années, pour la fondation des Bibliothèques dans les Communes et dans les Écoles.

M. Chaix voulait que le père de famille puisât dans cette collection, sans restriction et sans contrôle, des livres qu'il pût confier à sa femme et à ses enfants; les Bibliothèques des villes, des communes, des ateliers, devaient s'y approvisionner d'une façon constante, — les instituteurs y trouver toujours les ouvrages de choix pour leurs distributions de prix. L'Armée, les

Prisons, les Hôpitaux, toutes les Corporations étaient également compris dans ces cadres.

En raison de l'exécution typographique remarquable des volumes, de l'importance de chacun d'eux, de la beauté du papier, des soins apportés dans toutes les parties de cette publication, dont M. Chaix suivait personnellement tous les détails, le prix auquel il offrait ces livres était vraiment merveilleux.

Ces 40 volumes forment à eux seuls une Bibliothèque. Les meilleurs auteurs dans les principaux genres y sont représentés par les écrits les plus estimés.

La mort n'a pas permis à M. Napoléon Chaix d'achever l'œuvre dont il considérait la réalisation comme le couronnement de sa carrière. Mais s'il n'a pu remplir entièrement la mission qu'il s'était donnée dans les dernières années de sa vie, de *mettre à la portée de toutes les classes de la société, une Bibliothèque formée des écrits qui ont le plus honoré l'esprit humain*, ses premiers travaux n'en sont pas moins dignes de l'attention de tous les hommes éclairés qui s'intéressent à la propagation des bons livres et à leur influence moralisatrice dans la Société.

Les volumes brochés sont recouverts d'un papier très-solide, avec titre tiré en deux couleurs.

Toutes les demi-reliures sont établies d'après un modèle uniforme de genre et de couleur : titres dorés, dos en peau et plat de couverture en percaline chagrinée.

Les six couleurs adoptées comme variété, sont : Rouge, — la Vallière, — Vert myrte, — Magenta, — Bleu de roi, — Grenat foncé.

Ces couleurs sont uniformément réparties d'après les principaux genres d'ouvrages, pour leur bonne classification

(Voir la liste des Ouvrages à la page suivante.)

LISTE DES OUVRAGES :

J. Racine. — Œuvres complètes... 4

Bossuet. — Discours sur l'Histoire universelle 1

La Fontaine. — Fables........... 1

Fénelon. — Télémaque........... 1

Pascal. — Pensées................ 1

Bourdaloue. — Avent........... 1

Nouveau Testament. — Les Evangiles........................ 1

Fénelon. — Traité de l'Existence de Dieu 1

Fléchier. — Oraisons funèbres. — Choix de Sermons................ 1

P. Corneille. — Œuvres complètes. 7

Bernardin de Saint-Pierre. — Paul et Virginie, etc............ 1

Descartes. — Discours de la Méthode, etc.... 2

Molière. — Œuvres complètes..... 5

Malherbes. — Œuvres choisies ... 1

Mme de Staël. — Corinne 1

Boileau. — Œuvres complètes..... 2

La Bruyère. — Caractères 1

L'Imitation de Jésus-Christ, *traduction par l'abbé* de LAMMENAIS. 1

Chateaubriand.—Romans complets 1

D'Aguesseau. — Mercuriales, etc. 2

La Rochefoucault.—Maximes, etc. 1

Regnard. — Théâtre.............. 1

Bernardin de Saint-Pierre. — Etudes de la nature... 2

Prix de la Collection des 40 Volumes { brochés, **120** francs. / réliés... **180** —

Prix des Volumes demandés séparément { brochés, **3** — / reliés... **4** fr. **50**

Collections d'amateurs, richement reliées en maroquin, avec tête dorée........................ **280** francs.

Adresser les demandes à Paris, rue Bergère, 20, chez MM. A. CHAIX et Cie, Imprimeurs-Éditeurs, en joignant le montant en un mandat sur la poste ou à vue sur Paris.

(*Ne pas envoyer de timbres-poste.*)

IMPRIMERIE CENTRALE DES CHEMINS DE FER. — A. CHAIX ET Ce, RUE BERGÈRE, 20, A PA IS — 69

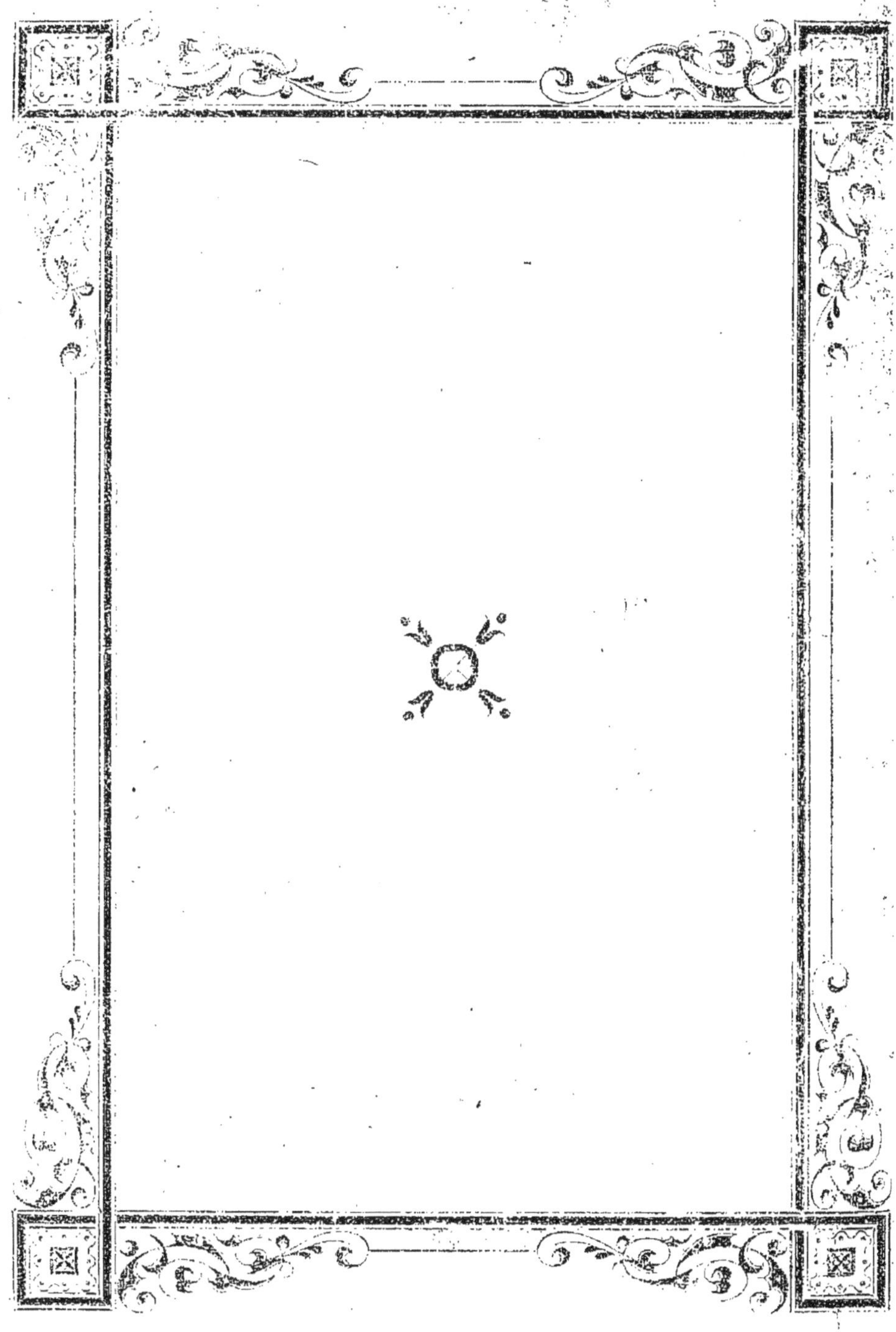

www.ingramcontent.com/pod-product-compliance
Lightning Source LLC
LaVergne TN
LVHW011940220826
846092LV00001B/46

* 9 7 8 2 0 1 9 6 4 6 7 0 7 *